全国中医药行业高等教育"十二五"创新教材

实用中医眼科学

（供中医药专业及规范化培训用）

主　编　缪晚虹　张兴儒
主　审　朱炜敏

中国中医药出版社

·北　京·

图书在版编目（CIP）数据

实用中医眼科学/缪晚虹，张兴儒主编．—北京：中国中医药出版社，2015.5
（全国中医药行业高等教育"十二五"创新教材）
ISBN 978-7-5132-2438-3

Ⅰ.①实…　Ⅱ.①缪…②张…　Ⅲ.①中医五官科学-眼科学-中医学院-教材
Ⅳ.①R276.7

中国版本图书馆 CIP 数据核字（2015）第 053919 号

中国中医药出版社出版
北京市朝阳区北三环东路 28 号易亨大厦 16 层
邮政编码　100013
传真　010 64405750
廊坊市晶艺印刷有限公司印刷
各地新华书店经销

*

开本 787×1092　1/16　印张 14　彩插 0.5　字数 356 千字
2015 年 5 月第 1 版　2015 年 5 月第 1 次印刷
书　号　ISBN 978-7-5132-2438-3

*

定价　35.00 元
网址　www.cptcm.com

全国中医药行业高等教育"十二五"创新教材

《实用中医眼科学》
编委会

内 容 提 要

　　本书是由上海中医药大学组织编写的《中医眼科学》创新教材，主要由上海中医药大学附属曙光医院与多家医院合作编写，共分总论、各论和附录三部分。

　　总论包括中医眼科发展简史、中医眼科学基础、中医眼科学诊治概要等三个章节。各论部分以五轮为纲，解剖位置为目的框架划分七个章节的常见疾病。尤其在瞳神疾病中，通过不同解剖位置将疾病分类，如葡萄膜病、青光眼、晶状体病、玻璃体病、视网膜与视网膜血管病等，使其结构一目了然，易于学习中对疾病的理解和记忆。每个疾病的概述部分力求用精简准确的语言来阐述疾病的特征性表现及其本质，起到提纲挈领的作用。思辨导图介绍临证辨析的思路与处理预案是本书的特色之一，对刚进入临床的学生或医务工作者具有良好的指导作用。附录提供了眼科检查正常值，便于随时查询；并附有大量的彩色图片，便于学生直观认识。

　　本教材是一本特色鲜明，针对本科生、研究生、规范化培训者课堂与临床相衔接的实用教材。

编写说明

本书是由上海中医药大学组织编写的《中医眼科学》创新教材，主要由上海中医药大学附属曙光医院与多家医院合作编写。本教材从任务下达到最后完稿出版，历时一年半，经过多次编委会讨论修改，凝结了许多编写人员的心血与智慧。

中医眼科学历史悠久，但现代眼科学的日新月异给这一学科带来了巨大的冲击。如何在继承的前提下融入现代眼科理论与技术，是我们编写时的主要问题。希望将传统与现代相结合，理论与临床相联系，形成一本特色鲜明，针对本科生、研究生、规范化培训者课堂与临床相衔接的实用教材。

本书分为总论、各论、附录三部分。

总论部分包括中医眼科发展简史、中医眼科学基础、中医眼科学诊治概要等三个章节。第一章中医眼科发展简史，以不同时期医学专著、眼科古籍为线索，展现了中医眼科发展历程。第二章中医眼科学基础，主要阐述眼与脏腑、经络的关系。第三章中医眼科学诊治概要，主要介绍眼科总的病因病机、眼科辨证、眼科检查、眼科四诊、眼病治法释义等内容。其中眼科辨证阐述了中医经典辨证方法及眼科独有的五轮辨证，并将中医对眼的解剖命名归纳其中。由于各种中西医眼科教材中对于现代医学眼部解剖都有详细论述，故此书将这一部分省略，以减少与其他教材的重复。眼科检查中介绍临床常用的检查方法。眼科四诊中问诊主要描述临床症状及其产生原因；望诊除了传统意义上的肉眼观察外，更增加眼部的显微观察所见，极大地丰富了望诊的内涵，同时与现代医学紧密联系，以体现临床实用的特点。眼科治法以内外治为纲要，新增了球内注射、光动力学疗法等常用新技术。

各论部分以五轮为纲，解剖位置为目的框架划分七个章节的疾病。尤其在瞳神疾病中，通过不同解剖位置将疾病分类，如葡萄膜病、青光眼、晶状体病、玻璃体病、视网膜与视网膜血管病等，使其结构一目了然，易于学习中对疾病的理解和记忆。每一章节概括相应部位的基本病理生理、病因病机、治法要则。所有疾病仍采用中医病名，也适当添加新的疾病，如结膜松弛症、视疲劳等。每个疾病的概述部分力求用精简准确的语言来阐述疾病的特征性表现及其本质，起到提纲挈领的作用。思辨导图介绍临证辨析的思路与处理预案，对刚进入临床的学生或医务工作者具有良好的指导作用，也是本书的特色之一。每一疾病章节的最后，都有针对主要知识点的思考题，有助于巩固记忆。

本书对于方药的呈现方式做了调整，所用方药后都直接体现出处及组成药物，避免了以往教材从书后方剂索引中查阅的不便。

附录提供了眼科检查正常值，便于随时查询；并附有大量的彩色图片，便于学生直观认识。

由于主编及编者的学术水平有限，书中难免存在错漏之处，还请各位读者在阅读使用过程中提出宝贵的意见，以便我们再版时予以修正。

《中医眼科学》编委会
2015 年 1 月

目 录

总 论

第一章　中医眼科学发展简史 ……………………………………………………… 1

　一、萌芽期 ………………………………………………………………………… 1

　二、奠基期 ………………………………………………………………………… 2

　三、独立发展期 …………………………………………………………………… 3

　四、兴盛期 ………………………………………………………………………… 4

　五、衰落与复兴期 ………………………………………………………………… 5

　六、持续发展期 …………………………………………………………………… 6

第二章　中医眼科学基础 …………………………………………………………… 7

　第一节　眼与脏腑的关系 ………………………………………………………… 7

　一、眼与心和小肠的关系 ………………………………………………………… 7

　二、眼与肝和胆的关系 …………………………………………………………… 7

　三、眼与脾和胃的关系 …………………………………………………………… 8

　四、眼与肺和大肠的关系 ………………………………………………………… 8

　五、眼与肾和膀胱的关系 ………………………………………………………… 8

　六、眼与三焦的关系 ……………………………………………………………… 9

　第二节　眼与经络的关系 ………………………………………………………… 9

第三章　中医眼科学诊治概要 …………………………………………………… 10

　第一节　病因病机 ……………………………………………………………… 10

　一、病因 ………………………………………………………………………… 10

　二、病机 ………………………………………………………………………… 11

　第二节　眼科辨证 ……………………………………………………………… 12

　一、传统内外障辨证 …………………………………………………………… 12

　二、轮脏合一之五轮辨证 ……………………………………………………… 12

　三、天人合一之病因辨证 ……………………………………………………… 14

　四、眼与脏腑机能之脏腑辨证 ………………………………………………… 14

　五、眼与脏腑关联之经络辨证 ………………………………………………… 15

　六、气血津液之机能辨证 ……………………………………………………… 16

　第三节　眼科检查 ……………………………………………………………… 17

一、视觉功能检查 ……………………………………………… 17

二、眼压检查 …………………………………………………… 18

三、屈光检查 …………………………………………………… 18

四、眼外肌与斜视检查 ………………………………………… 19

五、裂隙灯显微镜检查 ………………………………………… 19

六、检眼镜检查 ………………………………………………… 21

七、房角镜检查 ………………………………………………… 22

八、眼底荧光血管造影检查 …………………………………… 22

九、影像学检查 ………………………………………………… 23

第四节　眼科四诊 ………………………………………………… 24

一、问诊 ………………………………………………………… 25

二、望诊 ………………………………………………………… 27

第五节　眼病治法释义 …………………………………………… 32

一、内治法 ……………………………………………………… 32

二、外治法 ……………………………………………………… 35

三、针灸 ………………………………………………………… 39

四、激光疗法 …………………………………………………… 39

各　论

第四章　胞睑疾病 ………………………………………………… 43

眼丹 ……………………………………………………………… 44

风赤疮痍 ………………………………………………………… 46

针眼 ……………………………………………………………… 49

胞生痰核 ………………………………………………………… 51

睑弦赤烂 ………………………………………………………… 53

上胞下垂 ………………………………………………………… 56

胞轮振跳 ………………………………………………………… 58

目劄 ……………………………………………………………… 60

第五章　两眦疾病 ………………………………………………… 62

迎风冷泪 ………………………………………………………… 62

漏睛 ……………………………………………………………… 65

漏睛疮 …………………………………………………………… 66

第六章　白睛疾病 ………………………………………………… 70

椒疮 ……………………………………………………………… 70

暴风客热 ………………………………………………………… 73

天行赤眼 ………………………………………………………… 75

天行赤眼暴翳 ·· 77

时复症 ··· 80

金疳 ··· 82

火疳 ··· 84

胬肉攀睛 ·· 87

白涩症 ··· 90

　　附：结膜松弛症 ····································· 93

第七章　黑睛疾病 ··· 95

聚星障 ··· 95

凝脂翳 ··· 98

湿翳 ··· 101

花翳白陷 ··· 104

混睛障 ·· 107

疳积上目 ··· 110

宿翳 ··· 113

　　附：暴露赤眼生翳 ································ 115

　　　　旋胪泛起 ······································ 115

第八章　瞳神疾病 ·· 116

第一节　葡萄膜病 ··· 116

瞳神紧小及干缺 ······································· 116

第二节　青光眼 ·· 120

绿风内障 ··· 122

青风内障 ··· 126

第三节　晶状体病 ··· 130

圆翳内障 ··· 130

第四节　玻璃体病 ··· 132

云雾移睛 ··· 133

第五节　视网膜与视网膜血管病 ····················· 136

络损暴盲 ··· 137

络瘀暴盲 ··· 139

络阻暴盲 ··· 142

目系暴盲 ··· 145

青盲 ··· 148

消渴目病 ··· 150

视衣脱离 ··· 153

高风雀目 ··· 156

视瞻昏渺 ··· 159

视直如曲 …………………………………………………………… 162

第九章　屈光与斜视 ……………………………………………… 165

第一节　视觉与眼外肌基础 ……………………………………… 165

第二节　视觉与眼外肌异常 ……………………………………… 170

通睛 ………………………………………………………………… 171

风牵偏视 …………………………………………………………… 174

弱视 ………………………………………………………………… 177

第三节　屈光不正与老视 ………………………………………… 179

近视 ………………………………………………………………… 180

远视 ………………………………………………………………… 183

散光 ………………………………………………………………… 185

屈光参差 …………………………………………………………… 188

低视力和盲 ………………………………………………………… 189

老视 ………………………………………………………………… 189

肝劳 ………………………………………………………………… 191

第十章　眼外伤 …………………………………………………… 193

异物入目 …………………………………………………………… 193

化学性眼外伤 ……………………………………………………… 195

撞击性眼外伤 ……………………………………………………… 198

附　录

一、眼科检查正常值 ……………………………………………… 203

二、彩图 …………………………………………………………… 215

总　　论

第一章　中医眼科学发展简史

　　作为中医学的组成部分，中医眼科学发展至今已悠悠数千年，具有浓厚的社会科学特点，并受到古代哲学思想的深刻影响。它是以自然科学为主的多学科相互交融的科学，是人们在实践中不断积累、总结并逐步完善、提高而形成的一门学科。本章以文献为主导，展示了中医眼科漫长的发展历史。

一、萌芽期

　　自上古时代起，历经商、周、秦、汉诸代，通过漫长而原始的积累，中国古人从一药对一症积累中逐步过渡到对症治疗的认知时期，开始探索眼的奥妙。当文字出现后，人们开始书写与眼疾相关的文字，如汉代许慎撰写的《说文解字》中有"眸，瞳子也""瞤，目动也""眊，目不明也""眯，草入目中也"等文字解释。从这几个字中，可看出古人对眼及眼病已有初步的认识。又如，在河南安阳出土的殷墟甲骨文卜辞中，显示在商朝武丁时代就有关于"贞王弗疾目"的记载。春秋时期的文献，将盲人称为"瞽人"。《毛诗故训传》解释目盲时，则将其分成两类："有眸子而无见曰矇，无眸子曰瞍。"

　　战国时期成书的《黄帝内经》是我国现存最早的医书，较为全面阐述了中医的基础理论和辨证论治规律，其朴素的唯物主义奠定了临床各科发展的基础，并兼及针灸、方药治疗。《内经》认为，眼是机体的一部分，与脏腑经络密不可分，这方面最经典的论述出自《灵枢·大惑论》："五脏六腑之精气皆上注于目而为之精，精之窠为眼，骨之精为瞳子，筋之精为黑眼，血之精为络，其窠气之精为白眼，肌肉之精为约束，裹撷筋骨血气之精而与脉并为系，上属于脑，后出项中。"其奠定了此后中医眼科独特的"眼脏一体"理论的基础。基于此，《灵枢·论疾诊尺》对眼病诊断的论述有"目色赤者病在心，白在肺，青在肝，黄在脾，黑在肾，黄色不可名者，病在胸中"；并引入阴阳五行学说，如"瞳子黑眼法于阴，白眼赤脉法于阳也，故阴阳合传而精明也"。《灵枢·大惑论》《灵枢·癫狂》《灵枢·口问》《素问·玉机真脏论》中提到的"目""眼""眶""内眦""外眦（锐眦）""约束""络""白眼""黑眼""瞳子""目系"等解剖名词，现今仍应用在临床。而《素问·评热病论》中的"正气存内，邪不可干"，《素问·太阴阳明》中的"伤于风者，上先受之"，《素问·本病论》中的"暴热而至，赤风瞳翳"等对于疾病的阐述，为后世中医眼科阐明眼的病因病机和辨证论治奠定了基本的理论基础。

成书于秦汉时期的《神农本草经》是我国现存最早的药物学专著，总结了汉代以前所积累的药学成就，既有无毒补益之上品，又有祛病补虚之中品，甚有治病祛邪之下品，共计365味。其中眼科用药有80余味，分治胞睑、两眦、白睛、黑睛、瞳神之患。

东汉末年，张仲景所著《伤寒杂病论》，以六经论伤寒，以脏腑论杂病，首创理、法、方、药和辨证论治原则，对临床各科具有重要的指导意义。书中涉及"目直视""目瞑""面目黄肿""目中不了了""睛不和""目眩""目赤""血从目出""眼中生花""其目正圆""目不得闭""目四眦黑""面目黧黑""目欲脱""两目浮肿""目泣自出""目青面黑""目睛晕黄""目窠上微肿"等眼部病症20余种。书中记载目赤如鸠眼、阴部有溃疡的"狐惑"为现代毕夏综合征最早的记载。此书以清热、除湿、解毒法指导后世眼病临床用药，书中记载的麻黄汤、越婢汤、五苓散、小柴胡汤、承气汤、白虎汤、苓桂术甘汤、炙甘草汤、泻心汤等一直为临床所用。近代著名眼科陈达夫教授所建立的六经眼科辨证体系，即源于张仲景的六经大法。

晋代皇甫谧撰集的《针灸甲乙经》集《素问》《灵枢》《明堂孔穴针灸治要》之精华，论述了针灸经络、病因病理、腧穴部位、针灸手法与禁忌。其中30余穴，如攒竹、睛明、承泣、四白、颧髎、上关、上星、水沟、神庭、本神、临泣、风池、内关、解溪等眼部穴位，为后世针灸治疗眼病之鼻祖。

二、奠基期

隋唐时期，开放包容的政治环境使社会、经济、文化的发展取得了很高的成就，其中也包括医学。从事医疗保健的太医署分科较细，五官病逐渐从内、外科范围内划分出来，自成"耳目口齿科"，眼科首次被列入正式教学科目，从基础理论到临床实践都有了进一步发展。这一阶段出现了大批对后世眼科影响较大的著作；在眼的解剖、生理等基础理论的认识方面较以前更为深入、系统；在眼病诊断、分类及治疗方面已具有一定水平，为中医眼科发展为独立的专科奠定了基础。

隋代巢元方等著《诸病源候论》是我国现存第一部论述病因病机和证候的专书。其遵循《内经》旨意，强调"邪之所凑，其气必虚"的病机，认为脏腑失和可致眼病。其中卷二十八专列目病38候，而且类比描述十分形象细致，如对"雀目候"如此描述："人有昼而睛明，至瞑则不见物，世谓之雀目。言其如鸟雀，瞑便无所见也。"此书还散载了突眼、近视等多种与全身疾病相关的眼症10余候，并对症状、病源进行了初步探讨。

唐代孙思邈撰集各30卷的《备急千金要方》与《千金翼方》系统总结了唐代以前的医学成就，收集了丰富的眼科资料，内容涉及病因病机、证候及治疗，对后世影响颇深。书中首次细述了"生食无辛""接热饮食""热食面食""饮酒不已""房室不节""极目远视""数看日月""夜视星火""夜读细书""月下看书""抄写多年""博弈不休""雕镂细作""久处烟火""泣泪过多""针头出血过多""驰骋田猎""冒涉风霜""迎风追兽""日夜不息"等伤目损视的病因，后世称为眼病19因；并以"目赤类""目痛类""目泪类""目烂类""目痒类""翳膜类""视昏与盲类""视觉异常类""外伤类""其他"等10类，分别描述眼病证候多达

100 余种。针对眼病介绍了 81 首内服外用方，其中首次提到服用动物肝脏的明目保健作用，记载了针灸、按摩和手术等多种治疗方法，如赤白膜的割除方法等。

晚唐王焘共计 40 卷的《外台秘要》，其卷二十一专论眼疾，书中引入印度《天竺经论眼》的部分内容，并对 20 余种文献进行综述，收载眼科处方 150 首，介绍了脑流青盲眼（白内障）的治疗，最早提及金针拨内障（金篦决）；并对绿翳青盲（青光眼）以"内肝管缺，眼孔不通"阐述其独到的病机见解。此外，还记载了以镊子拔除倒睫、以烧灼法治疗类似胬肉之眼病。

《龙树眼论》是我国第一部眼科专著，虽已佚失，但唐代白居易有"案上漫铺龙树论，盒中虚捻决明丸"的诗句，表明该书确为隋唐时代所著。明《医方类聚》载有《龙树菩萨眼论》，详考其体裁文字，疑为晚唐托名医书，以总论和各论 30 节介绍眼症 30 余种；新增"眼、睛、眶、眦、眼头、眼尾、眼睑、上睑、下睑、睫、眼皮、眼睑皮里、瞳人、白睛、黑珠、眼带、赤脉"等解剖名词；其描述的"瞳人端正，阳看能小，阴看能大"的对光反应，形象而生动；记载了胬肉攀睛割烙法及手术治疗"睑皮里有核（胞生痰核）"。

《刘皓眼论准的歌》是继《龙树眼论》后的另一部眼科专论，首载了"眼中赤翳血轮心，黑睛属肾水轮深，白睛属肺气轮应，肝迎风轮位于沉，总管肉轮脾脏应，两睑脾应病亦侵"的五轮脏腑对应歌赋及眼病内外障 72 症，对后世的学术发展影响深远。

三、独立发展期

宋代的经济水平、工商业繁荣程度较隋唐又有长足进步，为医学发展创造了良好的环境。北宋元丰年间所开设的太医局专事医疗及医学教育，下设九科，眼科由"耳目口齿科"中分出并形成了独立的基本理论体系。朝廷大规模地编辑整理医书，使大部分眼科文献得以保存，眼病的生理解剖、病因病机等基础理论和临床治疗得到了发展，主要表现在五轮八廓学说的发展、诊断体系的逐步完善以及治疗方药的大量增加。

992 年，由北宋王怀隐等集体编著的《太平圣惠方》中，综合北宋以前眼科病种、方药，按作用分为 57 类、500 余首。以"眼通五脏，气贯五轮"之说强调轮脏的整体观念，并首次将五轮学说运用于眼科病机，推进了五轮学说的临床应用。同时收集了较为全面的眼科手术，如金针开内障的适应证、术前准备、操作方法、术后护理及注意事项，可见中医眼病外治之一斑。

1117 年的宋徽宗时期，由朝廷集体编撰的《圣济总录》共 200 卷，其中第 102～113 卷专述眼科，采用以病统方的编写体例，共 58 种。分别论述病因病机与症状，再列单方、验方供临床选择，共计 800 余首。尾卷论述钩、割、针、镰与熨烙的适应证、操作手法及注意事项，体现了中医眼科丰富的外科技法。

金元时代，北方少数民族在政治上占有统治地位，但汉族仍在文化上处于主导地位。医学上，以刘完素、张从正、李杲、朱震亨为代表的四大学派在阐述眼病病机上各有侧重。刘完素强调降心火、滋肾水以克目赤肿翳膜之热；张从正善用攻下以祛热毒；李杲则推崇脾虚精气不能运化，上贯于目则目不明，理脾胃、养气血至为关键；朱震亨坚守眼病不外虚实二因，眼目昏花属肾水亏虚，眼目肿痛属肝经风热，虚者宜滋肾阴，实者当散风热。这些学术思想对后世的眼病病机与治疗均产生了一定的影响。

1345 年，元代危亦林所著《世医得效方》，在其卷十六中以总论、各论、附篇三部分阐述了五轮八廓学说，调整了五轮配位法，并列 88 个眼症的辨证论治。

《秘传眼科龙木论》由《龙木论》《刘皓眼论准的歌》以及诸家秘要名方、针灸、药性和《葆光道人眼科龙木集》三部分组成。以内障 23 症，外障 49 症，共计 72 症，分述其病名、症状、病因病机、病程演变、治法方药。

托名孙思邈的《银海精微》，重点介绍 81 种眼病的病因、症状、治疗，并附简图。全书始终遵循"眼者，乃五脏之专精也；目者，乃心之窍也；瞳人者，乃肾之精也"的整体观，因而形成了以内服药物为主的治疗理念。介绍了五轮检查眼病的顺序和方法，强调先审瞳仁神光，次看风轮，再察白仁，四辨胞睑二眦的望诊手段。此外，对金针拨障（开金针）方法的描述尤为详尽。

1370 年元末明初，倪维德所著《原机启微》是系统阐述眼科理论的专书，该书分两卷，上卷尊《内经》之旨，详述淫热反克、风热不制、七情五贼、劳役饥饱、血为邪盛凝而不行、气为怒伤散而不聚、血气不分混而遂结、热积必溃、阳衰不能抗阴、阴弱不能配阳、心火乘金水衰反制、内急外弛、奇经客邪、为物所伤、伤寒愈后、强阳搏实阴、亡血过血、斑疹余毒、深疳为害等 18 种病因病机加以阐述，并附施治经验。下卷则论方剂配伍、君臣佐使、逆从反正，以升发、清热、调和胃气之药性，列眼病 40 余方，兼采众家之长，颇具卓见。

四、兴盛期

明清两代，中国古代封建文明进入了鼎盛阶段。明清太医院，分设大方脉科、小方脉科、妇人科、疮疡科、针灸科、眼科、口齿科、咽喉科、接骨科、按摩科。中医眼科学发展极快，如将唐宋时期的眼科医著再版，使《一草亭目科全书》《审视瑶函》《目经大成》《眼科阐微》《眼科纂要》《眼科百问》《异授眼科》《银海指南》等眼科医书大量涌现，眼科理论和临床呈现百家争鸣之势。此外，屠隆《文方器具笺》谓"叆叇大如钱，色如云母，老人目力昏倦，不辨细书，以之掩目，精不散，笔画倍明"是对眼镜的明确记载。

明初朱橚等汇编明以前的医著而成《普济方》，其中有方脉总论、运气、脏腑、诸疾、妇人、婴儿、针灸等 100 余门，并收录之前的《龙木论》全文。卷七十一至卷八十六为"眼目门" 16 卷，分眼病 57 类，收方 2300 多首，汇眼病 60 余种，或以病机命名，或以证候命名，或以病程兼证候命名；罗列若干处方，详述主治、剂量、用法，极具临床参考价值。

1445 年，金礼蒙等汇集明代以前的各家医籍编撰而成《医方类聚》，为集医方之大成。卷 64～70 为"眼门"，收录方剂 1300 余首，兼具内服外用、膏丸丹散、药膳食疗。《医方类聚》所引《五脏论》中提到的底野迦，是一种含鸦片制剂，由西方传教士带入中国。

明万历年间著名医药学家李时珍所著的《本草纲目》，在眼目项下收录了治赤肿药143 味、治昏盲药 157 味、治翳膜药 121 味、治诸物眯目药 31 味，并附有历代名方和作者经验方。

1602 年，在王肯堂撰集的《证治准绳》杂病"七窍门"中设专篇论眼病，首次提及瞳神含有神膏、神水、神光、真气、真血、真精，深入阐述了五轮、八廓的含义，将眼病分为 41 类，列若干证，共计 170 余症，并逐一详解眼病的症状和病因病机、预后传变、治法方药，对外障眼病的描绘尤为详尽，如凝脂翳、花翳白陷、蟹睛。后代医著多有转录。

1644 年，傅仁宇著眼科专著《审视瑶函》共 7 卷。卷一之"识病辨证详明金玉赋"为后世尊崇的眼病辨证佳作。卷二转录《原机启微》18 篇，卷三至六论述眼科病症 108 症，并介绍眼科针灸要穴 30 穴，附图 13 幅，以及金针开内障、外用方研制等。全书从理论到临床，证治内容丰富，图文并茂，实用价值较高，因而流传极广。

1695 年，清初名医张璐著有《张氏医通》，其中"七窍门"汇集了明清以前的眼科资料，其仿《证治准绳》体裁，按症状分类阐述，具有实用价值。但其仅推崇五轮学说，对金针拨内障手法记述颇详，并附病案以资参考。

1774 年，清代黄庭镜著《目经大成》3 卷。卷一阐述眼的解剖、生理、病因、辨证、内外治的基本理论；卷二论述致病 12 因、81 症及似因非症 8 条；卷三载方 220 余首。此书后经邓赞夫增补而成《目科正宗》。黄庭镜擅长眼科手术，其记载的金针拨内障方法，在《审视瑶函》的基础上以审机、点睛、射覆、探骊、扰海、卷帘、圆镜、完璧八法，开创了后代针拨内障的先河。

清代还有顾锡著《银海指南》、黄岩著《秘传眼科纂要》、吴谦等所编《医宗金鉴·眼科心法要诀》、官府编辑《古今图书集成·医部目门》、赵学敏著《本草纲目拾遗》等，都是比较有影响力的眼科医著。

五、衰落与复兴期

自 1840 年鸦片战争之后的百余年间，半殖民地半封建的社会局势动荡，长期封闭守旧的经济、文化、科技受到了西方文明的强烈冲击，西医的涌入使中医出现了萎缩衰落的迹象。西医先导者皮尔逊（英国）先后在澳门、广州行医，1835 年在广州开办了"眼科医局"。其承继人嘉约翰传教行医，以细雨润物的形式传播西方医学文化，设立了博济医学校，并在 1856 ~ 1886 年间编译了《眼科摘要》《眼科证治》《英汉目病》。先进的医学技术、医学理论、医疗体系及医学教育模式影响了近现代的中国医学。1911 年，刘耀光所撰《眼科金镜》，采用较为合理的眼内、外障分类法，详细论述了 91 种常见眼症，强调"怒伤肝，思伤脾"的情志因素。1935 年，康维恂参录《原机启微》《目经大成》《银海精微》《一草亭目科全书》汇编而成的《眼科菁华录》。除此以外，中医眼科鲜见有影响的著述。1936 年，留日回国的陈滋著《中西眼科汇通》，采用西医眼科的分类方法将眼病分为 10 类、98 症，并附中西眼科名词对照表，用以启迪临床，对推动中国眼科医学的现代化具有积极意义。

新中国成立后，政府对中医事业十分重视，制定了符合中医发展的政策。1955 年，中国中医研究院在北京成立。继 1956 年在北京、上海、广州、成都建立中医学院后，各省市普遍设立了附属中医院眼科门诊及病房，中医事业得以重振。1959 年，一批西医眼科医师开始学习中医。1960 年，第一版《中医眼科学》面世。1968 年，各省市陆续成立中医眼科学会和中西医结合眼科学会。1978 年起，各院校陆续招收中医眼科人才。中医院校毕业的眼科医师参与临床一线的工作，学习现代眼科知识，应用眼科检查仪器、工具和方法，扩大和丰富了中医眼科的四诊，在眼病诊断中兼蓄中西精华，提升基础理论，扩大了中医眼病诊治范围。在出版书刊方面，除国家有关部门组织编写全国统编或规划教材《中医眼科学》外，还创办了《中国中医眼科杂志》《中西医结合眼科杂志》。此外，还出版了一批临床眼科书籍，如路际平的《眼科临症笔记》，陆南山的《眼科临证录》，姚和清的《眼科证治经验》，陈达夫的《中医眼科六经法要》，庞赞襄的《中医眼科临床实践》，张望之的《眼科探骊》，黄淑仁的《眼病的辨证论治》，陆绵绵的《中西医结合治疗眼病》，韦玉英的《韦文贵眼科经验选》，马德祥的《陈溪南眼科经验》，周奉建的《张皆春眼科证治》等。

六、持续发展期

20 世纪 80 年代初，眼科中西医结合实验研究起步，当时主要针对内眼出血等病症。姚芳蔚等应用胰蛋白酶直接注入玻璃体法；段俊国则利用 Q-开关红宝石激光脉冲辐照法，成功制作出了家兔眼底出血模型，为开展中医药治疗眼底出血的实验研究提供了有利条件。以视网膜静脉阻塞为代表的出血性眼病中西医结合治疗的临床研究，也在全国各地展开，制订了统一的诊断标准和疗效标准。80 年代末，段俊国等将西医视觉电生理技术应用于中医眼与十二经脉的关系研究，开创了中医眼科基础理论研究方面的中西医结合先河。

基础教学方面，各高等中医药院校参与统编了《中医眼科学》教材，1985 年成立了全国中医眼科学会，定期举办全国性眼科学术交流会，创办了《中国中医眼科杂志》。不少省市相继成立中西医结合眼科学会，对促进中西医结合眼科的学术交流与发展，起到了积极的推动作用。全国部分医学院又相继开办了五年制、七年制中西医结合专业，其中包括中医眼科的医学硕士、博士等高级人才教育。中西医结合眼科也成为临床课程的一门必修课。这些举措，培养了一支强大的中医、中西医结合眼科的中青年临床及科研队伍。

20 世纪 80 年代后期，国际眼科学界进入了高速发展期。显微手术技术的应用，使眼科疾病的治愈率大幅度提高。眼底荧光造影、视觉电生理、电脑自动视野、多焦视网膜电图、超声生物显微镜、视网膜光学相干断层扫描、共聚焦激光眼底扫描等新技术的广泛应用，让人们对眼病有了全新的认识，并促使中医眼科人正确地审视中医眼科在眼底疾病诊治中存在的局限性，从而对国家规划教材做出了不断地修正、再版。

进入新世纪，国家中医药规划现代战略。2007 年，国家中医药管理局推出了 18 个眼科重点专科及 7 个特色专科建设项目；2011 年，又发布了 7 个眼科病种的《中医诊疗方案》及《中医临床路径》，加强了中医眼科的规范化。在临床上，开展了中医与西医单位共同参与的符合国际 GCP 规范的中医药治疗糖尿病视网膜病变多中心随机对照研究。中西医结合眼科的研究项目，获得了国家"863"计划、攻关计划和国家自然科学基金等的全面支持。在新一代的中医眼科硕、博人才的不断努力下，这些学术研究和临床实践，必将使我国中医眼科及中西医结合眼科事业拥有辉煌的未来。

第二章　中医眼科学基础

第一节　眼与脏腑的关系

眼之能够明视万物、辨别颜色是赖五脏六腑精气的滋养，如果脏腑功能失调则可致眼病。

一、眼与心和小肠的关系

1. 心主血脉，诸脉属目　《素问·五脏生成》曰"诸血者皆属于心""心之合脉也""诸脉者皆属于目"；《素问·脉要精微论》谓"脉者，血之府"。因此，心主全身血脉，脉中血液受心气推动，循环全身，上输于目，目受血养，才能维持视觉。

2. 心主藏神，目为心使　《审视瑶函·目为至宝论》曰："心神在目，发为神光，肾水、神光深居瞳神之中，才能明视万物。"因心为神之舍，精神虽统于心，而外用则在目，故目为心之使。

3. 眼与小肠的关系　《素问·灵兰秘典论》曰："小肠者，受盛之官，化物出焉。"水谷经小肠分清别浊，清者由脾转输全身，从而使目受到滋养。此外，心与小肠相表里，小肠功能是否正常，既关系到心，也影响到眼。

二、眼与肝和胆的关系

1. 肝开窍于目　《素问·金匮真言论》曰："东方青色，入通于肝；开窍于目，藏精于肝。"指出了目为肝与外界联系的窍道。故肝所受藏的精微物质，能输送至眼，使眼受到滋养，从而维持其视觉功能。

2. 肝受血而能视　目为肝之窍，尤以肝血的濡养为重要，故《素问·五脏生成》曰："肝受血而能视。"

3. 肝气通于目　供给眼部的血液、津液依赖气的推动，而人体气机是否调畅，又与肝的疏泄功能密切相关，故《灵枢·脉度》曰："肝气通于目，肝和则目能辨五色矣。"

4. 肝脉连目系　《灵枢·经脉》认为足厥阴肝脉"连目系"。十二经脉中，唯有肝脉是本经直接上连于目系的。肝脉在眼与肝之间起着沟通表里、联络眼与肝脏，并为之运行气血。

5. 眼与胆的关系　肝之余气溢入于胆，聚而成精，乃为胆汁。胆汁的分泌和排泄，受肝的疏泄功能的影响。胆汁与眼的关系十分重要。如《灵枢·天年》曰："五十岁，肝气始衰，肝叶始薄，胆汁始减，目始不明。"《证治准绳·杂病·七窍门》进一步提出了胆之精汁积成珠内神膏，膏涵养瞳神之说。

三、眼与脾和胃的关系

1. 脾输精气，上贯于目 《素问·玉机真藏论》论脾之虚实曰："其不及，则令人九窍不通。"即包含脾虚能致眼病。《素问·阴阳应象大论》谓"清阳出上窍"，脾气上升，才能将精微物质上运于目，目得清阳之气的温养则视物清明。

2. 脾主统血，血养目窍 《景岳全书·杂症》又曰："盖脾统血，脾气虚则不能收摄；脾化血，脾气虚则不能运化。是皆血无所主，因而脱陷妄行。"血液行于眼络中不外溢，赖于脾气的统摄。若脾气虚衰，失去统摄能力，可引起眼部的出血。

3. 脾主肌肉，睑能开合 《素问·痿论》曰："脾主身之肌肉。"脾主运化水谷之精，以养肌肉。胞睑肌肉得养则开合自如。

4. 眼与胃的关系 脾胃互为表里，为"后天之本"。《脾胃论·脾胃虚实传变论》曰："九窍者，五脏主之，五脏皆得胃气乃能通利。"并指出："胃气一虚，耳目口鼻俱为之病。"此外，《素问·阴阳应象大论》曰："清阳出上窍，浊阴出下窍。"脾主升清，胃主降浊，二者升降正常，则清浊分明，浊阴从下窍出则不致上犯清窍。

四、眼与肺和大肠的关系

1. 肺为气主，气和目明 肺朝百脉，主一身之气，气能推动血行，气血并行于全身，目受其温煦濡养，又肺气调和，气血流畅，五脏六腑精阳之气皆能注入于目，故目视精明。若肺气不足，以致目失所养，则昏暗不明。

2. 肺主宣降，眼络通畅 肺之宣降正常，则血脉通利，目得卫气和津液的温煦濡养，卫外有权，且浊物下降，不得上犯，目不易病。

3. 眼与大肠关系 小肠浊物下注大肠，化为粪便，有赖肺气肃降，以推送其排出体外。若大肠积热，腑气不通，影响肺之肃降，导致眼部因气血津液壅滞而发病。

五、眼与肾和膀胱的关系

1. 肾精充足，目视精明 眼之所以能视物，有赖于充足的精气濡养。《素问·上古天真论》强调"肾者主水，受五脏六腑之精气而藏之"，故眼与肾精关系密切。

2. 肾生脑髓，目系属脑 《素问·阴阳应象大论》谓"肾生骨髓"，《灵枢·海论》谓"脑为髓海"，《灵枢·大惑论》又指出目系"上输于脑，后出于项中"。脑和髓异名同类，都由肾精生化，而目之系连于脑，也就与肾藏精、生脑髓功能相关。故肾精充沛，髓海丰满，则目光敏锐；若肾精亏虚，髓海不足则脑转耳鸣，目无所见。

3. 肾主津液，上润于目 《素问·逆调论》曰："肾者水脏，主津液。"《灵枢·五癃津液别》："五脏六腑之津液，尽上渗于目。"津液在目化为泪，则为目外润泽之水；化为神水，则为眼内充养之液。

4. 眼与膀胱关系 膀胱的气化作用主要取决于肾气的盛衰。若生气不足，或湿热蕴结，引起膀胱气化失常，水液潴留，可致水湿上泛于目。此外，膀胱属太阳经，主一身之表，易遭外邪侵袭，常引起眼病。

六、眼与三焦的关系

三焦为孤腑，主通行元气与运行水谷，疏通水道的功能。若三焦功能失常，致使水谷精微之消化、吸收和输布、排泄紊乱或发生障碍，则目失濡养。若三焦水道不利，致使水液潴留，水液上犯于目，引起眼病。

眼与五脏六腑之间的关系各自具备特点，但其密切程度不同。他们在生理上是相互协调、相互依存的；在病理上是相互影响，相互传变的。

第二节 眼与经络的关系

《素问·五脏生成》有"诸脉者，皆属于目"之说。《灵枢·邪气脏腑病形》曰："十二经脉，三百六十五络，其血气皆上于面而走空窍，其精阳气上走于目而为睛（通'精'，意为精明作用）。"经络运行气血，贯穿上下，沟通表里，把人体各器官连接成一个有机的整体。

1. 《灵枢·经脉》曰："小肠手太阳之脉……其支者，从缺盆循颈上颊，至目锐眦，却入耳中；其支者，别颊上𬱟，抵鼻，至目内眦，斜络于颧。"

2. 《灵枢·经脉》曰："三焦手少阳之脉………其支者，从膻中上出缺盆，上项，系耳后直上，出耳上角，以屈下颊至𬱟。其支者，从耳后入耳中，出走耳前，过客主人前，交前颊，至目锐眦。"

3. 《灵枢·经脉》曰："膀胱足太阳之脉，起于目内眦，上额交巅。"

4. 《灵枢·经脉》曰："胆足少阳之脉，起于目锐眦，上抵头角，下耳后……其支者，别目锐眦，下大迎，合于手少阳……"

5. 《灵枢·经脉》曰："胃足阳明之脉，起于鼻之交𬱟中，旁约太阳之脉……至额颅。"

6. 《灵枢·经脉》曰："心手少阴之脉……其支者，从心系，上夹咽，系目系。"

7. 《灵枢·经脉》曰："肝足厥阴之脉……循喉咙之后，上入颃颡，连目系，上出额，与督脉会于巅。其支者，从目系下颊里，环唇内。"

8. 任、督、跷、维脉皆以眼为起始。

综观十二经脉、奇经八脉走向：手之三阳，从手走头；足之三阳，从头走足。诸阳之脉汇于头面，或起于眼周；或止于眼部，或循于两眦，或交于眼穴，经络密布贯于五轮，联络脏腑，承气血津液而养睛明之府。经气运行于瞳子髎、睛明、迎香、攒竹、禾髎、角孙、阳白、神庭、通天、百会等腧穴之间，故《灵枢·口问》曰："目者，宗脉之所聚也。"

初受风邪，循肝经侵扰黑睛，入里久伏，客于其间；或风热之邪客于肝经，循经而上，致黑睛生翳、瞳神紧小等；或肝经郁热，肝火上炎致瞳神散大、绿风内障、头痛循经、痛连巅顶；或内外障变证至肾与膀胱气化失常，水液潴留而见胞睑肿胀、视衣水肿、黄斑积液；若邪客于经络，使经筋运动失司，而现上胞下垂、胞轮振跳、目偏视、口眼㖞斜等症。

第三章　中医眼科学诊治概要

第一节　病因病机

一、病因

病因是指一切内外环境中可以导致疾病的原因，探索病因在致病过程中局部或整体出现的规律及其相互间的联系和转化是中医认识眼科疾病的重要方法。

（一）外因

人体在天地之间沐浴自然，新陈代谢，风寒暑湿燥火气候之变，顺则调，逆则祸，是为外因。外部因素超越了机体所能调适的能力，或个体抵御外界致病因素的能力降低而导致的疾病均属于外因致病。眼科常见外因为六淫、疠气、外伤。

1. 六淫

（1）风淫

①风性轻扬、易袭阳位：风邪具有升发、向上、向外的特点，易犯目窍，在外障眼病中为最常见病因。

②善行而速变：引起眼病发病迅速、变化快。

③风性裹挟：风邪常与其他病因如寒、热、暑、湿、燥、火相合为患，风邪单独致病者较少。

（2）火淫

①火性炎上：火为阳邪，其性升腾，易上冲头目，引起眼疾。《儒门事亲》中有"目不因火则不病"的说法。

②火性急迫：病势凶猛，外障眼病起病急、反应重，常造成组织红肿热痛、溃脓溃破。

③火易灼伤脉络：易迫血妄行，血溢脉外，造成出血性眼病。

④火易耗伤津液：眼病后期，常表现为津液耗损的现象。

（3）湿淫

①湿性黏滞：湿邪侵犯目窍犯病，病程缠绵，反复发作。

②湿邪污腻：湿邪为患，局部组织常有糜烂污浊感。

③湿为阴邪，易阻遏气机：可致眼部气机升降失调，经脉不畅。

（4）寒淫

①寒性凝滞：为阴邪，病患喜暖喜按，隐隐作痛，泪液清稀。

②寒性收引：筋脉不舒，脉络凝滞，客于经络筋肉之间，常引起筋脉挛急。眼部血管脉络较细，寒邪凝滞脉络常可致赤脉紫胀。

（5）暑淫

①暑为阳邪：暑为夏令主气，眼部多出现阳热症状。

②暑多夹湿：常夹湿为患。

（6）燥淫：燥易耗伤津液，常与眼部干燥性疾病有关。

2. 疠气　又称"戾气""疫疠""天行""时气"等。古医将同期患病，形症相同，病状相似，不分老幼，触之即染视为疠气所致。戾气致病迅速、来势凶猛、流行广泛，是眼科传染性疾病天行赤眼、暴风客热等的主要发病原因。

3. 外伤　眼为构造精细、脆弱敏感的器官，极易受外界损伤。眼被外物所伤，轻者皮肉筋脉损伤，如沙尘、异物入目造成白睛、黑睛破损；重则血络神明破损，如钝力、锐器伤目造成晶珠破损，严重损害视力，甚至失明。受损者皆有气血瘀滞之患，或受风热邪毒，乘隙害目变化尤堪。眼珠破损者甚或影响健眼，出现交感性眼炎。

（二）内因

1. 七情　人之七情，喜、怒、忧、思、悲、恐、惊本为个体正常的精神活动，但当持续强烈的刺激超出个体所能调适的范围时，可使脏腑气机失衡，气血津液逆乱而致病。正所谓"衡则健，乱则病"。《内经》："怒则气上，喜则气缓，悲则气消，恐则气下，惊则气乱，思则气结。"七情所致眼病以内障眼病为多见。气机运行不利，脉络瘀滞，清窍闭塞，可产生视力急剧下降的眼病，如绿风内障、络阻暴盲；气血不畅，脏腑功能失调，五脏六腑之精华无法上输于目，目失濡养，日渐昏蒙，如青盲、青风内障等。

2. 饮食失调　饮食不洁、不节、偏嗜、偏食，致脾胃受损，气血生化无源，目失所养。饮食过饱则食滞肠胃，郁而化热，终生湿热性眼病如睑眩赤烂。少食、偏食则营养不良，脾胃虚弱可致营养不良性眼病。

3. 劳倦　包括眼劳、心劳、神劳、房劳过度等。劳倦过度可导致气血耗伤、肝血亏耗、肝肾不足、心肾不交等脏腑功能紊乱，从而引发视瞻昏渺、目涩不舒等眼症。

（三）不内外因

衰老、遗传、与生俱来之眼病，以及药物所致眼病等都归于不内外因中。高风雀目、胎生内障、远视、高度近视、散光等皆与先天禀赋不足密切相关。人之五十脏气始衰，气血渐弱如花眼、圆翳内障、黄斑变性等均将不期而至。长期使用某些药物，如激素、奎宁等可造成圆翳内障、青风内障、青盲等内障或目系疾病。

二、病机

源于中医理论体系的辨证思维，阐述疾病发生发展变化转归的机理称为病机。中医眼科的病机是指在外因、内因、不内外因作用下气血阴阳、脏腑功能的失调导致的眼疾，进而影响其发展、变化的过程。《内经》言："正气存内，邪不可干。邪之所凑，其气必虚。"

揭示了疾病发生的本质：任何致病原因只有在人体机能失常的情况下才能致病。眼病的发生发展取决于正邪双方的斗争结果，其造成的病理变化不外乎气血、津液、经络、脏腑等功能失调，阴阳失衡，从而表现于眼部的各种病症。

第二节　眼科辨证

中医眼科辨证源于中医内科辨证方法，是运用望、闻、问、切四诊手段，对获得的症状和体征，通过中医眼科的独特理论综合分析，运用眼病辨证方法探解疾病的本质并审因施治的过程。

一、传统内外障辨证

《医宗金鉴·眼科心法要诀》："障，遮蔽也。内障者，从内而蔽也；外障者，从外而蔽也。"

（一）外障

外障病位在胞睑、两眦、白睛、黑睛的疾病，多由六淫之邪外袭或湿热、肝肺火邪等所致。一般证候表现比较明显，多有红赤、肿胀、疼痛、流泪、羞明、胞睑痉挛等症状。

（二）内障

内障是指发生在瞳神、晶珠、神膏、视衣、目系等眼内组织的眼病。多由七情内伤、脏腑内损、气血失调、气滞血瘀，或外邪入里、眼部外伤引起。一般外观端好，以视物障碍、视力下降、云雾移睛等视功能的改变为主要表现。

二、轮脏合一之五轮辨证

中医眼科五轮学说源于《灵枢·大惑论》，其谓："五脏六腑之精气皆上注于目而为之精，精之窠为眼，骨之精为瞳子，筋之精为黑眼，血之精为络。其窠气之精为白眼，肌肉之精为约束，裹撷筋骨血气之精而与脉并为系，上属于脑，后出项中。"五轮之名最早见于晚唐《刘皓眼论准的歌》。而轮脏对应详见于明末医家傅仁宇所著《审视瑶函》卷一之五轮所属论："上下眼胞，属乎脾土……脾主肉，故曰肉轮……目又有两锐角，为目大小眦，属心火……心主血，故曰血轮……其内白睛，则属肺金……肺主气，故曰气轮。白睛内之青睛，则属肝木……肝木主风，故曰风轮；青睛之内一点黑莹者，则为瞳神，属乎肾水……肾主水，故曰水轮。"并曰："五轮者，皆五脏之精华所发，名之曰轮，其像如车轮，运动之意也。"《银海精微·五轮八廓总论》曰："肝属木，曰风轮，在眼为乌睛；心属火，曰血轮，在眼为二眦；脾属土，曰肉轮，在眼为上下胞睑；肺属金，曰气轮，在眼为白轮；肾属水，曰水轮，在眼为瞳人。"五轮与脏腑的对应关系如下：

（一）肉轮

肉轮指上下胞睑，在脏属脾。脾于五行属土，其色黄，主运化，肉轮以色黄润泽，开合为顺。脾与胃相表里，肉轮之疾责之脾胃。

（1）胞睑肿胀，按之虚软，不赤无痛为脾虚失运。

（2）睑肤糜烂，水或脓疱为脾胃湿热上泛。

（3）胞睑垂下，无力提举为脾胃中气下陷。

（4）胞睑瞤动为脾胃运化不足，营血虚少。

（二）血轮

血轮指内外两眦、泪小点、泪阜之血络，在脏属心。心于五行属火，其色赤，主血脉，血轮以红活润泽为顺。心与小肠相表里，血轮之疾责之心及小肠。

（1）内眦红肿硬结、疼痛拒按为心火上炎。

（2）内眦不红无痛、按之出脓为心经郁热。

（3）两眦赤脉为心经实火，赤脉细小为心经虚火。

（4）胬肉红赤，攀及白睛为心肺风热。

（三）气轮

气轮指白睛（结膜、巩膜），在脏属肺。肺于五行属金，其色白，主卫外，气轮以白而坚固为顺。肺与大肠相表里，气轮之疾责之肺和大肠。

（1）白睛浅层赤脉为肺经风热，白睛赤脉粗大为肺热郁滞。

（2）白睛浅层泡性结节为肺经燥热，白睛深层结节色紫、拒按为肺火亢盛。

（3）白睛变青，兼见黄仁不清为肺肝热毒。

（4）白睛污浊，兼见胞睑痒极难忍为肺脾湿热。

（四）风轮

风轮指黑睛（角膜、神水、黄仁），在脏属肝。肝于五行属木，其色青，主疏泄条达，风轮以青莹明润为顺。肝与胆相表里，风轮之疾责之肝胆。

（1）黑睛初生星翳为肝经风热；翳大溃陷为肝火灼盛。

（2）翳漫黑睛，赤脉渐入为肝胆湿热，翳久不敛为肝阴不足。

（3）白睛赤脉、黑睛翳漫包睛为肺肝热盛。

（4）黑睛周边突起为肝气过旺。

（五）水轮

水轮指瞳神，内含晶珠、神膏、视衣及目系（晶状体、玻璃体、视网膜、脉络膜、视神经），在脏属肾。肾于五行属水，其色黑，主藏精，水轮以黑莹清澈为顺。肾与膀胱相表里，水轮之疾责之肾、膀胱。由于肝肾同源，故水轮病变常与肝肾两脏相关。

（1）瞳神散大或紧小，伴眼胀痛，为肝胆风火上扰；久而瞳神干缺不圆，为肝肾阴亏，虚火上炎。

（2）晶珠浑浊，瞳神色白，多为肝肾亏虚，精血不足。

（3）神膏浑浊，眼前黑影。日久者，多为肝肾不足，目失所养；骤然发生者，可因肾阴亏虚，阴虚火旺所致。

（4）视衣水肿者，多为脾肾阳虚，水湿上犯所致；视衣萎缩，或伴色素沉着，多为肝肾不足或命门火衰。

五轮对应五脏辨证为眼科独特的辨证方法，对临床具有指导意义。但临证又不可拘泥于五轮，如流泪症，病位虽在两眦，但其病机多与肝之疏泄功能及脾气之收摄功能有关。因而临床辨证，除需从整体观念出发、四诊合参外，还应与病因辨证方法合参，方可取得疗效。

三、天人合一之病因辨证

风、寒、暑、湿、燥、火，顺则为自然之气，过而致病则为六淫之邪。眼之外障病，多六淫为患，观其外候，无非红、肿、热、痛、痒、涩、湿烂、眦泪、翳障而概之。以自然属性来归纳描述疾病特性，以疾病表现形式来审别病因，是中医学观察人与自然的朴素文化。中医学采用取类比象之思维，提炼其自然属性，用以分析临证，获取表象以判其源。《银海指南·六气总论》曰："寒暑燥湿风火，是为六气，当其位则正，过则淫。人有犯其邪者，皆能为目患。风则流泪赤肿，寒则血凝紫胀，暑则红赤昏花，湿则沿烂成癣，燥则紧涩眦结，火则红肿壅痛。"从而延伸出疏风、温寒、祛暑、化湿、润燥、泻火、解痛之治法，且六淫常相兼为患，使临床表现更为复杂多样。

目痒、羞明者，常因风邪为患；合并热邪者，可伴红肿而赤、热泪如汤；合并寒邪者，常伴冷泪频流、胞睑拘挛或紫暗。

胞轮振跳、目偏视、口眼㖞斜者，为风邪乘虚侵入，阻滞经络而致病。

胞睑湿烂、眵多泪黏、黑睛浑浊生翳、白睛水肿者，常因湿邪为患，且常与热邪、暑邪相合致病而表现为湿热征象。

胞睑红赤焮痛、眵多黄稠、血脉怒张、白睛红赤浮肿、血灌瞳神、黄液上冲者，多为火邪之来势猛、病情重、发展快的阳热证表现。

胞睑皮肤干燥、干涩不舒、白睛、黑睛干燥无光泽者，因燥邪伤阴，目失濡养所致。

目赤视昏、眵泪多、目肿胀为暑邪致病表现，但临床上较为少见，且与湿热证候相似，故临证多以湿热为辨。

现代医学基于对病因病源学的探究，分辨细菌、病毒、过敏、外伤在炎性病变过程中所致的基本病理，充血、渗出、水肿很好地解释了临证外候的特征由来，明确了某些具有传染特性的病原微生物：病毒感染所致的眼病多与风热有关，细菌感染所致的眼病多与热毒有关，真菌感染所致的眼病多与湿热有关。现代中医以探求疾病本质的科学态度，兼收并蓄，不断践行着医疗实践。

四、眼与脏腑机能之脏腑辨证

五脏六腑功能失调，在目表现为各种病症。所谓脏之有病，必见于轮；轮之有病，由脏之不平。中医学根据眼部的外显特征及其病程规律，推测内在病机，寻求治疗方法。而脏腑病机，不外乎虚实与失衡两类。

（一）心与小肠

心主神明，目为心之使，内属于心，故心有病则影响到眼。主要反映在视觉的变化和眼中血脉及两眦的病变。

心火内盛：两眦红赤，胬肉增生，漏睛生疮。

心火扰神：神乱发狂，目不识人。

心血亏耗或心气不足：神光涣散，不耐久视，久视目昏。

（二）肝和胆

肝开窍于目，肝脉连于目，肝气通于目，肝胆与目关系最为密切。

肝经风热：目赤流泪，黑睛生翳，瞳神紧小。

肝气郁结：目珠胀痛，青风内障，目系卒病。

肝阳上亢或肝火上炎：绿风内障，白睛溢血，暴盲。

肝风内动：目偏视，口眼㖞斜。

肝胆湿热：聚星翳障，凝脂溃翳，混睛赤障，瞳神紧小。

肝血不足：眼干涩，不耐久视，视物昏花，夜盲，疳积上目。

（三）脾和胃

脾胃为后天之本，气血生化之源，胃纳脾输正常，目得濡养，可维持正常生理功能。

脾气虚弱：上胞下垂，目珠干涩，不耐久视，视物昏蒙，云雾移睛，疳积上目。

脾不统血：白睛溢血，血灌瞳神，视衣血症。

胃火炽盛：睑弦赤烂，针眼。

脾胃湿热：胞睑湿烂，神膏浑浊，视衣水肿渗出。

（四）肺和大肠

肺主气，主宣发肃降，肺气调则气和目明。

肺气虚弱，卫气不固易受邪：暴风客热，天行赤眼。

肺阴不足：眼干涩，白睛赤脉隐隐。

肺热壅盛或热结肠腑：白睛暗红，呈结节状隆起。

（五）肾和膀胱

肾藏精，肾精充足则目得精气充养，视物精明；肾主津液，目之神水、神膏依赖五脏六腑津液在肾的调节下上输于目，为目外润泽之水及目内充养之液。膀胱司气化。

肾阳不足，水湿上犯：视瞻昏渺，云雾移睛，视衣水肿或脱离。

命门火衰，肾阳不足：近视，夜盲，高风内障。

肾阴亏虚，虚火灼络：瞳神干缺，眼底络脉出血，云雾飘移。

热结膀胱、气化失司：视衣水肿。

脏腑辨证是中医辨证体系的重要组成部分，临证仍需考量眼部及全身症状，同时可与五轮辨证相结合，方可指导临床的正确治疗。

五、眼与脏腑关联之经络辨证

十二经脉首尾相贯，周而复始。《灵枢·本脏》曰："经脉者，所以行气血而营阴阳。"经络循环周身，行气运血，沟通营卫，调节脏腑，精血津液因脏腑气机运行推注于周身，上乘头目，濡养神明之府，故有《素问·五脏生成》中"诸脉者，皆属于目"之说。经络既是营养物质上传的通道，也是疾病外邪传输的途径，病邪皆可循经上犯于目则说明：

（1）眼之白睛属手太阴肺经，与手阳明大肠经相表里。症见白睛赤脉，玉粒侵睛，状若鱼胞，色似胭脂。

（2）眼之胞睑属足太阴脾经，与足阳明胃经相表里。症见椒疮，粟疮，风弦赤烂，上胞下垂。

（3）眼之大小眦属手少阴心经，与手太阳小肠经相表里。症见赤脉贯睛，胬肉攀睛，眦帷赤烂，漏睛疮，窍漏。

（4）眼之瞳神属足少阴肾经，与足太阳膀胱经相表里。症见圆翳内障，云雾移睛，视瞻昏渺。

（5）眼之黑睛属足厥阴肝经，与足少阳胆经相表里。症见聚星翳障，凝脂翳，蟹睛，青盲，暴盲。

六、气血津液之机能辨证

气血津液既依赖于脏腑功能活动，又是脏腑功能活动的体现。

1.《太平圣惠方》曰："眼通五脏，气贯五轮。"卫气、营气、元气、宗气皆与目关系密切。营气行于脉中，卫气护于脉外，营卫之间，沟通里外，相互协调，护卫周全。营强卫弱则有外障之侵；营弱卫强则有内障之忧。气的功能失调有虚实两类：

气虚：可见较多慢性虚衰病症，如圆翳内障、冷泪频流、不耐久视、眼病后期反复不愈等。气虚也可出现眼内出血性疾病、青盲及视瞻昏渺等。

气陷：眼睑下垂，视力疲劳。

气滞：目珠胀痛，青风内障。

气逆：头目胀痛，绿风内障，白睛溢血，暴盲等。

2.《审视瑶函》："夫目之有血，为养目之源，充和则有生发长养之功而目不病；少有亏滞，目病生矣。"精血之源由五脏六腑之精华所赋，故身不病乃有目明视。气为血之帅，血为气之母，气血相互依存，相互生化。气旺血润（盛）则机体强健，气虚血枯（弱）则病影随行，视瞻昏渺、圆翳内障、消渴目病皆可不期而至。

血虚：视物昏花，目珠干涩不润。

血热：迫血妄行可致内外障的各种出血性眼病。

血瘀：各种原因所致血行不畅或离经之血不散，如胞睑青紫、赤膜下垂、黑睛赤脉、血灌瞳神及眼底陈旧性出血、增殖及瘢痕形成。

3. 眼之明视，依赖肺、脾、肾、三焦气化，上焦肺主宣化，中焦脾主运化，下焦肾主气化，三焦为用则津液匀布濡养周身。津液在目外为润泽之水，如泪液；在内为充养之液，如神水、神膏。津液不足则目外表现为目珠干涩、白睛不润、黑睛失泽；目内表现为神水不足，神膏失养所致视物昏花。

水停、湿聚、痰阻所反映的是津、精、液之失常，胞睑肿胀、白睛水肿、黑睛失泽、黄仁污秽、视衣渗出、黄斑聚液、网膜脱离、玻璃体机化等皆由此生。其因或外或内，六因七情皆可为患。但水停、湿聚、痰阻继而为害如视网膜静脉阻塞，其视衣漫肿阻碍营血，脉络瘀而为患，眼之精、神俱损，不得而视。

第三节 眼科检查

一、视觉功能检查

（一）视力

视力属于视觉功能的一种，反映的是视网膜黄斑中心凹的功能状况，是每个眼病患者的必查项目。先查远视力，再测近视力；先查右眼，后测左眼。正常人的远近视力都可达1.0，当发现不达标时，需要对视力进行矫正，以排除可能存在的危及视功能的病变存在。

检查方法：检查者坐位于距标准照明的视力表2.5m距离，通过镜面反射，确保检查距离为5m，视力表的1.0高度需与检查眼齐平，令病人分别以一眼辨认视标，通过检测5m和33cm国际标准视力表而获得远近视力，并记录在案。

（二）色觉

色觉属于视功能的一种，反映视细胞对色觉的辨识能力。常态下，色觉的异常并不影响人们的日常生活。对从事色觉有要求的岗位工作者，通常在体检或特检时被发现。

（三）视野

视野是指眼向前方固视时所见的空间范围，有中心视野和周边视野。中心视野反映的是固视点至30°范围内的视野，其余为周边视野，正常值：白色视标视野颞侧90°，上方55°，鼻侧60°，下方70°。蓝色、红色、绿色依次递减10°。临床需要通过自动视野仪的检查而获得详细数据并保存，曾经使用的面对面视野仅作为一个粗略比对方法，可以初步判断对视野有明显异常的患者。

（四）暗适应

从光亮处进入暗中，人眼对光的敏感度逐渐增加，约30分钟内达到最大限度，是视网膜敏感度逐渐增高的适应过程，称暗适应。

在黑暗的地方，人眼中的锥状细胞处于不工作状态，这时只有视杆细胞起作用。在视杆细胞中，有一种叫视紫红质的物质，可以在暗处逐渐合成，对弱光敏感。据统计，在暗处5分钟内就可以生成60%的视紫红质，约30分钟内即可全部生成。因此，在暗处时间越长，则对弱光的敏感度越高。如果人的杆状感光细胞功能发生障碍，视杆细胞不能正常地工作，无论在暗处多久也不能提高对弱光的敏感度，我们称之为夜盲。有的夜盲是维生素A缺乏等因素引起的，有的是原发性视网膜色素变性等疾病引起。

（五）电生理

利用视网膜静息电位以及动作电位方法，来检测从视网膜、视神经到视路，并能定位视觉冲动发生障碍部位的一种方法。临床常用：

（1）眼电图（EOG）提示视网膜色素上皮功能。

（2）视网膜电图（ERG）提示视网膜神经上皮的功能。

（3）多焦视网膜电图（mfERG）提示黄斑部的功能。

（4）视觉诱发电位（VEP）提示视神经以及视路的功能。

（5）视网膜组织结构与相应的电生理检查。

二、眼压检查

眼压检查是指眼球内容物对眼球壁所产生的压力。相对于眼球内其他内容物的恒定值，房水的不断生成、排出的动态平衡，是眼压稳定的重要因素。正常值在 10 ~ 21mmHg 之间，可通过非接触自动眼压仪测得并记录。眼压的概念，虽在古代受限于对眼知识的认知，但已有"内肝管缺，眼孔不通"的原因探究。房水的排出受阻是眼压升高的主要原因，而房水流经的途径如瞳孔、房角、小梁网、Schlemm 氏管等任何一处的不顺畅都可以导致眼压升高。眼压升高的后果是对眼底视网膜神经的神经节细胞的机械压力性损伤以及血供受阻后的缺血性损伤，可伴随视觉细胞的凋亡，即中医理论所指眼内环境的功能稳态失衡。

三、屈光检查

通过检查，可了解每个人的屈光性质与能力，以判断临证视觉异常的性质。

（一）直接检眼镜法

直接检验镜法通过直接检眼镜直接在暗室中检查眼底，不必散大瞳孔。检查者眼睛必须靠近患者的眼睛，用右眼检查患者的右眼。右手拿检眼镜，坐在或站在患者的右侧，左眼则反之。检查时，先将检眼镜置于患者眼前约 20cm 处，用 +10D 镜片检查患者的屈光间质是否透明；然后检查眼底，转动透镜片的转盘可矫正医者和患者的屈光不正。若医者为正视眼或已配矫正眼镜，则以看清眼底所用的屈光度来表示被检眼的屈光情况。

（二）带状光检影法

带状光检影法是用检影镜将一束光线投射到患者眼屈光系统，直达视网膜，再由视网膜的反射光抵达检影镜，穿过检影镜窥孔（简称检影孔），被验光师观察到。这种视网膜反射光即"红光反射"，是检影分析的主要依据。患者屈光状态不同，其由红光反射而形成的顺动、逆动也不同。验光师在标准镜片箱中取出相应镜片来消解影动，直至找到中和点。用来找到中和点的标准镜片与患者的屈光状态密切相关。带状光检影法通常在瞳孔散大后进行，将光带置于不同子午线上，观察相互垂直的光带特征有无区别，从而确定有无散光存在，各类散光均可利用顺动光带进行轴位测定。带状光检眼镜主要是看影动的速度、方向，顺动时加正镜，逆动时加负镜。

（三）自动验光仪

自动验光仪属于客观验光。根据视网膜对仪器射入眼底的红外光环散射的图像，由微处理器计算出眼睛的屈光度。适用于测量人眼屈光度（近视、远视、散光、光轴），可为眼科诊断和配镜提供依据。

四、眼外肌与斜视检查

（一）角膜映光法（第一眼位）

角膜映光法是检查显性共同性斜视的粗略方法，嘱受检者注视正前方33cm的点光源。当角膜光反射点位于两眼瞳孔正中央时为正位眼。一眼角膜反光点偏鼻侧时为外斜视；反光点位于颞侧时为内斜视。适用于幼儿及弱视或不能进行详细检查的患者。

（二）遮盖测验法

遮盖测验法系一种暂时性阻断双眼融合功能后的观察方法。

1. 交替遮盖 遮一眼，观察另一眼是否有水平或垂直的转动，再将遮板迅速移到另一眼，观察原被遮眼是否转动。如双眼均不转动，为正位视眼；如有由内向外或由外向内转动时，则分别表示有内或外隐斜或者间歇性内或外斜视。

2. 遮盖去遮盖法 遮挡一眼，随即迅速移开挡板，观察双眼转动情况。如被遮眼由斜位转为注视眼，另一眼不转动，证明被遮眼有隐斜，转动方向的反方向即为隐斜方向；如果被遮眼转为注视眼，另一眼却转向斜位，则为单眼斜视。再用同样方法检查另一眼。如上述情况交替出现，则为交替性斜视。

3. 六方位检查（第二、三眼位） 嘱患者跟随检查者手持的光源尽量向外、内、上、下、外上方、内上方、外下方、内下方转动，通过对眼位的观察，判断三对眼外肌的协同对抗能力是否失衡。

因此，临床9个眼位是重要的诊断眼位。熟记眼球运动的主要作用肌肉有利于临床判断。

五、裂隙灯显微镜检查

裂隙灯显微镜是眼科医师首要掌握的临床技能，也是临证获取望诊内容的重要途径，必须在暗室中进行，以获得良好的对比度。通过改变光源裂隙宽度，调整光源射入角度，前后移动显微镜焦点来观察所需检查的部位。常用有：弥散光照明法、直接焦点照明法、后部反光照明法、角膜散射照明法、镜面发射带照明法、间接旁侧照明法六种。后三种遇特殊情况使用。眼后部的检查还需要辅助透镜。

（一）弥散光线照明法

用斜向大面积弥漫光源对眼表进行初步的扫视，以检查眼睑、结膜、巩膜、角膜等大致情况。

（二）直接焦点照明法

光源焦点与显微镜焦点同步，裂隙光源或左或右斜向射入，由外及内的逐层推进。

1. 白睛（球结膜、巩膜） 在裂隙灯显微镜可以由外至内分辨出球结膜、Tenon囊、巩膜，并区分出浅层和深层的血管丛，白睛红赤时需要详细观察，分辨细微证候的差异，明确病变部位。

2. 黑睛 透明的（角膜）黑睛在射入的裂隙光条下呈现一个弯曲的狭窄光带，用推移光带的方法依次观察角膜上皮、前弹力层、基质层、后弹力层、内皮层。病变时，可以借此明确判断病变所处的深度及其累及的范围。随访时，可判断治疗的效果。用裂隙光带45°角切入，可观察到病灶深度。可以根据浑浊的形态、数量加以辨识。

3. 前房深度 当窄裂隙光以30°角射入时，可以借助显微目镜获得黑睛与黄仁光带间的一个光学暗区，即前房的深度，正常为2.5～3mm。但前房的深度中轴与周边不一致，周边的深度需要通过角膜（corneal thickness，CT）来比对，如用1CT、1/2CT、1/3CT来描述，正常值≥1CT。

4. 房水（神水） 在目镜10×，物镜1.6×条件下，光源调成8mm×0.2mm的窄条时为一个视野计算，临证标准为：

神水透明：（-）。

3～5个视野内见1个微粒：（±）。

1个视野内见1～5个微粒：（+）。

1个视野内见＞5个微粒：（++）。

微粒不可数，有纤维蛋白渗出：（+++）。

明显渗出伴积脓：（++++）。

5. 虹膜（黄仁） 将裂隙灯的光带移行至瞳神平行区域，可以看到在黑睛之后，一个红棕色的圆盘状薄膜，周边根部与睫状体相连，直伸晶状体前面，中有圆孔为瞳神，由此将眼球前部腔隙分隔成前房和后房两部分。

6. 晶状体（晶珠） 借助裂隙灯的窄光带，可以看到瞳神区域内一个层次丰富的宽光带，检查时须先将窄光带聚焦在前囊，慢慢向后聚焦，直至看清各层结构。依次显示的是：晶珠前囊、晶珠前皮质、晶珠核、晶珠后皮质、晶珠后囊等各层结构。在散瞳条件下，还可以观察到晶珠的位置及其与黄仁间的相互关系是否存在隐匿的晶珠脱位，对内眼手术具有很好的提示作用。

（三）后部反光照明法

将裂隙灯光源照在所观察目标的后部，用以观察角膜后沉着物（KP）、角膜新生血管残迹或细小的异物。

（四）眼后部照明辅助透镜检查

检查时需要在药物散瞳后进行。

1. 观察前部1/3神膏（玻璃体） 将裂隙灯显微镜的光源与目镜形成10°～30°夹角，光束移至散大的瞳神内慢慢由前至后，即能观察到前1/3的神膏。正常神膏内可以看见淡灰色的胶原纤维结构，并随眼球运动而晃动。神膏发生病变后，浑浊度较正常浓密，射入的光线可以清楚地发现浑浊物、结晶样小体等异常情况。

2. 前置凸透镜 将+78D 或者+90D 的双凸透镜置于眼前 7mm 左右距离，通过显微镜目镜观察，借助 10°~30°斜照的裂隙灯窄光带，可详细检查经药物散大瞳仁后部的神膏和视衣（视网膜）。配合眼球的上、下、左、右运动，可以获得眼底较大视野的立体倒像。

3. 三面镜 角膜表面麻醉后，将三面镜置入结膜囊内，检查者转动镜面，在裂隙灯显微镜下逐个象限观察，利用中间透镜和 75°、67°、59°的斜面镜分别获得眼底的中央部分、赤道部至眼底 30°之间的部分、周边部分、玻璃体与眼底极周边部及前房角。当瞳孔散大超过 8mm 时，锯齿缘及周围区域都比较容易观察到。三面镜很容易辨认视神经乳头、视网膜、脉络膜的高低差别，对囊肿、血管瘤、视网膜裂孔、脉络膜肿瘤等的鉴别，以及对视网膜表面与玻璃体后界膜的关系、视网膜脉络膜间的浆液及视网膜剥离下方的观察都有很大的帮助。利用 59°的斜面镜还可检查前房角的宽度，可用于各种类型的青光眼诊断以及分期检查、房角异物查找等。

六、检眼镜检查

（一）直接检眼镜

直接检眼镜是检查视衣和血管的常用方法。需要在暗室中进行，患者取坐位，正视前方，检查者立于侧旁，将直接检眼镜光源移至被检者眼前 2cm 处，射入被检查者的瞳孔，检查者通过观察镜不断转动–35D~+25D 的镜片以获得清晰放大 16 倍的眼底正像。由于检查视野较小，需要通过后极、颞上、颞下、鼻上、鼻下由点及面的观察，从而获得完整的眼底形态。

1. 正常视网膜 正常视网膜呈弥漫性橘红色；后极边界清晰，直径约 1.5mm，呈圆形或长椭圆形淡红色的视盘；视盘中央色较淡，为生理凹陷，凹陷内可见蓝灰色筛板孔。检查者应描述视网膜有无出血、水肿、渗出；视盘的形状、颜色、边界是否清晰；盘面有无新生血管，视盘上动脉有无搏动及充血，是否呈屈膝状；并记录生理凹陷与视盘垂直直径之比，称其为杯盘比（C/D）。

2. 血管 视网膜中央动静脉血管自视盘分出上、下两支，再次分成鼻上、颞上、鼻下、颞下四支，然后分为许多小支，相互伴行、分布于整个视网膜。分支彼此不相吻合，动脉与静脉的比例约为 2∶3。在视盘内，静脉搏动为正常现象，而动脉搏动则为异常现象。

3. 黄斑区 视盘颞侧偏下，距视盘约 2 个视盘直径（PD）处，范围约为 1PD 的圆形区域，呈暗红色。颞上、颞下血管分支终末端在此形成弓环，保证黄斑中央部无血管区域正中很强的点状反光，称中心凹光反射。

（二）间接检眼镜

间接检眼镜由头灯光源和双目物镜组成。检查前，患者必须药物散瞳，取平卧或者坐位；检查者位于侧旁，与患者保持一手臂远的距离。间接检眼镜光线较明亮，可用于屈光介质浑浊的患者；间接检眼镜可视范围约 8 倍视盘直径，通过调整光源、物镜与患者的眼位距离而获得患者眼底各方位的小倍率、大视野、立体倒立的实像，并以绘图方式记录在案。由于是双目观察，间接检眼镜可进行立体观测。配合患者眼球转动，观察范围可达视网膜锯齿缘；用于检查视网膜脱离范围以及视网膜圆形萎缩裂孔和马蹄形裂孔以及与玻璃体的相互关系。

七、房角镜检查

常规检查需要使用斜面为 64°的接触镜，配合裂隙灯显微镜对 360°房角逐一检查并记录。房角的宽度与色素需按 Scheie 分类纪录如下：

宽角（W）：虹膜周边部平坦，全部房角结构可见。

窄角（N）：虹膜周边部不同程度隆起。

窄 I：可见部分睫状体带。

窄 II：不见睫状体带，仅见巩膜突。

窄 III：仅见前部小梁。

窄 IV：仅见或不见 Schwalbe 氏线。

八、眼底荧光血管造影检查

荧光素眼底血管造影是 20 世纪 60 年代兴起的眼科检查。利用荧光素钠作为造影剂，肘前臂静脉快速注入，当荧光素钠随血流进入眼底血管时，通过一组滤色片的眼底摄影机，持续拍摄眼底血管内外染料循环时接收激发光线发射出的荧光形态，以察看视网膜血管动态循环的过程，从而得以观察眼底血管的微细结构和微循环的变化，为许多眼底病的发病机理、诊断、治疗和预后评估提供依据。

荧光血管造影正常分期：臂–视网膜循环 8～12 秒。

视网膜动脉前期：1～3 秒，视盘早期荧光；脉络膜地图样荧光。

视网膜动脉期：1～2 秒，动脉充盈显现。

视网膜静脉期：1～3 秒，静脉层流显现。

造影晚期：静脉完全充盈（荧光剂注射后 5～10 分钟）。

（一）强荧光

1. 荧光渗漏　见于视网膜微血管瘤、视网膜或者脉络膜新生血管、色素上皮的损伤（中心型浆液性脉络膜视网膜病变）等。

2. 透见荧光　由于色素的脱色表现为强荧光，又称窗样缺损。

（二）弱荧光

1. 无灌注区　因缺血导致的无灌注区，表现为以血管为界。

2. 遮蔽荧光　见于出血或者色素遮蔽。

（三）组织着色

1. 组织着染　由荧光着色引起，见于乳头周的萎缩弧、视网膜或者脉络膜的萎缩瘢痕、视网膜以及脉络膜后期少量的荧光着色等。

2. 组织积存　由于视网膜神经上皮或者色素上皮的脱离导致其间染料的积存，见于中心型浆液性脉络膜视网膜病变、色素上皮的脱离等。

九、影像学检查

(一)超声

1. A超 当频率高于20000Hz的机械波时,被称为超声波。A型超声扫描是将所探测组织的界面回声以波峰形式显示,按回声返回探头的时间顺序依次排列在基线上,构成与探测方向一致的一维线性图像。

检查方法:每个专用探头的顶端都有一个红色的注视灯,检查时嘱受检者将受检眼注视红灯。当探头逐渐接触到角膜的瞬间,如果测量条件满足预设值时,仪器自动冻结图像并显示测量的结果。如此反复测量3~5次,如果多次测量的误差在0.1mm以内,则可确定检查结果;反之,重复前述检查结果直到满足测量条件为止。

主要用于白内障摘除联合人工晶体植入手术术前,通过测量获得眼球轴长、前房深度等相关参数,准确计算植入眼内人工晶体的度数;用于与眼球轴长相关疾病的诊断,如先天性青光眼、闭角型青光眼、近视眼、远视眼等;预测近视发展的趋势。

2. B超 通过扇形扫描,将界面回声转为光点形式显示,利用声波在不同介质转播速度差异,检测眼部晶状体、玻璃体、视网膜、脉络膜、巩膜以及视神经的一种检查方法。在屈光介质严重干扰获取眼底病况时,可作为一种探查手段应用于临床。

(1)正常B超图像:因显示部位的不同而异。轴位检查时,可见晶体后界面弧形回声光带,因玻璃体缺乏声阻界面而显示为广大的暗区;后侧弧形光带为眼球壁(包括视网膜、脉络膜和巩膜)回声;其后横"W"形光团,表示球后脂肪和其他软组织结构回声;中央锐三角无回声区,代表视神经。非轴位探查,晶体回声不出现,球后光团呈三角形。探查眼外肌时,需将探头向相反方向倾斜,使声束与被检查肌肉垂直入射,眼外肌为低回声光带。转动眼球时,可追查至眼外肌止点。眼上静脉在视神经和上直肌之间,正常情况不能显示。

(2)异常B超图像

无回声暗区:正常玻璃体呈现无回声的暗区。视网膜下出现无回声暗区,提示为浆液性液体积聚,见于浆液性脉络膜渗漏、视网膜脱离的浆液性视网膜下液等。

弱回声区:见于玻璃体后脱离光带或者Weis氏环,以及少量玻璃体积血等。

中等回声区:见于眼内炎,玻璃体浑浊,中等量玻璃体积血或非金属性异物等。

强回声区:见于眼内炎、闪辉性玻璃体病变、严重的玻璃体积血、增殖性视网膜玻璃体条索、脉络膜血管瘤、脉络膜骨瘤以及眼内异物等,眼内金属异物还可见彗尾征。

(二)电子计算机体层扫描(CT)

利用电离射线和计算机辅助形成不同轴向的横断面影像,用以观察软组织或骨性结构。以1.5~3mm的厚度间距对眼球扫描,以排除可疑的眼内或眶内肿瘤、异物、外伤、骨折、急慢性炎症或血管畸形;探查视力下降、视野缺损的原因。

(三)磁共振成像(MRI)

核磁共振的基本原理:原子核有自旋运动,在恒定的磁场中,自旋的原子核将绕外加磁场作回旋转动，称为进动（precession）。进动有一定的频率，它与所加磁场的强度成正比。如在此基础上再加一个固定频率的电磁波，并调节外加磁场的强度，使进动频率与电磁波频率相同。这时原子核进动与电磁波产生共振，叫核磁共振。核磁共振时，原子核吸收电磁波的能量，记录下的吸收曲线就是核磁共振谱（NMR-spectrμm）。由于不同分子中原子核的化学环境不同，所以会有不同的共振频率，产生不同的共振谱。记录这种波谱，即可判断该原子在分子中所处的位置及相对数目，用以进行定量分析及分子量的测定，并对有机化合物进行结构分析。

（四）计算机图像分析

1. 角膜地形图 描绘角膜表面形态，对散光、圆锥角膜进行定量分析，指导角膜或晶体的屈光手术。

2. 角膜内皮镜 用以记录角膜内皮数及形态，评价角膜内皮功能，预测内眼手术风险。

3. 角膜共焦显微镜 对活体角膜进行不同层面的分析，显示超微结构，对真菌、阿米巴角膜炎的诊断价值更大。

4. 超声生物显微镜（UBM） 利用 50~100MHz 高频率声波良好的穿透力在不同介质传播速度的差异，可以检测房角、虹膜、晶状体、悬韧带以及睫状体扁平部等有无异常。对闭角型青光眼、虹膜囊肿、睫状环阻滞、眼前段肿瘤及外伤、晶体脱位、悬韧带、前部玻璃体异常的诊断极具价值。

5. 干涉光断层扫描仪（OCT） 类似超声波，采用 850 波长的激光代替声波产生图像。非侵入横向扫描可以快速地获取活体的二维和三维的清晰度超过 10μm 图像，通过计算机处理，形成高分辨率及深度的图像，主要用来分析眼底黄斑部玻璃体、视网膜界面及视盘的结构。可用于眼后段结构（包括视网膜、视网膜神经纤维层、黄斑和视盘）的活体查看、轴向断层以及测量：黄斑区部分或者全层结构的缺失，提示黄斑有裂孔；黄斑区视网膜前可见一层膜样结构并牵引视网膜，提示黄斑有前膜；黄斑区视网膜增厚或见层间小囊腔，提示黄斑呈囊样水肿；黄斑区脉络膜增厚，提示脉络膜有新生血管。

第四节　眼科四诊

眼科四诊遵循中医望闻问切，但以问诊及望诊为主。《审视瑶函》卷二有《目不专重诊脉说》云："如目病，必审其目为内障，为外障……辨之明而后治之……尤望闻问居其先，而切脉居于后。"内障之偶然发现，提示病变的不可预知性。《审视瑶函》云："论目之病，各有其症；识病之法，不可不详。""证候不明，愚人迷路；经络不明，盲子夜行，不可不慎乎。"证候辨识是临床诊疗至为关键的环节，掌握证候所传达的信息是疾病诊断的关键所在。前一章节的检查是临床获得证候并使其量化的现代手段，本章节则详细解读证候的表现形式与成因，是人们认识疾病，分析机理，寻求解除疾病的最基本手段。问诊尤在寻其发病时间与状况。而望诊由外及内，由于眼球的精细结构，仅凭借肉眼观察难以正确，必借助现代光学仪器细察之，充分详尽，辨证求因，审因论治。

一、问诊

通常患者因为某些证候而就诊，医师则通过仔细地问诊而获得患者直接描述的现象，称为描述性证候。

（一）视物模糊

视物模糊是指看远不得，或看近不清，或兼而有之。视物模糊是最常见的就诊原因之一，一定要通过询问关注视物模糊的时间与程度、状态，并记录。比如突然发现，或偶尔发现；短暂模糊，或持续模糊，或波动模糊，或渐进模糊；有无兼症等。这些均可为临证提供鉴别依据。

（二）眼前黑影飘动

眼前黑影飘动是指眼前有形态各异的黑影，随着眼球的运动而发生无规律的移动。通常在明亮的光线下特别明显，如自然界的云雾，可浓可淡，变化多端，中医文献上有很多具象的描述，如"云雾移睛""坐起生花""萤星满目"。本质上是因为眼球腔内玻璃体的透明度下降，在适度的光照条件下，在视网膜上所形成的投影，一般随着年龄的增长而逐步加重，大部分属于生理性的，但当黑影突然发生或明显增多时，就提示玻璃体出现病理性改变。此时需要散瞳，做眼底检查。最常见的原因是玻璃体后脱离、玻璃体积血、葡萄膜炎、视网膜炎，也可以是视网膜撕裂、视网膜脱离的前驱症状。临证时要有高度的警觉性，需要一一加以排除，以免误诊。

（三）虹视

虹视是指患者在注视光源时，外围所形成的彩虹环。其原因是眼的主要屈光介质（黑睛、晶珠）对射入眼内光线的衍射效应，特征性地提示有青光眼可能。原本透亮的黑睛在高眼压的作用下出现水肿，使光线出现了衍射；少部分黑睛表面的分泌物也可以造成，但当拭去分泌物时，此现象便消失，以此可作鉴别。另有部分早期白内障、晶珠的不规则浑浊也可出现这个现象。临证需要识别。

（四）复视

复视是指"视一为二"的现象。部分患者会把视物模糊现象描述为复视，在临证时需要医生加以确认，如用笔或手指做测试。遮盖一眼即可分辨复视发生在单眼还是双眼。单眼的复视在屈光不正、圆翳内障、重瞳症、晶珠脱位过程中出现；双眼的复视需明确间歇性抑或恒定性，提示眼肌运动的不协调，如辐辏不足、眼肌麻痹、眼眶病变、眼眶骨折、甲状腺功能异常；或者第3、第4、第6脑神经麻痹。需要临证医师逐一排查。

（五）视物多影

视物时，影像在视网膜上未形成单一焦点，出现多影现象。这在屈光不正、圆翳内障、视网膜病变中可以出现，也可因大脑视皮质功能受损导致。

（六）视物变形

视物变形是指"视直为曲"的现象。对视觉改变较为敏感的人，可以在视力改变的早期发现，提示在视觉敏感区的黄斑部细胞排列异常，形成形态学上的改变，从而导致成像异常，如黄斑水肿、渗出、出血及黄斑脱离、黄斑孔、玻璃体黄斑牵引综合征、黄斑前膜及黄斑部视网膜内或脉络膜新生血管、视网膜色素上皮层大的 Drusen（玻璃膜疣）等。此外，视网膜脱离术后因为复位的视网膜在形态学上尚未完全修复时也可发生。需要对部分高度散光者所出现线条倾斜的主诉加以鉴别。

（七）闪光感

闪光感是指患者感觉眼前闪电样的亮光短暂掠过，中医古籍把这种无法解释的现象喻为"神光自现"，其原因在于视网膜密布的感光细胞受到玻璃体牵拉的刺激所致。临证时，需要散瞳详查有无视网膜撕裂孔的存在。当存在玻璃体后脱离时，需要减少剧烈活动并及时随访。

（八）夜盲

夜盲是指在暗环境下视力下降，或者异于正常人（暗适应延长）。这是因为视网膜周边的视杆细胞负责暗视力，当高度近视、青光眼、视网膜色素变性等患者的周边视细胞受损时，可致夜盲。

（九）眼不适

眼不适是指眼不舒服，又不能准确描述的轻微异样感，提示外障眼病。通常会伴随其他证候，临证时要询问一些伴随证候以判断原因。

（十）痒

痒是指眼胞睑皮肤、睑缘或内层的瘙痒感觉，属外障眼病的常见证候，中医病因属风邪侵袭。可先痒后痛，属风携火邪，多为实证；若忽痒而无兼症为虚；若奇痒难忍必有兼症，提示为过敏性结膜炎、春季卡他性结膜炎、眼睑皮炎、眼睑过敏、眼睑虫咬等。此外，在伤口愈合中也可出现。

（十一）异物感

异物感是指患者感觉眼内有异物，中医有"碜涩"的描述，可单眼或双眼。外障眼病中白睛、黑睛之疾，如白睛炎症、异物、结石、倒睫、睑板腺阻塞、黑睛上皮受损、干眼症等都可出现类似证候。

（十二）畏光

畏光是指自觉光线刺眼而难以从容睁眼，提示为黑睛、睫状肌受刺激，如黑睛炎症、瞳神紧小、绿风内障、外伤或手术后。此外，药物散瞳后也可出现。

（十三）流泪

流泪是指泪液溢出睑弦而外流。外障眼病时，因炎症刺激而使泪液分泌增加，中医以

"热泪如汤"名之，属邪热犯目，必有兼症；婴幼儿无恙而泪多，为鼻泪管下端膜闭或先天性青光眼；成年者久现"不时泪下"或"迎风泪出"时，以虚证辨之，需分辨泪点闭塞、下胞睑松弛、面瘫、泪道阻塞等。此外，泪腺病变、外伤也可见一过性流泪。

（十四）胞睑沉重

胞睑沉重是指胞睑困乏，不能长久睁开，总想闭合的证候。可见视疲劳、胞睑痉挛、重症肌无力、椒疮、风赤疮痍等外障眼病，通过伴随证候可资鉴别。

（十五）视疲劳

视疲劳是指使用目力后感觉酸胀不适，同时伴有眉棱骨痛，不愿长久视物，休息后有所好转。其本质是由于眼内、外肌在协助视物时所出现的过度紧张和调节不济，多发生在近距离久视之后。近距离用眼时，眼内肌需要调节聚焦，眼外肌需要协同集合辐辏。有屈光不正、老视或融合障碍者，即可出现此证候。

（十六）目痛

内外障眼病均可出现目痛。胞睑疼痛见于外障眼病，如麦粒肿、眼丹、漏睛、风赤疮痍；眼眶疼痛见于眼眶脓肿、占位病变、眶神经痛、鼻旁窦炎症；眼珠疼痛见于黑睛损伤或炎症、绿风内障、瞳神紧小；眼球转动疼痛常提示视神经或眼外肌疾病。中医临床以疼痛轻重定虚实：剧痛为实，缓痛为虚；拒按为邪实，喜按为正虚。此外，古籍中也有以疼痛性质定阴阳、以疼痛部位定经络、以伴随证候定脏腑的。

（十七）头痛

临证需要确认头痛是否为眼源性，如果由眼部疾病引发的头痛需符合以下特点：

（1）先眼痛后引及头痛。如绿风内障发作时，因持续的高眼压而导致同侧头痛；黑睛损伤或炎症时，可伴头痛。

（2）用眼后诱发头痛，通常与近距离使用目力有关，需详细了解患者年龄、生活、工作用眼状态，以及眼痛出现的频率、时间。只有采用辅助屈光调节的检查方法，才可确定原因。

（十八）眩晕

眩晕是指感觉外界物体旋转而不敢睁眼的状态。眼源性眩晕是因眼外肌麻痹导致复视，内外旋肌失衡时尤其明显。临床以遮挡一眼即可缓解为其特征。

二、望诊

患者就诊时，医师将通过肉眼或者借助显微镜等设备观察到的证候，称为获得性证候。

（一）肉眼观

1. 分泌物　分泌物是白睛炎症的常见证候。水样分泌物提示病毒感染；黏性分泌物提示过敏性；脓性分泌物提示细菌性感染。中医针对分泌物的稀稠性状，依次辨识为风邪、热邪、火邪。

2. 眼红　眼红是指白睛发红，属外障眼病中的常见证候。除球结膜下出血外，眼病都会有此伴随证候。需要询问病程的长短（确定急性或慢性，时有时无为间隙性）、眼红的位置（局限的或弥漫的）、伴随的分泌物状态、有无疼痛、伴随的其他不适（刺痛、酸胀、瘙痒、干涩、灼热、异物感）、视力是否下降等对眼红进行逐一排查。儿童多为白睛炎症；年轻人急性无痛性眼红以白睛炎症为多，需按分泌物特征甄别，如红而痒者多为过敏反应；老年微红不适者，可考虑眼表问题如干眼、睑板腺功能异常、结膜松弛等。痛性眼红时，首先要排除黑睛或瞳神疾病，而黑睛、瞳神疾病多伴视力障碍。此外，甲状腺亢进患者也会出现眼红、突眼等改变。

3. 上胞下垂　上胞下垂可有先后天之别。儿童多为先天性，老年人多为后天性，亦有胞睑皮肤松垂、胞睑痉挛，或外伤所致假性下垂。

4. 胞睑痉挛　多因刺激性原因导致。常见于胞睑、结角膜等外障眼病；特发性原因可导致胞睑或面部肌肉痉挛。

5. 眨眼（目劄）　多因患眼不适所致，儿童亦有因面部肌肉痉挛而致频繁眨眼。

6. 眼睑眴动：胞睑常不由自主地跳动，可偶尔或持续，多为疲劳、失眠、精神紧张导致。心脾血虚，久致生风而振跳。

7. 倒睫　可分先天性和后天性两种。先天性多见于小儿合并胞睑内翻；后天性多由炎症、瘢痕导致，如沙眼、外伤、手术等原因，可合并胞睑内外翻。此外，老年人多见于痉挛性胞睑内翻，也可出现面肌或胞睑肌松弛或麻痹。

8. 眯眼　眯眼是指眉头紧锁、愿闭不睁。多为屈光不正、眼疲劳，偶见胞睑痉挛、癔症。

9. 眼位与眼球运动

（1）第一眼位异常：可以发现"通睛""风牵偏视"的存在。

（2）第二眼位异常：可以对"通睛""风牵偏视"进行鉴别。

（3）第三眼位异常：可以发现异于"通睛""风牵偏视"的更为复杂的眼外肌异常病症。

外展运动受限制——外直肌肌力下降时

内收运动受限制——内直肌肌力下降时

外上运动受限制——上直肌肌力下降时

外下运动受限制——下直肌肌力下降时

内下运动受限制——上斜直肌肌力下降时

内上运动受限制——下斜直肌肌力下降时

10. 胞睑　需要详查其色泽与运动状态，是否有缺损、瘢痕、肿块、水肿；睑裂的大小，睑缘的位置、状态、睑缘与睫毛的相互关系等。胞睑部检查以肉眼观察为主。

（1）伴有眼红的胞睑肿块有胞睑疖、漏睛疮、眼丹（急性泪腺炎），不伴有眼红的胞睑肿块有胞生痰核、漏睛、肿瘤、慢性泪腺炎等，需确认肿块的位置。通过触摸，可分辨肿块的大小、质地、软硬度以及与相邻组织的关系，做出对肿块性质的初步判断。胞睑的皮肤是脸部皮肤的延伸，只是胞睑的皮肤较脸部皮肤更菲薄，皮肤的色泽会因为炎症刺激而呈现局部发红，皮下疏松的结缔组织在炎症渗出时出现不同病变位置的局限性水肿，蜂窝织炎时可弥散累及整个胞睑。这些外障病变的证候多为风、热、湿毒邪外袭。也可以因为皮下出血而呈现瘀斑，或因胞睑的血管痣、色素痣、白癜风、黄色瘤而出现不同的色泽改变。

（2）胞睑皮肤还可出现各种皮损，如红疹、水疱、风团、糜烂、溃破等改变。

（3）胞睑内层的轮匝肌、提上睑肌司职胞睑的开合，上胞下垂、胞睑痉挛、内翻倒睫均与此相关。

（4）睑缘结构指睑板的游离缘、睫毛毛囊与皮肤黏膜的交界处，是睑板内密布的睑板腺分泌的出口，需要在显微镜下仔细观察。睑缘处的潮红、鳞屑、糜烂以及溃脓、结痂，可提示为风、燥、湿毒之外邪。

（5）胞睑的最内层是黏膜（睑结膜），翻转胞睑可以肉眼观其色泽，正常的结构应该是透明、光滑的薄膜，透见清晰的血管纹理及其下淡黄色的纵形睑板腺。异常情况时，可发现该层组织呈绒毯状发红、血管条纹不清，更无法透见下面的睑板腺结构，甚至表面粗糙不平，提示是一种炎症状态。显微镜下可以分辨出血管的充盈状态，当睑结膜出现有乳头（血管增生反应）、滤泡（淋巴细胞浸润）时，则提示了一种特定的慢性炎症。炎症时，依据睑板表面的渗出物是否易于去除，可分辨膜与伪膜。此外，结石、瘢痕、肉芽肿、囊肿、血管瘤、异物等都可以在检查时被发现，显微镜下还能分辨出睑板腺的阻塞。

11. 白睛（球结膜及巩膜）　在明亮的光线下，用拇、食指撑开胞睑，嘱患者做眼球各方向的转动，用肉眼即可观察到透明的球结膜和里层的巩膜，即中医所说的白睛。首先在白睛红赤时，必须区分的是白睛红赤（球结膜充血）与抱轮红赤（睫状充血）。当然，两者也可混合出现。

（1）白睛充血（表3-1）

表3-1　白睛充血的临床表现及意义

	白睛红赤	抱轮红赤
部位	愈近穹隆部愈明显	愈近角膜处愈明显
色泽	鲜红色	暗红或紫红
移动度	推挤球结膜时，可随之移动	不随球结膜移动
形态	明显看到浅层结膜血管的分支	围绕黑睛的深层睫状血管
药物鉴别（滴1‰盐酸肾上腺素液）	可暂时消退	不消退
临床意义	提示结膜炎症	提示角膜、巩膜及内眼疾病

（2）白睛水肿：白睛的血管因炎症而渗出，渗出液聚积在白睛表层的球结膜下而显著隆起，称为结膜水肿。提示血管性反应或血管回流受阻，中医辨识为湿邪犯目或气机失常。球结膜上出现透明的1~2mm的小结节，可以是淋巴细胞的聚积，也可以是淋巴管的回流受阻。

（3）白睛肿物：在白睛隆起的斑块可通过显微镜观察来分辨肉芽肿、胬肉、赘生物等，抑或仅是结膜的变性（睑裂斑）。在鼻侧近眦部的为胬肉，在显微镜下可以更明确发现头部渐入黑睛的深度及体部的厚度。尤其在判断手术适应证时，显微观察的优势更为明显。白睛肿物依据色泽分辨为皮样囊肿、血管瘤、黑色素瘤、浆细胞瘤，可借助实验室检查作进一步明确。

（4）白睛色变：出血、黑痣、黄疸而呈现红、黑、黄色。

（二）显微观

1. 黑睛（角膜） 全透明的角膜因透见的是亚洲人暗棕色的虹膜，因而被古医学称为黑睛。角膜实际上是厚度为 0.5～1mm 的全透明的透镜，其前后表面的曲率确保了角膜对平行光线具有 48.21D 的屈光能力，而表面的泪膜层保证了角膜平滑而晶莹透亮。病变黑睛的细微改变，必须借助于显微设备的观察才能对证候有明确的辨识。

（1）黑睛上皮的缺损：黑睛表面遭受病原体的侵袭，抑或缺少眼睑的遮挡，抑或表面泪膜的保护，皆会造成上皮的缺损。黑睛少量上皮缺损并不影响视力，而当上皮较大范围的不完整时，在外观上显示的是黑睛透明度的下降，可影响视力。用 1% 的荧光素染色，在裂隙灯显微镜下可见不同形态或大小的荧光着染，描绘和记录这些改变是随访观察的必要方法。中医依据伴随的畏光、流泪、疼痛等自我描述性证候，审因为风、热、毒邪。

（2）黑睛炎性浑浊：肉眼或可见黑睛局部发白，透明度下降，而裂隙灯下更可明确观察到局限性灰白色浑浊灶，称为角膜浸润。黑睛浑浊病灶可深浅不一，依据不同形状、伴有不同性状的坏死组织覆盖（凝脂），分辨为细菌或霉菌感染。中医内因责之脏腑，以肝胆为主，外因强调热毒或湿热所致。当多个星翳或单个浑浊不伴有坏死组织时，常为病毒感染，根据其起病急、畏光流泪的证候特点，常提示风热之邪。浑浊自黑睛周边进行性发展，或位于黑睛深层时，常为免疫源性，以内因为主、脏腑失衡为要。

（3）黑睛非炎性浑浊：不伴有红、痛、畏光、流泪等角膜刺激症状的浑浊，多为非炎性浑浊。以角膜组织变性或疾病、外伤遗留的瘢痕最为常见。

（4）黑睛形态的改变：角膜地形图是观察黑睛曲率改变的特异性检查手段。在眼外伤时，用荧光素染色观察渗漏有助于分辨黑睛有无破损。

（5）黑睛肿物：黑睛本身无血管，但黑睛与白睛交界处（角膜缘）有丰富的血管，因而黑睛肿物好发于角膜缘。根据肿物的性状，可分辨为皮样瘤或癌。

2. 前房 黑睛与黄仁、瞳神形成的空间为前房。古代缺乏显微设备，因而对此的描述被忽略。当出现绿风内障、青风内障、恶性青光眼、圆翳内障膨胀期、晶珠局限性脱位、脉络膜上腔出血及脱离，或眼内占位病变、内眼术后等内障眼病时，前房深度的改变有助于判断疾病的进退变化。

（1）浅前房：按 Spaech 分类法分为三级。

Ⅰ级：中央区前房形成，周边部虹膜与角膜内皮接触。

Ⅱ级：全虹膜与角膜内皮接触，但晶体表面与角膜内皮之间仍有一定的间隙。

Ⅲ级：前房消失或无前房，虹膜、晶状体前表面与角膜内皮完全相黏。

（2）神水（即房水）：正常情况下的房水是透明的，当黄仁炎症时，蛋白质和炎性细胞由虹膜和睫状体上的血管渗入前房，房水中的游浮细胞可以在裂隙灯显微镜下被发现，即西医丁道尔（Tyndall）现象。大量的细胞渗出到前房时，形成肉眼可观的"黄液上冲"。外伤或内眼手术、虹膜红变、糖尿病视网膜病变等伴发前房积血时，可导致神水中出现血细胞，致使神水呈现红色，甚则出现肉眼可观的"血灌瞳神"。坐位时，血细胞下沉，可见神水上方透明，下方积血。中医辨证为热、瘀之变证。

（3）房角：判断前房角的宽窄对青风内障、绿风内障的诊断、分类和防治具有重要意义。

（4）瞳神：狭义仅指瞳孔（黄仁），广义则泛指瞳孔后所有肉眼不可见组织。因而随着时代的进步，临证时必须借助多种仪器以丰富望诊，从而获得多种证候并辨证审因。

（5）黄仁（即虹膜）：观察黄仁时，一看颜色：单眼变淡，可能虹膜异色症；局部白斑，提示黄仁萎缩；有黑斑，可能虹膜黑痣或恶性黑色素瘤；红点或红条，说明黄仁有新生血管或出血。二看黄仁纹理：如黄仁污泥状纹理不清，说明黄仁有炎症肿胀；如呈丝瓜络状疏松，提示黄仁萎缩。三看黄仁粘连：后粘连晶珠，呈部分或是全部；前粘连黑睛。如有外伤时，需注意黄仁是否存在，根部是否断离；当眼球转动时，黄仁有无震颤现象。

3. 晶珠 作为眼内最重要的屈光介质，凭借其附着的悬韧带和睫状体的收放作用，可成为眼部屈光调节的效应器官。借助裂隙灯的窄光带，可以看到瞳神区域内一个层次丰富的宽光带，依次显示的是晶珠前囊、晶珠前皮质、晶珠核、晶珠后皮质、晶珠后囊的各层结构。随着年龄增长，其晶珠密度逐步增加。注意晶珠前壁是否有色素沉着；晶珠的密度变化、形态各异的浑浊可以更好判断圆翳内障程度和可能的致病因素。在散瞳条件下，还可以观察到晶珠的位置与黄仁间的相互关系，是否存在隐匿的晶珠脱位，对内眼手术具有很好的提示作用。（附彩图3-1）

4. 神膏（玻璃体） 神膏充满于眼球后腔内，充填于晶珠的后表面，与视衣（视网膜）相贴。正常是全透明凝胶状结构。神膏的浑浊可因炎症、出血、变性或性状改变所致，常依据检查所得辨证审因。

（1）神膏浑浊：瞳神内出现尘埃状、絮状、条状浑浊合并视力下降，提示眼内有炎性病变可能，多为湿热蕴蒸或为肝胆热毒煎灼。临证需结合其他检查以协助诊断。

（2）神膏内出现红色片状或条状浑浊，眼内有出血性病变或有外伤史，多为火热上攻，脉络出血，或为气滞血瘀。

（3）神膏内出现丝状或棉絮状或网状浑浊，有高度近视等退行性病变可能，结合B超检查，可判断神膏性状。多为肝肾不足，或气血虚弱。

（4）神膏内见大量结晶样反光物，不影响视物，多为胆固醇结晶。

5. 视衣与血管 正常视网膜呈弥漫性橘红色，临证的异象不外乎视网膜变性、视网膜血管异常及视网膜水肿、渗出、增厚所表现出的异样感以及视网膜出血等。

（1）黄斑区异常有樱桃红、裂孔、前膜、水肿轮状反光晕、出血等，分别提示：视网膜中央动脉阻塞或者视网膜黄斑分支动脉阻塞；黄斑裂孔或特发性黄斑孔；玻璃体黄斑牵引综合征、中心性浆液性脉络膜视网膜炎、年龄相关性黄斑病变等。

（2）视网膜血管比例失调与血管异常，提示高血压性视网膜病变、视网膜动脉硬化、视网膜血管瘤等。

（3）视网膜水肿、渗出，提示各种视网膜炎性、血管性疾病。视网膜的黄色渗出，为视网膜的硬性脂质样渗出，常见于慢性血管性疾病；视网膜的白色渗出，类似棉绒样，提示局部视网膜缺血缺氧。

（4）视网膜肥厚，提示所有视网膜渗出或出血性疾病。

（5）视网膜色素异常，主要是指眼底的黑色素异常表现和分布，如视网膜色素变性、视网膜激光术后、脉络膜黑色素瘤、脉络膜黑色素细胞瘤、视网膜色素痣等。

（6）视网膜变性区多见于视网膜中周边。有状似格子样变性、铺路石样变性、蜗牛样变性以及压迫或不压迫变白样变性等。其中格子样变性易发生视网膜裂孔。

（7）视网膜出血最为复杂，不同证候提示不同疾病，需要辅助其他检测设备加以鉴别。常见原因有：

中央或者分支视网膜静脉阻塞：相应区域呈火焰状出血。

糖尿病性视网膜病变：可见视网膜不同层次的点、片状出血，甚至玻璃体积血。

视网膜静脉周围炎：视网膜中周部出血和渗出。

视网膜大动脉瘤：视网膜表面大片出血，伴见动脉瘤体。

第五节　眼病治法释义

明末《审视瑶函》卷一《识病辨证详明金玉赋》中有"原夫目之害者起于微，睛之损者由于渐，欲无其患，防制其微"。而明初《普济方》中记载了大量膏丹丸散及食疗药膳，可谓内服外用俱全。就整体观而言，眼病的内治、外用手段在辨证、审因、论治中强调预防为先，早治防变，扶正祛邪，从而达到调整阴阳、气血、津液的以衡制变的目标。

一、内治法

眼科内治法承源于中医内治法则，综合了脏腑辨证、病因辨证、气血津液辨证之精华，参以眼科特色的轮脏辨证、辨病辨证相结合，审因论治，广泛应用于内、外障眼病。其遣药处方遵循了急则治标、缓则求本的原则。祛邪扶正，平衡阴阳，调整脏腑功能，调动其自身修复能力以达到治疗眼病、提高视力的效果。现将常用的内治法介绍如下：

（一）疏风清热法

使用辛凉解表作用的药物组成方剂，通过疏风散热而解除风热眼病的方法，适用于外感风热眼病，外障眼病初起表现的痒、涩、灼、泪、眵及胞睑红疹、白睛赤脉、星翳初显、目珠偏斜等均适用此法治疗。但临证需视风热之轻重，辨五轮之所在，别病邪之兼夹，加减裁之。常用方剂最多，如祛风散热饮子（《审视瑶函》）、羌活胜风汤（《原机启微》）、新制柴连汤（《眼科纂要》）、防风通圣散（《审视瑶函》）、银翘散（《温病条辨》）、抑阳酒连散（《原机启微》）、菊花决明散（《原机启微》）、还阴救苦汤（《原机启微》）等。祛风药多性燥，常可伤津液，不宜久用，阴虚者更要慎用。

（二）清热解毒法

使用性质寒凉的药物组成方剂，通过清热解毒泻下以清除眼病热毒的方法，适用于外感邪淫化热入里，或脏腑热毒上攻的实火热证。内外障眼病中势急症重，红、肿、热、痛俱全，胞睑漫肿、眵泪黏稠、生疮溃烂、白睛混赤、黑睛溃陷、黄液上冲、睛痛连颠、瞳神紧小或散大、目珠高突、转动受限、猝然失明等均适用此法治疗。常用方剂甚多，当以轮脏辨析：肝火者以清肝火，龙胆泻肝汤（《太平惠民和剂局方》）首选；胃火者以清胃火，清胃汤（《审视瑶函》）首选；肺火者以清肺火，泻肺饮（《眼科纂要》）首选；心火者以清心火,竹叶泻经汤(《原机启微》)、导赤散(《目科正宗》) 首选;火毒炽盛者,取泻下攻毒之剂,可选芍药清肝散(《原机启微》)、泻肝汤(《眼科集成》)、泻脑汤(《审视瑶函》)、通脾泻胃汤(《审视瑶函》)、黄连解毒汤(《外台秘要》)、眼珠灌脓方(《中医眼科学》) 等。眼病火热实证,寒凉直折固然重要,但辛散达邪必以配之,当选羌活、薄荷、川芎、桔梗助其发散。本法易损脾胃之阳,不宜久用,临证需视患者体质强弱慎重选择。

(三) 滋阴降火法

使用寒凉滋润作用的药物组成方剂,通过滋阴液、清降虚火,以解除眼病阴虚火旺证候的方法,适用于内外障眼病的中后期调治。内外障之珠目干涩、白睛微赤、两眦赤丝、黑睛星翳乍隐乍现、瞳神干缺,或瞳神散大、视瞻昏蒙、萤星满目、瞳神视衣、络脉变损等,兼伴潮热颧红、手足心热、头晕心烦、口苦口干、舌红少苔、脉细数等全身症状均可用此法治疗。临床上阴虚火旺的眼病较多,常用方剂为滋阴降火汤(《审视瑶函》)、知柏地黄汤(《医宗金鉴》)、养阴清肺汤(《重楼玉钥》)、清肾抑阳丸(《审视瑶函》)、滋阴地黄丸(《原机启微》) 等。临证需轮脏对应,辨证取用:如心烦失眠,两眦赤涩,属心经虚火;白睛淡红,鼻干咽燥,属肺经虚火;黑睛生翳,抱轮红赤,烦躁易怒,属肝经虚火等结合脏腑所属,选方用药。滋阴降火药物性多滋腻,故外感眼病、脾胃虚弱或湿邪未化者忌用本法。

(四) 利水祛湿法

使用祛湿药物组成方剂,通过祛除湿邪而治疗眼病的方法,适用于湿邪外侵或湿浊内蕴所引起的内外障眼病。如胞睑痒痛、疹显湿烂,眵多胶黏,白睛污秽、黑睛缘如虫蚀或胶着、黑睛浑浊溃陷、神水浑浊、视瞻昏渺、黄斑水肿等均可用此法治疗。辨识轮脏,选择处方:如肝胆湿热者,宜首选龙胆泻肝汤;脾胃湿热者,首选芳香化湿的三仁汤(《温病条辨》);风湿夹热者,首选清热利湿的除湿汤(《眼科纂要》);痰湿互结者,首选清热化痰的黄连温胆汤(《六因条辨》);湿热内蕴者,首选利湿除热的猪苓汤(《审视瑶函》)。湿邪凝滞而缠绵,眼症顽固难除时,应依据病情轻重谨慎用药,以免耗液伤津;阴虚血少与津液亏损者,尤宜注意。

(五) 止血诸法

使用具有止血作用的方药配伍不同功效药物组成方剂,通过滋阴凉血、祛瘀止血、益气摄血等方法以止眼部出血。适用于以出血症状为主的内外障眼病,如白睛溢血、血灌瞳神、神膏及视衣络脉出血、黄斑出血等。眼病血症源于火、热、瘀、虚、实等多种因素,或因于气或因于血,审因论治为要:血热妄行而出血者,清热凉血止血,首选十灰散(《十药神书》);虚火伤络而出血者,宜滋阴凉血止血,首选宁血汤(《中医眼科学》);气不摄血者,宜益气摄血,首选归脾汤(《济生方》);眼外伤者,宜止血祛瘀,首选生蒲黄汤(《中医眼科六经法要》)、祛瘀汤(《中医眼科学》)。止血法仅适用于出血早期,血止后应逐渐转向活血化瘀治法,以促进出血的吸收,以免导致留瘀之弊。眼科出血病症较多,离经之血本无窍道析出,或为瘀或为痰,痰瘀互结为患,痰浊丛生,瘀留珠内变生他症,可毁损珠目,必要时以手术方法除之,以安其神明之府第。

（六）活血化瘀法

使用具有活血化瘀作用的药物组成方剂，通过改善血行，达到消散瘀滞，促进眼部瘀血吸收的方法，适用于各种血脉阻滞，血流不畅，或瘀血停聚的内外障眼病及眼外伤。如外障之眼部胀痛刺痛，胞睑青紫肿硬，肿块结节，白睛赤脉粗大，不时溢血，内障之视衣萎缩、变性；脉络阻塞、缺血、溢血；眼外肌麻痹、外伤，或各种眼内手术后，以及舌有瘀斑等均可选用此法。代表方剂有桃红四物汤(《医宗金鉴》)、失笑散(《太平惠民和剂局方》)、血府逐瘀汤(《医林改错》)、大黄当归散(《医宗金鉴》)、归芍红花散(《审视瑶函》)、补阳还五汤(《医林改错》)、祛瘀汤(《中医眼科学》)。本法祛瘀力量峻猛，气血虚弱者及孕妇忌用。

（七）软坚逐痰法

使用具有化痰软坚作用的方药组成方剂，通过除痰祛瘀来消散积滞、瘀血、痰浊以达明目的方法。适用于各种内外障眼病之顽疾而出现痰湿互结、凝滞的有形之物者，如胞睑肿核、白睛结节隆起、黄仁污浊、神膏浑浊机化、视衣渗出、络脉间脂质沉积等。临证常用方剂有防风散结汤(《审视瑶函》)、化坚二陈汤(《医宗金鉴》)、将军定痛丸(《审视瑶函》)。属气血凝滞者，须配伍理气活血药物；属痰湿互结者，须配伍祛湿化痰药。

（八）疏肝理气法

使用具有疏肝解郁、调理气机作用的药物组成方剂，通过改善或清除肝郁气滞证候而达到明目疗病的治法。适用于具有肝气郁滞，目窍不利的内外障急慢性眼病。如内障眼病之瞳神干缺、绿风内障、青风内障、视力疲劳；目系、视衣及络脉疾病之眼目胀痛、视物昏蒙、视物变形、视物变色，甚或暴盲，并兼有胁胀、胸闷、情绪波动难于自制、月经不调、脉弦等症者均可选用此法。首选方剂为柴胡疏肝散(《景岳全书》)、逍遥散(《太平惠民和剂局方》)。兼虚者，选柴胡参术汤(《审视瑶函》)；兼瘀者，合桃红四物汤(《医宗金鉴》)；化火者，选丹栀逍遥散(《审视瑶函》)。理气药物多辛燥，故对阴亏者尤当慎用。

（九）补益法

使用具有补益作用的药物组成方剂，通过补养人体脏腑的气、血、阴、阳为主要作用的治法，适用于治疗各种虚证的内外障眼病。

1. 补益气血 使用具有补益气血作用的药物组成方剂，通过解除气血虚弱证候而达到明目作用的治法，适用于各种原因引起的气血不足的慢性内外障眼病。如肝劳之久视眼胀、上睑下垂之睁眼乏力、黑睛翳陷之视物渐昏、圆翳内障之视瞻昏渺、视衣脱离术后之视瞻有色及青盲、青风内障、高风内障等。脾胃乃生化之源，气血相依，故益气与养血同用，补气血与健脾胃同行，临证当需辨析孰轻孰重而治有侧重。常用方剂有芎归补血汤(《原机启微》)、八珍汤(《正体类要》)、益气聪明汤(《原机启微》)、参苓白术散(《太平惠民和剂局方》)、补中益气汤(《东垣十书》)、归脾汤(《济生方》)等。

2. 补益肝肾 使用具有补益肝肾作用的药物组成方剂，通过消除肝肾亏虚证候而达到明目作用的治法，适用于肝肾亏虚的慢性内外障眼病。如肝劳之目乏神光、黑睛翳障修复之眼内干涩、圆翳内障之视物昏花、青风内障之瞳神散大、青盲之视瞻昏渺、视衣脱离术后之神光自现及视瞻有色、高风内障之目不见物等。肝血为养目之源，肾精为司明之本，故肝肾不足引起的眼病较为多见，此法应用较为广泛。常用方剂有杞菊地黄丸(《医级》)、三仁五子丸(《济生方》)、加减驻景丸(《眼科简易方》)、左归丸(《景岳全书》)、右归丸(《景岳全书》)、肾气丸(《金匮要略》)、补肾丸(《济生方》) 等。

（十）退翳明目法

使用具有祛风、升发、退翳、除膜、消障的药物组成方剂，通过消退黑睛翳障以达明目作用的眼科独特治法。适用于外障眼病之黑睛生翳者。黑睛属肝，清肝、疏肝药物多有退翳作用，因病程所处不同而退翳之法有异。黑睛病初起，当以疏风清热为主，除邪以祛翳；风热渐减，则应逐渐过渡到退翳明目为主；病至后期，邪气已退，遗留翳障而正气已虚者，酌加益气养血或补养肝肾之品，需续贯治疗。常用方有蝉花无比散(《审视瑶函》)、五退散(《太平惠民和剂局方》)、拨云退翳丸(《普济方》)、滋阴退翳汤(《眼科临证笔记》)、消翳汤(《眼科纂要》) 等。

二、外治法

外治法是指采用药物或辅助手法，包括敷、熏、洗、熨、针、砭、割、烙等对眼局部施治的方法，是眼病最直接有效的干预手段。经过数千年的传承与变迁，部分传统疗法逐步演进为现代新疗法，展示了中医眼科兼收并蓄的发展过程。

（一）敷法

敷法分热敷、冷敷、药敷三种。具有消肿止痛、活血散结、清凉止血等效用，适用于内外障眼病。临床上根据病情需要，分别采用不同的敷法。

1. 热敷　具有温通、宣发、消肿、散痹作用。适宜针眼、胞生痰核、漏睛疮、眼睑疖、黑睛生翳、视疲劳等疾患。眼外伤、胞睑及白睛瘀血24小时后也可使用。

（1）湿热敷：以冷水浸湿20cm×20cm方巾，拧干并置于微波炉内1000W加热一分钟后取出，叠成5cm×20cm 或 5cm×10cm 大小，置于双眼或单眼10～20分钟。具有通经活络，行气活血作用。

（2）干热敷：以毛巾裹热水袋外敷；亦可用生盐、葱白、生姜、艾叶、吴茱萸等温寒散邪之药炒热布包，趁热敷熨患眼或太阳穴、百会穴、涌泉穴等以散寒湿、通气血；或以6cm×10cm 自发热包，除去外包装后置于双眼或单眼20分钟。适用于眼疲劳、风牵偏视、火疳、瞳神紧小等内障眼病。

2. 冷敷　具有清热、凉血、止痛、止血作用。将冷水浸湿毛巾，或冷敷包或干毛巾裹缚冰包敷于眼部。适宜过敏性眼表疾病，钝性眼挫伤、眼部出血性疾病、眼部手术后处理。一般用于挫伤性眼部出血之早期止血（24小时以内）、天行赤眼、局部灼热涩痛者，不可久用。

3. 药敷　取清热解毒、消肿散瘀、活血散结、祛风止痒等药物，或煎水或碾粉或捣烂或调和各种赋形剂而制成膏糊状，敷于眼部病灶处，每日一换，适用于胞睑疾病。古时用麻油做调和剂，以保持药物润滑度，无刺激性、无毒性。使用此法时，切勿让药物进入眼内，以免损伤眼球。

（二）熏法

传统熏法是将中药煎制后，乘热气蒸腾上熏眼部，以治疗眼病的方法。兼具物理温热效应与药性的渗透，达到眼部气血畅行、疏导外邪、退热消肿的作用。适用于胞睑红肿、羞明涩痛、眵泪较多的外障眼病。操作时，要注意温度的适宜，选用带挥发油的清热解毒药物为宜，如紫草、薄荷、白芷等。

现代临床常用的超声雾化法是从熏法演变而来，利用超声方法将药物震荡为微小颗粒熏于眼表，是治疗眼表疾病的有效方法。这一方式使药物作用发挥更为有效、全面，避免了仅靠挥发性物质作用的局限，但无传统方法的热效应。

（三）熨法

熨法是采用药物和适当的辅料经过加热处理后，敷于患部或腧穴的一种治疗方法。选用温通散寒、舒筋活络、软坚化痰、散瘀止痛等药物（吴萸、桂枝、干姜、艾叶、川椒、葱白等），或为末或为颗粒，以布包加热熨于眼周，轻轻地来回压移 20 分钟，集热、按摩、药效于一体，借助温热之力，将药性由表达里，经皮毛腠理，循经运行，内至病所，以达疏通经络、温中散寒、镇痛消肿、畅通气血作用，既可治外障眼病，也可除内障顽疾。注意控制温度，或掌心擦热，或用蓄热器放置患部熨目，对于眼疲劳患者是良好的治疗保健方法。

（四）洗法

传统洗法是将中药煎液滤渣，取清液冲洗患眼的一种治疗方法。由于洗剂必须过滤干净，粗糙的药渣颗粒进入眼部可引起不适，甚至损伤黑睛，因而目前临床已不建议使用此法。在天行赤眼等眼病中，可见眵多脓稠、胞睑黏滞、难以睁开；或化学药物伤及眼表时，可用氯化钠注射液冲洗结膜囊，以去除分泌物及化学药物。

方法：一般是用盛 0.9% 氯化钠注射液或药液的洗眼壶等冲洗。冲洗时，如患者取坐位，则令其头稍后仰，将受水器紧贴颊部；如患者取卧位，则令其头稍偏向患侧，将受水器紧贴耳前皮肤，然后轻轻分开眼睑，进行冲洗，并令患者睁眼及转动眼珠，以扩大冲洗范围。眼分泌物较多或结膜囊异物多者，应翻转上、下眼睑，暴露睑内面及穹隆部结膜，使冲洗彻底。冲洗完后，用消毒纱布擦干眼外部。注意如为卧位冲洗时，受水器一定要贴紧耳前皮肤，以免水液流入耳内，或耳内预先塞一个小棉球亦可。如一眼为传染性眼病，冲洗患眼时应注意防止污染和冲洗液溅入健眼。

（五）割烙法

传统方法是以针钩挽起病变组织，用刀或铍针割除，再以特制的烙器或火针对患处灼烙以止血除腐。一般先割后烙，也可单用烙法。由于传统的割烙法对组织损伤难于把控，故临床已改为眼科专用显微镊夹起或穿线牵起，然后用显微剪刀剪除，再辅以可控电凝器。在水下灼烙，可达止血作用，防止复发。主要用于切除胬肉、息肉及其眼部手术中对手术区域的止血。

蚕食性角膜溃疡用其他疗法不能奏效时，也可使用割烙法烧灼病变处。方法：置开睑器，距角膜缘后2mm处剪开溃疡处的球结膜，剪开范围要超过病变范围两端3~4mm。剪除巩膜上充血增厚组织及角膜表面病变组织，清除必须彻底，尤应注意剔除溃疡边缘及两端部分。分离结膜与球筋膜，用显微镊夹持分离球筋膜5~6mm并剪除之。残端及巩膜区的出血点及血管用电凝器灼烙，但不宜太过，以免导致巩膜组织坏死。最后将结膜创缘后退并固定缝合于巩膜上，暴露巩膜区6~8mm，结膜囊内涂抗生素眼膏，轻压包扎。

（六）针法

以针刺破皮肤，助其脓出毒泄、血尽瘀除。

1. 三棱针法 本法是用三棱针刺破皮肤，使其出血的方法。常用开导法，即用三棱针针刺穴位部位皮肤，放出少量血液的方法，故又称放血法。此法有通经活络、泄热消肿的作用，适用于实证、热证。如治疗针眼或黑睛新翳时，常在耳尖、指尖等部位放血。

2. 金针拨内障法 是中医眼科治疗圆翳内障的传统手术方法，又名针内障眼法、开内障眼法、开金针法、金针开内障法等。早在《外台秘要》中即有金篦决治脑流青盲的记载，《目经大成》将其操作方法归纳为八点："一曰审机，二曰点睛，三曰射覆，四曰探骊，五曰扰海，六曰卷帘，七曰圆镜，八曰完璧。"现代医家在其基础上，吸收西医手术的优点，曾创造了中西医结合的"白内障针拨套出术"，这在20世纪70年代已将白内障手术推向了一个高潮。但随着现代显微手术的应用，该手术已被微创的白内障超声乳化联合人工晶体植入术所取代。

（七）泪道冲洗法

1. 泪道冲洗法 是用来探查泪道是否通畅，具有清洗泪道的作用，并用以诊断、治疗迎风冷泪、漏睛及内眼手术前的常规准备。冲洗液常用0.9%氯化钠或抗生素眼液或黄连水。

操作规范：病人取仰卧位或坐位，消毒小棉签蘸0.5%地卡因溶液适量，将含有麻醉液的棉签夹持于上、下泪点之间，令患者闭眼1~3分钟，用作泪道黏膜麻醉。冲洗者准备好含有冲洗液的针筒并确认冲洗针头通畅，备好泪小点扩张器；患者自持受水器，紧贴冲洗侧的颊部。操作者左手食指向外下牵拉下睑，暴露泪小点并尽量使泪小管径变直，将针头垂直插入下泪点，深为1.5~2mm，然后由垂直转90°呈水平位，沿泪小管缓慢向鼻侧推进3~5mm后，缓慢注入冲洗液。

①泪道畅通者，冲洗液可从泪道流入鼻咽部。

②泪道狭窄者，大部分冲洗液从上、下泪点反流，仅少量冲洗液通过。

③泪小管阻塞者，冲洗液自原泪点溢出或针头缓慢推进时，有坚韧的抵抗感。

④鼻泪管阻塞者，冲洗液和黏液脓性分泌物自上、下泪点反流。

2. 泪道探通法 疏通并确认泪道阻塞的部位，用于漏睛的治疗。

操作方法：一手用泪道探针垂直插入泪点，再转向水平；另一手轻轻牵拉睑缘向外，使泪小管径拉直，在泪小管内徐徐向前推进探针，当探针碰到眶骨有坚硬抵抗时，提示探针已达泪囊。然后以针端轻抵骨壁为支点，将探针尾由水平转位90°后紧贴前额至额际，然后将探针徐徐稍向后下方推进，当探针由泪囊进入鼻泪管顺利无阻力时，则提示鼻泪管状态正常。如进针时遇到抵抗，则提示泪道有阻塞，可以根据进针的长短判断阻塞的部位。

注意事项：整个操作过程的手法应轻柔。如遇阻力时，可尝试轻轻推进；如阻力加大，无法突破时，切不可使用蛮力，以免造成损伤及假道。急性泪囊炎不可使用此法，以免感染扩散。

（八）眼部注射法

本法是将药物注射于眼局部的一种常用方法，治疗内外障眼病和眼科手术的麻醉。较滴眼液有浓度较高、吸收充分、药物作用时间长且给药次数较少等优点。眼表及眼球前部病变采用球结膜下注射法，眼球后节及视神经病变采用球旁、球后注射的方法。

1. 球结膜下注射　本法适用于白睛、黑睛病变及需要散大瞳孔、眼表手术之局部麻醉等。

操作方法：注射前冲洗结膜囊，用0.5%地卡因溶液作表面麻醉3次。注射时，患者的头部固定不动。注射者用一手的拇指或食指牵开下睑，另一手持盛有药液并带4号针头的注射器，嘱患者固定注视方向，以暴露注射部位；距角膜缘5～6mm处挑起球结膜，将0.5～1mL药液注入靠近穹隆部的球结膜下。进针方向应与球壁平行，避开血管，针尖斜面朝上，呈45°角刺入并挑起球结膜。注意勿刺伤角膜及巩膜。球结膜下注射可反复进行，但注射部位要经常更换，以免造成粘连。若患者眼分泌物较多时，不可使用此法。

2. 球旁、球后注射　本法是将药液注入眼眶内、眼球壁外侧及后部的方法，多用来治疗眼底病变，或用于内眼手术麻醉。

操作方法：病人仰卧位，常规消毒患眼下睑及近下睑的眶缘皮肤，嘱病人向鼻上方注视，在眶下缘外1/3与内2/3交界处，将装有药液的注射器用球后注射针头垂直刺入皮肤1～1.5cm深，抵眶下侧壁，随后向内上方倾斜30°并沿眶壁走行3～3.5cm深，回抽针管无回血后，可缓缓注入药液。注射完毕，轻轻退出针头，嘱病人闭眼，压迫针孔，同时轻压眼球，使注入药液迅速扩散。注射后，如眼球运动受限或眼球突出，为球后出血现象，应加压包扎止血。出血量大时，可致眶压增高，影响视力，需做减压处理。

3. 球内注射　现代医学认识到血-眼屏障的存在可使药物到达内眼的有效浓度较为困难，因而近些年将这种药物直接注入玻璃体腔内以增加药物浓度，并直接作用局部病灶的方法被广泛使用。多用于治疗眼内感染或眼底病变。

操作方法：注射前三日使用抗生素眼液滴入结膜囊内，注射前使用无痛碘充分消毒结膜囊以免感染。0.5%地卡因溶液作表面麻醉3次；开睑器撑开眼睑，用4号球内注射针头在距角巩缘后3.5～4mm处，垂直球壁并针尖指向球心进针，避免损伤晶珠与视衣。注入药液后，用碘伏棉签轻压针孔并退出针头。

（九）眼药法

本法是将药物直接用于眼部，通过眼表吸收以达退红、祛眵、收泪、止痛、除痒、消翳障、散大或缩小瞳孔的目的，适用于内、外障眼病。常用眼药剂型有眼液、眼药粉与眼药膏或凝胶。随着现代医学对制剂的有效性、安全性、舒适性要求的提高，目前临床大部分眼药制剂采用眼液、凝胶、眼膏，粉剂需溶于溶剂中形成眼液使用。

1. 滴眼液法 将药物溶液直接滴入结膜囊下穹隆的一种方法，也是外治法中最常用的给药途径。

操作方法：病人取卧位或坐位，头略后仰，眼向上看。操作者用手指或棉签牵拉下睑，将药液滴入结膜囊内，并提起下睑使药液充盈于整个结膜囊内，嘱闭眼 2~3 分钟。注意勿将药液直接滴在角膜上，因角膜敏感，易引起反射性闭眼而将药液挤出；滴某些特殊性药液，如硫酸阿托品眼液时，滴后务必用棉球压迫泪囊区 3~5 分钟，以免药液经泪道黏膜吸收而引起不良反应。使用两种以上眼液时，须间隔 15 分钟左右。注意滴管勿接触病人眼部及睫毛等，同时药液定期更换，以免污染。

2. 涂眼膏与凝胶法 本法是将眼膏或凝胶直接涂于眼的下穹隆结膜或眼睑局部的方法。其具有作用时间长，性能较稳定，便于携带、保管等优点。此外，还有润滑和保护眼球的作用。常于夜晚临睡前使用，并与眼液相互配合，各取所长。

三、针灸

针灸是通过一定的穴位刺激，疏通经络，行气活血，调和阴阳，从而达到治疗眼病和眼部保健的目的。针灸治疗眼病应从局部证候出发，兼顾全身情况，进行分析、辨证，明辨寒热虚实，采用眼局部与远端取穴相结合，谨慎施针。

（一）眼周围常用穴位

位于十二经脉上的眼周穴位，如睛明、上睛明、攒竹、丝竹空、瞳子髎、阳白、四白、承泣、眉冲、角孙、头临泣、目窗等。眼周穴位大多有清热泻火、祛邪明目的功效，可用于治疗迎风流泪、上胞下垂、风牵偏视、风热眼病、火疳、目眦痒痛、黑睛翳障、圆翳内障、近视、眉棱骨痛、绿风内障、瞳神紧小等疾患。由于眼眶内血管丰富，进针稍有不慎则可误伤眼球，损伤血络，引起眶内出血。因而眼部进针如遇阻力则停止进针，一般不施捻转提插等手法。出现眼睑皮下出血或球周出血时，应立即冷敷并加压，24 小时后可热敷。一般眼周穴位不用灸法。

（二）经外奇穴

此类穴位多位于头面部，有特殊的眼病治疗效果，如四神聪、印堂、上明、太阳、球后、翳明、耳尖、鱼腰等。四缝为治疗疳积上目的要穴。

（三）躯干四肢穴位

远端取穴遵循"实则泻之，虚则补之"的原则，循经辨证取穴。如天行赤眼、黑睛生翳可选尺泽、太渊以泻肺清热；上胞下垂、视瞻昏渺、夜盲等脾虚气血不足证则可选取足三里、脾俞以健脾助运；"头面合谷收"，合谷穴可治疗睑弦赤烂、白睛及黑睛干燥、瞳神紧小、绿风内障、青风内障等较多眼部病症。

四、激光疗法

（一）治疗原理

激光是一种电磁波，具有平行性好、强度高、单色性和相干性好等特点。激光的生物学效应与其波长、强度和生物组织受照射部位对激光的反射、吸收及热传导特性等因素有关。临床大致分为激光热效应、激光电离效应和激光化学效应。

1. 激光热效应 激光照射后，靶组织吸收激光能量使温度升高，进而发生一系列组织学、病理学，甚至形态学的改变。其中包括以下几种形式：①温热效应：是指靶组织温度升高至42℃～60℃时，即瞳孔温热疗法治疗眼底疾病的主要作用机制。②热凝固效应：是指靶组织温度升高至60℃～100℃时，使组织的蛋白质变性凝固，是激光治疗眼底病的主要机制。③气化效应：是指靶组织温度升高至100℃～200℃时，使组织内液态水气化为蒸汽，形成气泡或伴随微小爆炸，是激光虹膜切除术治疗的主要机制。

2. 激光电离效应 是一种高能巨脉冲激光，利用等离子体的微小爆炸效应，其爆炸和冲击波的机械作用使组织破坏裂解，出现裂隙或小而深的孔，临床常用于治疗各类膜性白内障、虹膜切除术。

3. 激光化学效应 是指激光照射组织后，基态分子吸收足够的光子能量，上升到电子的激发态，并在激发态向基态转化过程中所释放能量的反应。包括：①光切除：即准分子激光作屈光性角膜切割，从而达到切割组织的目的，如准分子激光角膜切削术。②光辐射，即光动力疗法。

（二）手术方法

1. 激光虹膜切除术 与传统虹膜周边切除术相比，激光手术方法简单，对眼组织创伤小，恢复快，可避免眼内手术风险，有较大的优越性。

适应证：急性闭角型青光眼的临床前期、先兆期、间歇期；早期的慢性闭角型青光眼；继发性闭角型青光眼；手术时虹膜切除不全、残留色素上皮等。

常见并发症：虹膜炎性反应、前房积血、暂时性眼压升高。

2. 激光晶状体前/后囊膜切开术 白内障超声乳化摘除或联合人工晶体植入术后，常因晶状体后囊膜之下发生细胞增殖而形成一浑浊的膜样物质，或在人工晶体前形成渗出膜，出现视力障碍，使植入的人工晶体起不到应有的作用，可行 YAG 激光切开术，使瞳孔区内透明，视力尚能重新恢复。

适应证：无晶体眼的后发障、后房型人工晶体植入术后的后发障、人工晶体前膜。

并发症：可出现一过性眼压升高、人工晶体损伤、玻璃体前界破裂、前房积血、虹膜炎性反应等。

3. 氩激光虹膜成形术 是治疗开角型青光眼和虹膜高褶型青光眼的重要手段之一，其降低眼压的机制可能有两种：一是激光虹膜周边烧灼处瘢痕收缩，拉开已经关闭的小梁网，使正常的引流功能恢复。二是减轻虹膜的高褶，增宽房角。氩激光虹膜成形术的疗效有随时间的推移而下降的趋势。

适应证：药物治疗不能控制眼压的开角型青光眼、不能耐受药物治疗或对药物过敏者、患者对手术有顾虑或因全身情况不能耐受手术者、低眼压性青光眼经药物治疗后的视功能仍有进行性损害者、开角型青光眼经小梁切除术失败者。

并发症：虹膜炎性反应、眼压升高、前房积血或虹膜周边前粘连。

4. 选择性激光小梁成形术 通过低能量的倍频 Q 开关 Nd：YAG 激光选择性作用于色素性小梁网，以改善房水的流出通道，从而降低眼压。降压机制可能为激光作用下激活单核细胞转化为巨噬细胞，增加吞噬小梁碎屑或刺激健康小梁组织形成，改善房水流出，可重复治疗。不足之处：效果不稳定，不能长期控制眼压。

适应证：开角型青光眼。

并发症：前房积血、暂时性眼压升高。

5. 视网膜光凝术 通过局部或者全视网膜光凝，有选择地破坏毛细血管闭塞的视网膜缺氧区域，以使血流供给黄斑等重要部位，维持中心视力。能抑制新生血管生长因子的合成和释放，同时减少血管的渗漏，促进视网膜水肿和出血的吸收，以防止和治疗视网膜新生血管和新生血管性青光眼。

适应证：增殖前期糖尿病视网膜病变及缺血性视网膜中央静脉阻塞等。

并发症：视网膜出血、玻璃体积血、黄斑水肿、视野缺损等。

6. 经瞳孔温热疗法（transpupillary thermotherapy，TTT） 采用810nm波长的半导体激光器，通过散大的瞳孔到达眼底病灶，通过脉络膜色素上皮吸收热量而达到治疗目的。对不同的病变应选择合适的能量。不足之处：易产生全层视网膜组织的损伤，应避开黄斑及视乳头。通常需要多次治疗。

适应证：脉络膜黑色素瘤、视网膜母细胞瘤、脉络膜及视网膜血管瘤、脉络膜骨瘤以及脉络膜转移癌。

并发症：视力下降、视网膜下出血、玻璃体积血、渗出性视网膜脱离、视网膜血管闭塞等。

7. 光动力疗法（photodynamic therapy，PDT） 从静脉内注入一种特殊的光敏剂 Visudyne（维速达尔），然后利用689nm波长的激光照射脉络膜新生血管（choroidal neovascularization，CNV）区域。光敏剂受激光照射后，由基态跃升为激发态。当由激发态恢复到基态时，则释放出大量能量，直接作用于脉络膜新生血管并使其损伤，形成血栓，使新生血管发生闭塞，最终导致萎缩。其优点是局部温度不高，尤其是治疗黄斑中心凹下 CNV 更为安全。不足之处：可引起一定程度的视网膜外层和脉络膜内层的损伤；治疗本身也会引起局部的炎症反应，可增加局部血管内皮生长因子的产生，从而限制其治疗效果。此外，可能需要补充治疗。

适应证：脉络膜新生血管性疾病，如年龄相关性黄斑变性、特发性脉络膜新生血管、息肉样脉络膜血管病变（PCV）等；高度近视形成黄斑新生血管膜；近来也用于中心性浆液性脉络膜视网膜病变。

并发症：视网膜色素上皮的撕裂、萎缩，黄斑下部出血，急性视力下降、视幻觉等视功能障碍。

8. 准分子激光术 准分子激光属于光化学消融效应激光，是指激光照射组织后，打断分子键，从而达到切割组织的目的（excimer laser）。应用于眼科临床的主要为氟化氩（ArF）激光，其输出波长为193nm 的远紫外光。它具有精确去除角膜组织的能力，使角膜切削表面光滑。应用准分子激光按照预先设置的程序，可切削小量角膜组织以改变角膜曲率，减弱或增强屈光力，从而矫正近视、远视或散光。

（1）准分子激光屈光性角膜切削术（PRK）：是去除角膜上皮后，用准分子激光切削角膜前弹力层后浅层基质，改变角膜曲率，以矫正屈光不正。不足之处：容易产生角膜浅基质的浑浊，即 haze。激光也可用于切削角膜浑浊，称为光治疗性角膜切削术

（phototherapeutic keratectomy，PTK）。

（2）准分子激光角膜原位磨镶术（LASIK）：是用自动微型角膜切开刀在角膜中央部作一个非屈光性的角膜板层切开（掀起一个角膜瓣），然后用激光在角膜基质内进行屈光性切削。切削完成后，再将角膜瓣盖回原位，不需要缝合。这一技术是自动板层角膜成型术（ALK）和 PRK 的结合。其优点：激光在角膜基质内切削，保持了角膜的正常解剖结构，术后视力恢复更快，较少发生疼痛和雾状浑浊，精确度更高。LASIK 是矫正近视眼较好和较便捷的方法。

适应证：年龄在 18～50 周岁；近视-1.0D～-15.0D；远视+1.0D ～ +6.0D；散光范围±5.0D 以下；屈光度数在 2 年内无明显变化；戴镜矫正视力 0.5 以上；中心角膜厚度在 500μm 以上。

禁忌证：严重糖尿病、全身结缔组织疾病、免疫功能异常患者慎行手术；瞳孔直径过大患者（暗光下 7mm 以上）慎行手术；篮球运动员及近距离搏击运动者慎行手术。

并发症：薄角膜瓣、不完全瓣、游离瓣、瓣偏离中心、角膜瓣对位不良或切穿角膜；角膜层间碎屑、血液残留、角膜上皮植入、角膜中心色素沉着和角膜周边变性或瘢痕；屈光度欠矫或过矫、散光和眩目；角膜感染；高眼压症。

（3）飞秒激光近视术：飞秒激光是一种波长 1053nm 的神奇之光，飞秒激光手术的生物效应是光电离效应。激光脉冲聚焦到角膜组织中产生光爆破，每一个脉冲的光爆破产生一个微离子，每一个微离子蒸发大约 1μm 的角膜组织，蒸发角膜组织产生扩展的水泡和 CO_2 气泡，水泡和气泡被角膜组织吸收，角膜组织因此被分离。飞秒激光可以在角膜移植和 lasik 手术中对角膜进行片状切削，制作精美的植片和角膜瓣；也可在角膜基质环植入手术中对角膜进行点状雕琢，制作隧道。手术适应证、禁忌证等同上。

各 论

第四章 胞睑疾病

　　胞睑与现代医学眼睑同义，古籍中又称"约束""睥"。睑裂的解剖概念古代没有，是指上下胞睑之间的空隙，其大小因人而异。眼的开闭主要是上胞睑的运动所为，胞睑的游离缘称为"睑弦"。睑弦宽为2mm；前缘钝圆，以皮肤为界，密布睫毛；后缘锐利，成直角，与眼球相贴，以睑结膜为界。前后缘间有睑板腺的开口，腺体分泌的脂质以保障泪液层对黑睛的保护，皮肤、黏膜、睑板腺构成睑缘结构，其临床意义重大。胞睑的肌肉运动决定了开合能力的强弱，并协助泪液向下引流，肌肉的运动受制于脑神经的控制；胞睑为眼器之外护，受神经控制的瞬目运动可保护眼部免受外界虫、物侵扰。

　　胞睑为外障眼病，受邪于外，故正邪相搏为主要病机，表现为红、肿、热、痛等风热湿毒特征。胞睑皮肤菲薄，自外向内分别为皮肤、疏松的皮下组织、肌肉、睑板腺、睑结膜等组织。炎症时，充血、渗出、水肿显著，炎症极易扩散。除了具有皮肤腺体外，其特有的睑缘构造分布着密集的睑板腺开口，因而睑板腺病变时，其睑缘与眼球相对位置的改变，可出现不同功能性的症状；其内层的睑结膜属于黏膜组织，黏膜渗出而形成特有的分泌物状态等皆是古人认识胞睑疾病的依据。

　　诸邪外侵，胞睑首当其冲。因其外显证候明显，肉眼即可辨识，故中医古籍对外障眼病记载颇丰。在中医五轮学说中，胞睑归属于脾，凡胞睑疾病皆从脾论治。外邪责之于风、热、暑、湿等常见四邪，古方对病因病机的记载翔实。

　　纵观胞睑疾病治则，祛风、清热、解毒、泻火、利湿等以祛邪为要。以脏腑入手，内服、外用（熏、洗、熨、敷），方法丰富详尽。现代医学基于对病原体的深入认识，可分为细菌性、病毒性、过敏性三类，虽然它们炎症的基本病理变化相类，但临证可按不同类型进行相应的抗感染治疗。

眼 丹

一、概述

眼丹之名出自《外科正宗》，曾有"眼痈""覆杯"之称。以胞睑红肿如涂丹，痛如火灼，化脓溃破的临床表现而得名。其发病与季节、气候、年龄等因素无关，可单眼或双眼发病。重症热毒可内入营血而变生危症。外因责之风热邪毒，内因求之脾胃，祛风清热解毒为治疗之要。

现代医学将此类因眼睑部皮肤细菌性化脓性感染而累及多处皮下疏松结缔组织所形成蜂窝状的感染灶，命名为眼睑蜂窝织炎（eyelid cellulitis）。病因是溶血性链球菌感染所致。

二、病机

1. 脾胃蕴积热毒，复感风热之邪，结于胞睑，阻滞脉络，灼烁津液，遂发本病。
2. 胞睑不洁或外伤，邪毒触染，发为本病。
3. 重症针眼蔓延扩散，或眼胞外伤，颜面疮疡失治，毒邪蔓延，气血壅滞，蓄腐成脓。

三、诊断要点

1. **问诊（症状）** 自觉胞睑肿胀疼痛，睁眼困难；重者同侧面颊亦肿胀。伴有恶寒，发热，头痛及全身不适等。

2. **望诊（体征）** 上胞或上下胞睑漫肿红赤难睁，色如涂丹，质硬，疼痛拒按，耳前可扪及肿核压痛；后期胞睑红肿逐渐局限酿脓，皮肤变薄亮而色转黄白，触之有波动感，溃后流脓血。

3. **实验室检查** 血常规检查有助于判断病势，病势凶猛可逆行导致头面部感染，尤以小儿为险。

四、类证鉴别

针眼：多在胞睑边缘，病变局限，形如麦粒，早期有压痛点，数日后成脓，脓溃即愈。一般不伴有全身恶寒发热症状。

五、治疗措施

1. **治疗原则** 未成脓时，内外兼治；已成脓者，切开排脓。血常规异常时，应中西医结合治疗。

2. **辨证论治**

（1）风毒束睑

证候：病初起，胞睑漫肿微红，按之较软，痒痛并作；伴有身热，头痛，恶风；舌淡红，苔薄白，脉浮数。

治法：疏风消肿，清热解毒。

代表方：银翘散（《温病条辨》）。

常用药：金银花、连翘、桔梗、牛蒡子、荆芥、芦根、杏仁。

加减：可于方中加川芎、防风以助疏风散邪；加生地、当归以助凉血活血；加蒲公英、紫花地丁以助清热解毒。

（2）热毒壅盛

证候：胞睑漫肿而硬，皮色鲜艳红赤，痛如火灼，拒按；发热口渴，便秘溲赤；舌红苔黄，脉洪数。

治法：清热解毒，活血消肿。

代表方：仙方活命饮（《外科发挥》）。

常用药：金银花、防风、白芷、当归、贝母、天花粉、皂角刺、穿山甲、乳香、没药、甘草、陈皮。

加减：多于方中加大黄、栀子以增泻火解毒之力。

若胞睑肿胀焮痛者，加野菊花、紫花地丁、蒲公英以助清热解毒；胞睑红赤或紫暗者，宜加丹皮、郁金、玄参以助活血消肿。

（3）邪入营血

证候：胞睑漫肿焮热，色紫暗黑，疼痛剧烈；全身兼见身热烦躁，面红气粗；舌红绛，苔黄而糙，脉洪数。

治法：清热解毒，凉血散瘀。

代表方：犀角地黄汤（《备急千金要方》）合黄连解毒汤（《外台秘要》）。

常用药：犀角、地黄、芍药、丹皮、黄连、黄芩、黄柏、栀子。

加减：胞睑焮热剧痛者，加银花、野菊花、紫花地丁、蒲公英以助清热解毒；若胞睑色紫暗黑者，加郁金、玄参以助凉血散瘀。

（4）正虚邪留

证候：胞睑局限脓肿，溃后脓液不尽，经久难愈；全身兼见面色少华，肢倦乏力；舌淡苔白，脉细弱。

治法：益气养血，托毒排脓。

代表方：托里消毒散（《医宗金鉴》）。

常用药：人参、黄芪、白术、茯苓、当归、白芍、川芎、银花、连翘、白芷、陈皮。

加减：若脓液不尽者，加薏苡仁、败酱草以助托毒排脓。

3. 局部治疗

（1）湿热敷：适用于本病初起。

（2）药物敷：脓未成者，可用如意金黄散外敷，每日换药1次。

（3）滴眼液：可选用抗生素眼液点滴。

4. 手术　已成脓者，宜切开排脓引流，每日换药至痊愈。

5. 其他治疗　血常规异常时，全身应用足量有效的抗生素治疗。

六、思辨导图

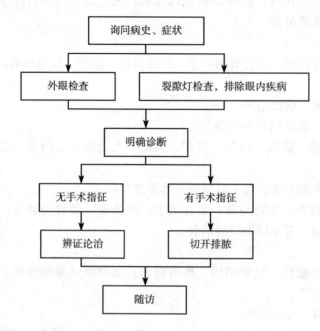

七、预防策略

1. 皮肤出现脓头时，不宜过早切开。
2. 严禁用力挤压排脓，以防脓毒扩散，出现严重并发症。
3. 饮食宜清淡，忌食辛辣刺激之品。

八、思考题

1. 实验室检查的意义是什么？
2. 如何避免眼丹可能并发的危急情况？

风赤疮痍

一、概述

风赤疮痍之名出自《秘传眼科龙木论》。以胞睑皮肤红赤如朱，灼热疼痛，起水疱或脓疱，直至溃烂、收痂的临床表现而得名。胞睑为肉轮，在脏属脾；黑睛为风轮，在脏属肝。外因责之风热湿之邪，内因责之或脾或肝，内外合邪，上攻目系为患，视外显证候孰轻孰重辨之。其涵盖了现代医学的多种皮肤性病变，如眼睑湿疹、接触性皮炎、药物过敏等。本节仅侧重描述其中之一，其他在类证鉴别中予以甄别。

现代医学将此类由单疱病毒或带状疱疹病毒引起的眼睑皮肤急性炎性反应，命名为病毒性睑皮炎（viral palpebral dermatitis）。临床依据局部体征，分为单疱病毒性睑皮炎和带状疱疹病毒性睑皮炎。本病常发生在感冒、高热或抵抗力下降时，后者可侵犯黑睛，出现严重的并发症。由于带状疱疹病毒损害三叉神经中的半月神经，故其疼痛症状可持续半年之久。

二、病机

1. 脾经湿热，外感风邪，风湿热裹挟，循经上犯胞睑。

2. 脾胃湿热中阻，土盛侮木，若脾病及肝，肝脾同病，复感风邪，风湿热邪循经上犯于目。

3. 外感风热邪毒引动内火，肝脾共患，热毒灼盛于肉轮、风轮。

三、诊断要点

1. **问诊（症状）** 胞睑皮肤瘙痒、灼热、刺痛；继之相对应的皮肤出现簇状水疱，或额、颞、腮等部位灼痛；继之出现上述部位散在的疱疹、黏液渗出，结痂。三叉神经受累则疼痛剧烈。

2. **望诊（体征）** 胞睑皮肤微红微肿，或红赤如涂朱砂，遂见水疱及黏液渗出、结痂。

（1）单纯疱疹病毒所致胞睑或唇、鼻部皮肤出现团簇水疱，数日后水疱化脓，或可破溃、糜烂、结痂；同侧耳前可扪及肿核。如发生于睑缘处，可蔓延至角膜，亦可见于唇部、鼻前庭。

（2）带状疱疹病毒所致患侧眼睑、额部皮肤及头皮出现成簇的水疱，其分布不超过鼻中线，仅累及同侧颜面部及额部。病变累及角膜时，形成翳障，伴视力下降。

四、类证鉴别

1. **眼睑湿疹** 双眼发病，瘙痒为主，不累及黑睛，但病程较长，易复发。

2. **眼睑皮炎** 有明确的药物或化学品接触史，眼睑弥漫的红疹、皮损。

3. **眼睑单纯疱疹** 单双眼均可发病，但较为局限，预后良好。

4. **眼睑带状疱疹** 单侧发病，多累及同侧颜面部及额部，疼痛难忍，可引起多种眼部并发症。

五、治疗措施

1. **治疗原则** 单纯疱疹病毒引起者，局部治疗即可；带状疱疹病毒引起者，除局部用药外，尚须口服抗病毒药，必要时使用糖皮质激素，合理辨证处方，观察角膜是否累及。

2. **辨证论治**

（1）脾经风热

证候：胞睑皮肤红赤、痒痛、灼热，起水疱；或伴发热恶寒；舌苔薄黄，脉浮数。

治法：清脾除湿。

代表方：清脾除湿饮（《医宗金鉴》）。

常用药：泽泻、苍术、白术、茵陈、山栀、黄芩、连翘、玄明粉、生地、枳壳、炙甘草等。

加减：无便秘者，去玄明粉，加赤芍、牡丹皮以清热凉血退赤，散瘀止痛。皮肤痒甚者，可加薄荷、蝉蜕、木贼以疏风散邪止痒。

（2）湿热上攻

证候：胞睑红赤疼痛，水疱、脓疱簇生，极痒，甚或破溃流水、糜烂；或伴胸闷纳呆，口中黏腻，饮不解渴等症；舌质红，苔腻，脉滑数。

治法：泻火解毒除湿。

代表方：普济消毒饮(《东垣十书》) 合除湿汤(《眼科篆要》)。

常用药：茯苓、滑石、车前子、黄芩、黄连、板蓝根、牛蒡子、连翘、薄荷、荆芥、防风、桔梗等。

加减：酌加土茯苓、薏苡仁、金银花、蒲公英等以助除湿清热解毒之功。胞睑皮肤水疱、脓疱、破溃糜烂、极痒者，加地肤子、白鲜皮以清利湿热止痒。

(3) 肝脾热毒

证候：胞睑红赤痒痛，水疱、脓疱簇生，患眼碜涩疼痛，畏光流泪，抱轮红赤或白睛混赤，黑睛生星翳或翳陷湿烂；全身可见头痛发热，口苦，溲黄便结；舌红苔黄，脉弦数。

治法：清热除湿，散邪退翳。

代表方：龙胆泻肝汤(《太平惠民和剂局方》)。

常用药：龙胆草、山栀、黄芩、泽泻、当归、生地黄、车前子、柴胡、炙甘草。

加减：酌加防风、荆芥穗、羌活以助疏风散邪，解畏光流泪。疼痛剧烈，加乳香、没药、丹参活血理气止痛。

3. 局部治疗

(1) 滴眼液：0.1%无环鸟苷滴眼液，每日 4~6 次，以预防或治疗黑睛生翳（即角膜浸润）。

(2) 涂眼膏：3%无环鸟苷眼膏，或阿昔洛韦眼膏睡前涂于眼内。

(3) 药物敷：眼睑带状疱疹病毒感染时，取六神丸和云南白药等分，调成糊状涂于患处；或用青黛膏外涂。若有溃烂者，可用 0.5%新霉素溶液湿敷，每日 3~4 次。

(4) 累及黑睛时，需扩瞳，避免并发症。

六、思辨导图

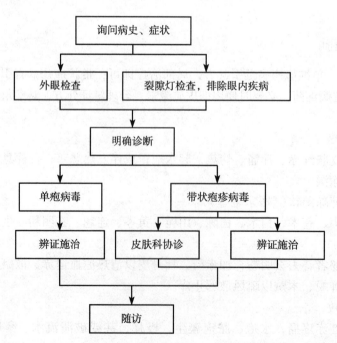

七、预防策略

1. 平素注意增强体质，情绪舒畅，避免过劳及感冒。饮食宜清淡，忌食辛辣、肥甘厚味。

2. 尽量保持患处皮肤清洁干燥，切忌搔抓揉搓，以免变生他证。

八、思考题

1. 试述风赤疮痍的鉴别诊断。
2. 试述风赤疮痍的临证思辨。

针　眼

一、概述

针眼之名出自《证治准绳》。《原机启微》称"偷针眼"；《证治准绳》又称"土疳"；《目经大成》名"土疡"。以胞睑受累时形成较大的肿胀而形如麦粒的疖肿，红、肿、热、痛，易成脓、溃破的临床表现而得名。中医外因责之风热之邪，内因为脾胃积热。

现代医学将此类因眼睑腺体急性、化脓性、结节性、痛性炎症病变，命名为急性睑板腺炎（acute meibomian gland inflammation），又称麦粒肿（hordeolum）。胞睑皮脂腺（zeis 腺）或汗腺（moll 腺）感染，为外麦粒肿；睑板腺（meibomian 腺）受累时，称之为内麦粒肿。此病大多数由葡萄球菌感染所致。

二、病机

1. 风热之邪客于胞睑，滞留局部脉络，气血不畅。
2. 喜食辛辣炙煿，脾胃积热，热毒壅盛，酿脓溃破。
3. 余邪未清或脾气虚弱，卫外不固，屡感风热外邪。

三、诊断要点

1. **问诊（症状）**　胞睑初发时，肿痒明显；中期以肿痛为主，脓成溃破后，诸症减轻，红肿渐消。病情严重时，可伴发热、恶寒、头痛等症。

2. **望诊（体征）**　初期眼睑呈局限性、压痛性结节，脓成质软，可及波动感。患侧白睛红赤，甚至白睛红赤肿胀突出于睑裂（附彩图4-1）。

四、类证鉴别

1. **眼丹**　非局限性红肿热痛，甚至波及全胞睑，病势凶猛，伴发热、恶寒等全身证候。血常规检查，显示白细胞总数及中性粒细胞数增高。

2. **漏睛疮**　局限于大眦部睛明穴附近，红肿波及胞睑及颜面部，有流泪及流脓病史。血常规检查，显示白细胞总数及中性粒细胞增高。

五、治疗措施

1. 治疗原则 未成脓者，内外兼治，促其消散；已成脓者，切开排脓。

2. 辨证论治

辨证以外责之风热之邪，内责之脾胃为原则。

（1）风热客睑

证候：初起胞睑局限性痒胀，微红，硬结不显，刺痛；舌苔薄黄，脉浮数。

治法：疏风清热。

代表方：银翘散(《温病条辨》)。

常用药：金银花、连翘、桔梗、牛蒡子、荆芥、芦根、杏仁。

加减：痒甚者，加桑叶、菊花以助祛风止痒；疼痛者，加乳香、没药活血止痛。若红肿较盛者，加黄连、栀子、蒲公英清热解毒；便秘者，加大黄通腑泻热。

（2）热毒壅盛

证候：胞睑局部红肿热痛，硬结渐大成脓，压痛拒按；或白睛红赤肿，或伴口渴喜饮，便秘溲赤；舌红苔黄，脉数。

治法：清热解毒，消肿止痛。

代表方：仙方活命饮(《外科发挥》)。

常用药：金银花、天花粉、当归、赤芍、乳香、没药、穿山甲、皂角刺、白芷、贝母。

加减：与五味消毒饮合用，以消散硬结，增强清热解毒之功。便秘者，加大黄以泻火通腑；发热、恶寒、头痛者，为热重毒深或热入营血，可与犀角地黄汤配合应用，以助清热解毒，凉血散瘀滞。

（3）脾虚夹邪

证候：针眼屡发，或针眼红肿不甚，经久难消；或见面色无华，神倦乏力，小儿偏食，纳呆便结；舌淡，苔薄白，脉细数。

治法：健脾益气，散结消滞。

代表方：托里消毒散(《医宗金鉴》)。

常用药：人参、黄芪、白术、茯苓、当归、白芍、川芎、银花、连翘、白芷、陈皮。

加减：若纳呆便结，加麦芽、山楂、莱菔子等以健脾消食行滞；若硬结小且将溃者，加薏苡仁、桔梗、紫花地丁以清热排脓；在针眼未发之间歇期，可选用参苓白术散以调理脾胃，防止复发。

3. 局部治疗

（1）湿热敷：湿热或中药煎剂（大青叶、金银花、野菊花等）熏敷，发病初期可帮助炎症消散，中期可促使硬结成熟以利溃破痊愈。每日3~4次，每次15分钟。

（2）脓肿成熟后，行切开引流。注意掌握切口齐整。外麦粒肿选择切开皮肤，其切口与睑缘平行；内麦粒肿选择切开睑结膜，切口与睑缘垂直；脓液引流不畅者，放置药线或皮条引流，每日换药至愈。

六、思辨导图

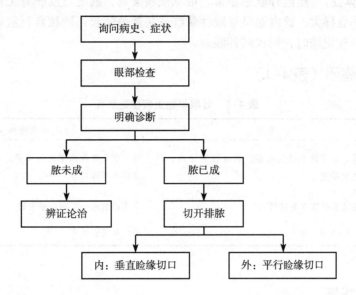

七、预防策略

1. 注意眼部清洁，慎用不洁化妆品。

2. 反复发生者，经常湿热熏蒸眼部，可有效避免此病发生。

八、思考题

1. 针眼的治疗原则是什么？

2. 内外针眼有何不同的处理方法？

胞生痰核

一、概述

胞生痰核之名出自《眼科易知》。《医宗金鉴》称"眼胞痰核"；《审视瑶函》称"目疣"；《目经大成》称"痰核"；《眼科纂要》称"眼瘤"；《证治准绳》称"脾生痰核"。以胞睑内生硬核，触之不痛，皮色如常的临床表现而得名。

现代医学将此类因脂类物质长期在胞睑皮脂腺（zeis 腺）和睑板腺（meibomian 腺）道内积存，形成睑板腺囊肿而引发睑板腺无菌性、慢性肉芽肿性炎症者，命名为睑板腺囊肿（chalazion），又称"霰（xian）粒肿"。

二、病机

恣食炙煿厚味，脾失健运，湿痰内聚，上阻胞睑脉络，与气血混结而成本病。

三、诊断要点

1. **问诊（症状）** 硬核小者，自觉症状不明显；硬核较大者，胞睑可有重坠感；如硬核从睑内面溃破时，可有摩擦感。硬核化脓时，则见红、肿、痛、热。

2. **望诊（体征）** 胞睑外肤色正常，可见硬核突起，触之与皮肤有无粘连的无痛性结节，如米粒或小豆样大。睑内面呈局限性紫红或灰蓝色隆起；硬核自行溃破时，可见睑内肉芽增生。若硬核化脓时，则状同针眼。

四、类证鉴别（表4-1）

表4-1　针眼与胞生痰核鉴别表

鉴别点	针眼	胞生痰核
主症	疼痛、结节性化脓性炎症。胞睑红肿焮痛，与皮肤有粘连	慢行非化脓性肉芽肿性炎症。是与胞睑皮肤无粘连的无痛性结节
病因	多由葡萄球菌感染引起	多由睑板腺分泌物阻滞引起
病程	短，3~5日	长，数周或数月

五、治疗措施

1. **治疗原则** 小而无症状者，可行局部热敷，促进囊肿消退；大者，可在囊肿内注射糖皮质激素，促进其吸收。若引起深肤色、胞睑皮肤色素脱失者，应慎用；不能消退者，需局部麻醉下行手术切除。

2. **辨证论治（痰湿阻结）**

证候：胞睑内生硬核，皮色如常，按之不痛，与胞睑皮肤无粘连。若大者，硬核突起，胞睑有重坠感，睑内呈暗红色隆起；舌苔薄白，脉缓。

治法：化痰散结。

代表方：化坚二陈丸(《医宗金鉴》)。

常用药：陈皮、制半夏、茯苓、甘草、白僵蚕、川黄连、荷叶。

加减：酌加炒白术、焦山楂、鸡内金，以助健脾消食、化痰散结。急性感染者，加金银花、连翘。

3. **局部治疗**

（1）局部湿热敷或按摩：适用于本病初起，可促其消散。

（2）滴眼液：若睑内紫红或有肉芽肿时，用抗生素滴眼液预防感染，每日4~6次。

4. **霰粒肿刮除手术** 硬核大或已溃破而形成肉芽肿者，需手术治疗。

方法：先在胞睑内外两面做2%利多卡因浸润麻醉后，用霰粒肿夹环，夹住硬核部位，翻转眼睑，在睑内面做垂直于睑缘的切口，切开睑结膜及囊肿内壁，刮除囊肿内容物，并向两侧分离囊肿壁，将囊壁摘除。术毕用纱布球压迫止血片刻。若睑内面自溃并生肉芽肿者，先剪除肉芽肿，再摘出囊壁，切口过大时，可在切口处缝合一针。结膜囊内涂抗生素眼膏，消毒纱布覆盖术眼。

六、思辨导图

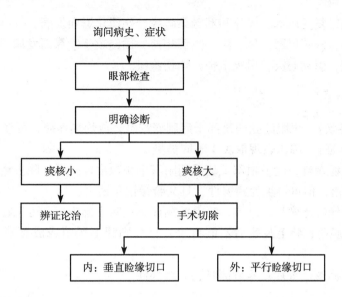

七、预防策略

注意饮食调护，不宜食辛辣煎炸太过之物。

八、思考题

1. 试述胞生痰核的主方、出处、组成及其加减。
2. 试述胞生痰核的病机。

睑弦赤烂

一、概述

睑弦赤烂之名出自广州中医学院《中医眼科学讲义》。《银海精微》称"眼弦赤烂""烂弦风"等；《圣济总录》称"目赤烂""风赤眼"；《葆光道人眼科龙木论》称"两眼赤烂"；《古今医统》称"烂弦风睑"；《证治准绳》因病在两眦而名"眦帷赤烂"；《秘传眼科龙木论》称病发儿童为"胎风赤烂"。以胞睑缘干痒、刺痛、红赤、糜烂的临床表现而得名。双眼发病，病程长，病情顽固难愈。中医以症求因，外因责之风、热、湿三邪，内因责之于脾胃，内外合邪，相搏于睑缘。治疗以祛风清热除湿为主，调理脾心为辅，内外合治。

现代医学将此类因细菌、脂溢性皮炎、屈光不正、营养不良、维生素 B_2 缺乏及长期使用劣质化妆品等多重因素导致的睑缘表面、睫毛毛囊及其腺组织的亚急性慢性炎症，命名为睑缘炎（blepharitis）。依据局部体征，可分为鳞屑性睑缘炎、溃疡性睑缘炎和眦部睑缘炎三种。卵圆皮屑芽孢菌（pityrosporum ovale）将脂肪分解成刺激性脂肪酸而诱发鳞屑性病变，亦可感染金黄色葡萄球菌而转变为溃疡性睑缘炎，莫-阿双杆菌（Morax ~ Axenfeld）

可能是眦部病变的致病菌。

二、病机

1. 脾胃蕴热，复受风邪，风热和邪触染睑缘，伤津化燥而发病。
2. 脾胃湿热，外感风邪，风、湿、热邪相搏，循经攻于睑缘而发病。
3. 风邪犯眦，引动心火，风火上炎，灼伤睑眦。

三、诊断要点

1. 问诊（症状）　患眼睑弦或眦部干痒刺痛难忍，或灼热疼痛，可伴干涩羞明。

2. 望诊（体征）　临床表现取决于不同类型。

（1）仅见睑缘潮红，睫毛根部及睫毛间附有细小糠皮样鳞屑。除去鳞屑后，可见睑缘红赤，睫毛易脱落，但可再生为鳞屑性，日久睑缘锐角消失。

（2）可见睑缘红赤糜烂、结痂，睫毛胶黏成束；除去痂皮后，可见睫毛根部溃脓、出血，乱生倒睫或脱落；睫毛脱落后不能再生，日久则睫毛稀疏或成秃睫；睑缘钝圆或外翻，为溃疡性。

（3）若见红赤糜烂等症在两眦部时，为眦部性。

四、类证鉴别

本病应与风赤疮痍相鉴别。二者相同的是皆有红赤湿烂等症。二者不同的是病位不同，睑弦赤烂病变部位仅限于睑缘或眦部睑缘，一般不波及眼睑皮肤；而风赤疮痍病变部位则以眼睑及前额部皮肤为主，多不累及睑弦，并可出现黑睛生翳。

五、治疗措施

1. 治疗原则　可选用无刺激性液体清洗睑弦及局部热敷或药液熏敷，去除诱因，避免刺激，按摩睑板腺。配合辨证分型，内外治结合。

2. 辨证论治

（1）风热偏盛

证候：睑弦赤痒，灼热疼痛，睫毛根部有糠皮样鳞屑；舌红苔薄，脉浮数。

治法：祛风止痒，清热凉血。

代表方：**银翘散**（《温病条辨》）。

常用药：金银花、连翘、桔梗、牛蒡子、荆芥、芦根、杏仁；薄荷、桔梗、荆芥穗、淡豆豉、蛇床子、竹叶、生甘草。

加减：加赤芍以增清热凉血之功；加蝉蜕、乌梢蛇以助祛风止痒；加天花粉以增津润燥。

（2）湿热偏盛

证候：患眼痒痛并作，睑弦红赤溃烂，出脓出血，秽浊结痂，眵泪胶黏，睫毛稀疏，或倒睫，或秃睫；舌质红，苔黄腻，脉濡数。

治法：清热除湿，祛风止痒。

代表方：**除湿汤加味**（《眼科纂要》）。

常用药：茯苓、滑石、车前子、黄芩、黄连、防风、荆芥、枳壳、陈皮、炙甘草、连翘、天花粉、蝉蜕、薄荷、白蒺藜、苍术。

加减：加金银花、蒲公英、黄柏、栀子以助清热除湿之功。

（3）心火上炎

证候：眦部睑弦红赤，灼热刺痒，甚或睑弦赤烂、出脓出血；舌尖红，苔薄，脉数。

治法：清心泻火。

代表方：导赤散（《目科正宗》）合黄连解毒汤（《外台秘要》）。

常用药：生地黄、通草（木通）、竹叶、生甘草、黄连、黄芩、黄柏、山栀。

加减：若患处红赤较甚者，可加赤芍、丹皮以凉血退赤；痒极难忍者，酌加蝉蜕、地肤子、白鲜皮、菊花、防风、川芎以祛风止痒。

3. 局部治疗

（1）熏洗法：这是中医治疗本病的重要而有效的方法。药液熏洗时，通过蒸汽的湿润作用，使鳞屑、脓痂松脱，易于拭去，并能清除睫毛毛囊中的脓液，充分暴露病损处，以改善局部血液循环，使药力可达病处。

①苦参30g，五倍子15g，白鲜皮15g，荆芥穗15g，防风15g，蛇床子30g，煎水熏洗，每日2～3次。

②二圣散（《眼科阐微》，明矾、胆矾各3g，大枣10枚）煎水外洗。

③0.9%氯化钠注射液或3%硼酸溶液清洗睑缘，每日2～3次。

（2）滴眼液：0.5%硫酸锌眼液或抗生素滴眼液（如0.5%新霉素眼液、10%磺胺醋酰钠眼液）或0.5%熊胆眼药水滴眼。

（3）涂眼膏：涂抗生素眼膏，如红霉素眼膏等。

六、思辨导图

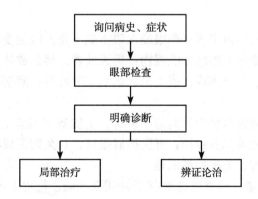

七、预防策略

1. 保持眼部清洁，避免风沙、烟尘刺激。

2. 注意饮食调节，勿过食辛辣、炙煿之品。

3. 凡屈光不正、视疲劳者，应及时矫治，注意眼的劳逸结合。

4. 炎症完全消退后，应持续治疗2～3周，以防复发。

八、思考题

1. 睑弦赤烂的临床类型有哪些？
2. 睑弦赤烂的治疗原则是什么？

上胞下垂

一、概述

上胞下垂之名出自广州中医学院《中医眼科学讲义》。《诸病源候论》称"睢目""侵风"；《目经大成》称"睑废"；《圣济总录》称"眼睑垂缓"；《眼科切要》称"眼皮下垂"；《双燕草堂眼科》称"睑倦"。以上胞提举无力，致睑裂变窄，掩盖部分或全部瞳神，影响视物的临床表现而得名。发病可以突然或缓慢，单眼或双眼均可。

现代医学将此类眼轮匝肌或者提上睑肌的肌肉性受损以及支配开睑的第Ⅴ颅神经（三叉神经）第一分支及第Ⅻ颅神经（面神经）的神经性损伤所导致的上睑闭合功能异常的疾病，命名为上睑下垂（ptosis）。临床有先天性和获得性两大类：先天性主要是由动眼神经核或提上睑肌发育不良所致，可有遗传性；获得性是因动眼神经或者面神经麻痹、提上睑肌损伤、交感神经疾病、重症肌无力及机械性（如上睑炎症及新生物）导致上睑下垂。

二、病机

1. 先天禀赋不足，命门火衰，脾阳不足，睑肌发育不全，胞睑乏力而不能睁眼。
2. 脾虚中气不足，清阳不升，睑肌失于濡养，提举无力。
3. 脾虚不运，聚湿生痰，风邪外引，风痰交阻络脉，胞睑筋脉迟缓不用而下垂。

三、诊断要点

1. **问诊（症状）** 与生俱来者，单眼或双眼上胞下垂，睑裂变窄，影响视物。视瞻时需昂首皱额，甚至以手提起上胞睑方能视物；后天性者，晨起或休息后减轻，午后或劳累后加重，可伴神疲乏力、吞咽困难，或头晕、恶心、呕吐等；麻痹性者，常骤然发病，可伴视一为二、目偏视等。

2. **望诊（体征）** 两眼自然睁开向前平视时，上胞遮盖黑睛上缘超过2cm，有不同程度的睑裂变窄，或上胞遮盖部分瞳神；可见扬眉张口，日久则形成额皮皱起；用拇指紧压眉弓部，让患眼向上注视，上胞抬举困难。

3. **实验室及特殊检查** 用甲基硫酸新斯的明0.5mg，行皮下或肌内注射，15～30分钟后，可见上胞下垂减轻或消失者，多为重症肌无力眼睑型。

四、类证鉴别

1. 重症肌无力眼睑型朝轻暮重，注射新斯的明后好转。
2. 先天性上胞下垂与生俱来，伴视力缺失。
3. 神经麻痹性上胞下垂可伴眼球偏斜，视一为二。

五、治疗措施

1. 治疗原则 根据病史及有无其他伴随症状，辨明原因及类型。先天性上胞下垂影响视觉发育，宜尽早施行手术矫治；后天性者，应积极治疗原发病。

2. 针灸治疗

（1）先天不足，命门火衰者，针用补法。针攒竹、行间、涌泉、太溪。

（2）脾虚气弱，清阳不升者，宜用补法。针足三里、三阴交、阳白、脾俞，灸神阙、气海、百会。

（3）风痰阻络者，针风池、丰隆、太冲，以祛风化痰通络。每日或隔日 1 次，10 次为 1 个疗程。

3. 手术治疗 先天性上睑下垂者，可考虑手术治疗，选用提上睑肌缩短术或额肌悬调术；尤其对小儿上胞下垂遮盖瞳孔时，宜早期手术，以免造成弱视。对于麻痹性者，必须待原发病稳定后才能考虑手术。手术必须考虑周全，对术后可能出现的复视，必须有足够的认识。

4. 辨证论治

（1）脾虚气弱

证候：上胞提举乏力，掩及瞳神，晨起或休息后减轻，午后、劳累加重；严重者，眼珠转动不灵，视一为二。全身常伴有神疲乏力，食欲不振，甚至吞咽困难等；舌淡苔薄，脉弱。

治法：补中健脾，升阳益气。

代表方：补中益气汤（《东垣十书》）。

常用药：黄芪、人参、当归、白术、升麻、柴胡、陈皮、甘草。

加减：重用方中黄芪以增补气升阳之功。若神疲乏力、食欲不振者，加山药、扁豆、莲子、砂仁，以益气温中健脾。

（2）风痰阻络

证候：上胞垂下骤然发生，眼珠转动不灵，目偏视，视一为二；头晕、恶心，泛吐痰涎；舌苔厚腻，脉弦滑。

治法：祛风化痰，疏经通络。

代表方：正容汤（《审视瑶函》）。

常用药：羌活、防风、秦艽、生姜、白附子、胆南星、僵蚕、半夏、木瓜、黄松节、甘草。

加减：若眼珠转动不灵、目偏视者，宜加川芎、当归、丹参、海风藤以增强养血通络之功；若头晕、泛吐痰涎者，加全蝎、竹沥以助祛风化痰。

六、思辨导图

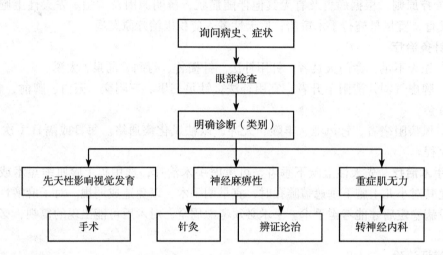

七、预防策略

顺应节气，避免过劳，饮食调养，固卫气而御病气袭体。

八、思考题

1. 试述上胞下垂的类证鉴别。
2. 先天性上胞下垂的治疗措施有哪些？

胞轮振跳

一、概述

胞轮振跳之名出自《眼科菁华录》。《目经大成》称"目瞤"；《证治准绳》称"脾轮振跳"。以胞睑不由自主地牵拽跳动的临床表现而得名。或单眼或双眼，成年人多见。

现代医学将此类因眼轮匝肌或面神经间断或持续性跳动性痉挛的病症，命名为眼睑痉挛（blepharospasm），为非自主性肌收缩引起眼轮匝肌持续反复痉挛。可能与基底神经节功能异常有关，情绪紧张和疲劳后可加重症状。

二、病机

1. 肝脾血虚，日久生风，虚风内动，牵拽胞睑而振跳。
2. 久病或过劳损伤心脾，心脾两虚，气血不足，筋肉失养而跳动。

三、诊断要点

1. **问诊（症状）**　不能自控的胞睑跳动，时疏时频；劳累、久视、睡眠不足时，跳动更加频繁，休息或可减轻；可伴颜面及口角抽搐跳动。
2. **望诊（体征）**　胞睑跳动，或可见眉际、颜面瞤动。

四、类证鉴别

1. 与黑睛病变时所伴随的胞睑症状相鉴别。后者病变部位在黑睛，眼内砂涩不适而致胞睑难睁。

2. 与目劄相鉴别。后者为瞬目动作，与眼睑轮匝肌抽搐不同。多见于小儿。

五、治疗措施

1. **治疗原则** 轻者或偶发者，可因情绪紧张缓解或休息而自愈；若跳动过频，可予药物或配合针刺治疗。或局部注射肉毒杆菌毒素 A，产生暂时性神经肌肉麻痹以缓解症状。

2. **针刺治疗** 选攒竹、头维、四白、三阴交、血海、丝竹空、足三里等穴，补法施针。

3. **按摩治疗** 轻柔眼睑及眶部眼穴位。

4. **辨证论治**

（1）血虚生风

证候：胞睑振跳不休，或牵拽颜面及口角抽动；头昏目眩，面色少华；舌质淡红，苔薄，脉细弦。

治法：养血息风。

代表方：当归活血饮(《审视瑶函》)。

常用药：熟地、当归、白芍、川芎、黄芪、羌活、防风、薄荷、苍术、甘草。

加减：若胞睑振跳等症状持续不休者，酌加僵蚕、天麻、钩藤等以养血平肝息风。

（2）心脾两虚

证候：胞睑跳动，时疏时频，劳累或失眠时加重；可伴心烦眠差，怔忡健忘，食少体倦；舌质淡，脉细弱。

治法：补益心脾。

代表方：归脾汤(《济生方》)。

常用药：白术、黄芪、茯神、龙眼肉、酸枣仁、人参、木香、炙甘草、当归、远志、大枣、生姜。

加减：若伴心烦不眠等症时，可加桑椹、龟板以加强养血补心功效。

六、思辨导图

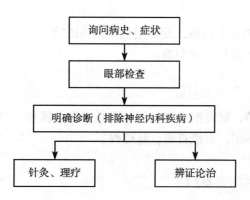

七、预防策略

避免劳倦,少用目力,保障充足睡眠,饮食调养。

目 劄

一、概述

目劄之名出自《审视瑶函》。《幼幼集成》称"目连札";《眼科阐微》为"小儿两目连劄";《眼科菁华录》称"小儿劄目"。以胞睑频频眨动的临床表现而得名,小儿多见。以证候命名的眼病具有一症多病或多症一病的特征,故临床需与相关类证做鉴别。

现代医学认为,此类导致频繁目眨的症状可能为慢性结膜炎、角膜上皮点状剥脱、结膜结石、角结膜干燥综合征以及屈光不正、小儿多动症,抑或眼疲劳、干眼症等所致。

二、病机

1. 饮食不节,脾胃受损,脾虚肝旺,气血津液不能濡养目珠。
2. 燥邪犯肺伤津,目珠失润。

三、诊断要点

1. 问诊(症状) 胞睑不由自主地频频眨动,或痒,或稍感涩痛,畏光。
2. 望诊(体征) 胞睑频频眨动,或见白睛微红;或角膜荧光染色检查时,可见黑睛生星翳。

四、类证鉴别

1. 胞轮振跳为眼轮匝肌抽搐,而本症为眼睑瞬目频繁。
2. 慢性结膜炎伴眼痒,有分泌物,结膜轻度充血。
3. 角膜点状剥脱,用荧光染色可发现黑睛上皮有细点状剥脱。
4. 结膜结石可见睑结膜面有黄白色类结石样物质。

五、治疗措施

1. 治疗原则 寻找和治疗原发病,排除他症后,辨证用药。
2. 局部治疗
(1)滴眼液:可选用人工泪液,或加用抗生素滴眼液。
(2)涂眼膏:睡前可涂抗生素眼膏。
3. 辨证论治
(1)脾虚肝旺
证候:胞睑频频眨动,眼轻度痒涩不舒、畏光,常喜揉眼,可见黑睛生星翳;多饮食偏嗜,纳差形瘦,烦躁不宁;舌淡苔薄,脉细数。
治法:健脾清肝。
代表方:肥儿丸(《医宗金鉴》)。

常用药：人参、白术、茯苓、甘草、山楂、麦芽、神曲、芦荟、黄连。

加减：常加木瓜、葛根、钩藤、蒺藜、蝉蜕等药。若眼干涩不舒，常喜揉眼者，可加太子参、山药以益气生津；若畏光，黑睛生星翳者，可再加石决明、菊花以助清肝明目。

（2）燥邪犯肺

证候：胞睑频频眨动，眼干涩不适，白睛微红，或见黑睛细小星翳；可伴见咽鼻干燥，便秘；舌红少津，脉细数。

治法：养阴润燥。

代表方：养阴清肺汤(《重楼玉钥》)。

常用药：玄参、生地、麦冬、白芍、甘草、丹皮、贝母、薄荷。

加减：可于方中加桑叶、蝉蜕以清热明目退翳。

六、思辨导图

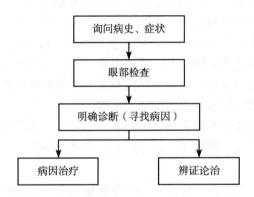

第五章　两眦疾病

两眦，即内眦、外眦。内眦为上、下胞睑的鼻侧联合处，又名大眦。外眦为上、下胞睑的颞侧联合处，又名小眦。小眦的外上方有泪泉，是分泌泪液的场所。泪液自泪泉泌出以润目，由泪窍引流。泪液的排出包括上下泪小点、上下泪小管、泪总管、泪囊和鼻泪管，其主要功能是引流泪液至鼻腔。正常情况下，泪腺产生泪液，瞬目动作使泪液在眼表涂布，同时，眼睑打开，眼轮匝肌松弛，泪小管和泪囊因自身弹性扩张，腔内形成负压，部分积存在内眦部泪湖的泪液通过泪小点吸入泪小管和泪囊；眼睑闭合时，泪小点暂时封闭，眼轮匝肌收缩，挤压泪小管和泪囊，可迫使泪囊中的泪液通过鼻泪管排入鼻腔。因此，流泪是该部位疾病的主要症状之一。其原因有二：一是排出受阻，即泪液不能流入鼻腔而溢出眼睑之外；二是泪液分泌过多，排除系统来不及排走而流出眼睑之外。但须鉴别是否是由于黑睛或其他疾病刺激而引起的流泪症状。

两眦疾病为常见、多发的外障眼病。一般不影响视力，其临床症状多表现为流泪、泪窍泌脓，或眦部红肿、痒痛、溃脓等。若迁延不治，偶致外伤，仍可导致相邻白睛与黑睛的病变而影响视力。

两眦在五轮中归属血轮，为心所主，心与小肠相表里，故两眦疾病常与心和小肠的病机相关。病变常因心火内炽，或外邪引动心火，内外合邪发病；然泪为肝之液，肝肾同源，肝肾在生成泪液及约束泪液不使其溢出眼外有一定作用，所以病变又与肝肾病机有关，因肝失疏泄、肝肾亏损而致病。

在治疗方面，应遵循脏腑、五轮辨证的原则。若为心火炽盛，当以苦寒泻心，内火自消；若是外邪引动心火，内外合邪，当以辛凉疏散、泻火解毒，则邪毒自平；若肝肾亏虚，应滋养肝肾，精血充足则肝肾疏泄条达，约束有力。此外，两眦疾病还要结合点眼、洗眼、手术等其他治疗疗法，内外合治更易奏效。

迎风冷泪

一、概述

迎风冷泪之名出自《证治准绳》。《诸病源候论》称"目风泪出"；《秘传眼科龙木论》称"冲风泪出"；《儒门事亲》称"风冲泣下"；《原机启微》称"冲风泣下"；《银海精微》称"充风泪出""迎风洒泪"。以泪液不循常道，溢出睑弦而致经常流泪的临床表现得名。中医以肝血不足，泪窍不密，脾气亏虚，生化乏源，失于收摄泪液；肝肾两虚，失于约束而致。

现代医学将此类因泪液导流功能障碍引起的疾患，命名为溢泪（epiphora）。临床的泪道冲洗可鉴别泪道引流障碍的原因，如泪点闭塞、泪道狭窄，或外伤导致泪管断裂，或非泪道原因有泪小点外翻、泪囊吸引力不足，或眼轮匝肌无张力等所致。

二、病机

1. 肝血不足，泪窍不密，风邪外袭而致泪出。
2. 脾气亏虚，生化乏源，气血不足，不能收摄眼泪而致泪出。
3. 泪为肝之液，肝肾同源，肝肾两虚，不能约束其液而流泪。

三、诊断要点

1. **问诊（症状）** 患眼时有泪出或迎风泪出，在冬季、初春寒风刺激时更甚。
2. **望诊（体征）** 内眦部有潮湿感，压迫泪囊无黏液溢出。泪小点无异样或偏小或外翻或闭塞，或面瘫。
3. **特殊检查**
(1) 将2%荧光素钠溶液滴入患眼结膜囊内，将棉签擦鼻道，观察棉签是否带荧光素钠之颜色，若有则说明泪道尚通畅；否则为不通。
(2) 冲洗泪道通畅或通而不畅或不通。

四、类证鉴别

1. 漏睛同有流泪症状，但泪道冲洗不通且伴有黏脓液体反流。
2. 热泪有眼部红赤、疼痛等伴发症状。

五、治疗措施

1. **治疗原则** 泪道通畅，或通而不畅者，可采用药物配合针灸等治疗。若泪道不通者，可行手术治疗。辨证遵循脏腑五轮原则，以虚论治。
2. **辨证论治**
(1) 血虚夹风
证候：流泪，迎风更甚，隐涩不适，患眼无红赤肿痛；兼头晕目眩，面色少华；舌淡薄，脉细。
治法：补养肝血，祛风散邪。
代表方：止泪补肝散(《银海精微》)。
常用药：熟地黄、白芍、当归、川芎、防风、夏枯草、木贼、蒺藜。
加减：若流泪迎风更甚者，可加白薇、菊花、石榴皮等以祛风止泪。
(2) 气血不足
证候：无时泪下，泪液清冷稀薄，不耐久视；面色无华，神疲乏力，心悸健忘；舌淡，苔薄，脉细弱。
治法：益气养血，收摄止泪。
代表方：八珍汤(《正体类要》)。
常用药：熟地黄、白芍、当归、川芎、人参、白术、茯苓、甘草。
加减：如迎风泪多者，加防风、白芷、菊花以祛风止泪；若遇寒泪多、畏寒肢冷者，酌加细辛、桂枝、巴戟天以温阳散寒摄泪。

（3）肝肾两虚

证候：眼泪常流，拭之又生，或泪液清冷稀薄；兼头昏耳鸣，腰膝酸软；脉细弱。

治法：补益肝肾，固摄止泪。

代表方：左归饮（《景岳全书》）。

常用药：熟地黄、山药、枸杞、茯苓、山茱萸、炙甘草。

加减：若流泪较甚者，加五味子、防风以收敛祛风止泪；若感泪液清冷者，加巴戟天、肉苁蓉、桑螵蛸，加强温补肾阳之力以助固摄止泪之功。

3. 手术治疗

（1）针对睑缘外翻及泪点位置异常者，可行矫形手术。

（2）泪道阻塞者，可试行激光治疗或使用泪道硅管留置治疗。

（3）冲洗泪道：反复多次的泪道冲洗，对通而不畅者有效。

4. 针灸治疗 针对面瘫或眼睑张力下降，以补法为主，针灸并用，可选肝俞、肾俞、涌泉、太冲、合谷、风池；亦可加神阙艾灸及同侧睛明穴温针（将针用火烧热，待温后再针）治疗。

5. 中成药治疗 杞菊地黄丸适用于肝肾两虚，约束无权证。口服水蜜丸，每日2次，每次6g（小蜜丸每次9g）。

六、思辨导图

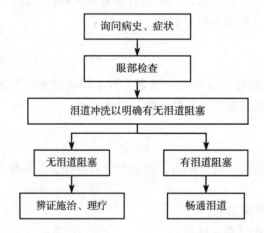

七、预防策略

1. 积极治疗沙眼及鼻部疾病。

2. 户外者可戴防护镜，减少风沙刺激。

八、思考题

1. 试述泪液的排除系统。

2. 试述迎风冷泪的病因。

漏　睛

一、概述

漏睛之名出自《太平圣惠方》。《诸病源候论》称"目脓漏";《秘传眼科龙木论》称"漏睛脓出外障"。以内眦部常有黏液或脓液自泪窍漏出的临床表现而得名。

现代医学将此类因鼻泪管狭窄或阻塞,致使泪液滞留于泪囊内而伴发的细菌感染,命名为慢性泪囊炎(chronic dacryocystitis)。沙眼、外伤、鼻炎、鼻中隔偏曲或鼻甲肥大等是可能的诱因。亦有新生儿患本病者。

二、病机

心有伏火,脾蕴湿热,流注经络,上攻泪窍,腐而成脓。

三、诊断要点

1. **问诊（症状）**　自觉患眼不适,时有泪出,眦头常湿或有黏液、脓液自泪窍溢出。
2. **望诊（体征）**　内眦部球结膜轻微充血,按压泪囊部有黏液或脓液自泪小点溢出。
3. **特殊检查**　冲洗泪道时,有黏液或脓液自泪点反流,冲洗时泪囊部有隆起感。

四、类证鉴别

迎风冷泪按压睛明穴下时,无黏液或脓液反流,此可作鉴别。

五、治疗措施

1. **治疗原则**　泪囊部长期滞留黏脓时,易造成局部带菌状态。如眼部外伤或手术时,易致感染而酿成眼内炎风险,因此预先治疗可防止生变。辨证以心脾积热论治。

2. **辨证论治（心脾积热）**

证候:内眦微红潮湿,可见脓液浸渍,拭之又生,脓多且稠;按压睛明穴下方时,有脓液从泪窍泌出;小便黄赤;或可见舌红苔黄腻,脉濡数。

治法:清心利湿。

代表方:竹叶泻经汤(《原机启微》)。

常用药:黄连、山栀、黄芩、大黄、决明子、羌活、柴胡、升麻、赤芍、泽泻、茯苓、车前子、竹叶、炙甘草。

加减:脓液多且黄稠者,可去羌活,加天花粉、乳香、没药,以加强清热排脓、祛瘀消滞的作用。

3. **局部治法**

(1)滴眼液:滴前按压鼻根泪囊区,使黏液或脓液自泪点溢出;再用抗生素眼液滴眼,如0.25%氯霉素眼药水、0.4%环丙沙星眼药水等,每日4~6次。

(2)泪道冲洗:可用1%黄连水冲洗泪道,每日或隔日1次,也可用抗生素药液冲洗。

(3)泪道探通术:若为婴儿患者,一般先行睛明穴下方皮肤按摩,日久无效者,行泪道探通术，术后用抗生素眼液滴眼。探通时，应注意保护，以防泪小点撕裂。

（4）手术治疗：经保守治疗不愈者，应根据病情选择泪囊鼻腔吻合术、泪道激光成形术、泪囊摘除术。

六、思辨导图

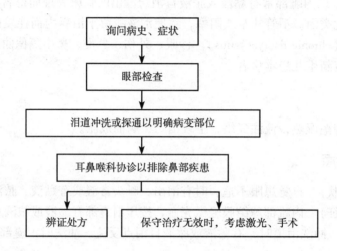

询问病史、症状

眼部检查

泪道冲洗或探通以明确病变部位

耳鼻喉科协诊以排除鼻部疾患

辨证处方

保守治疗无效时，考虑激光、手术

七、预防策略

1. 及时治疗椒疮、迎风冷泪以避免发生漏睛。
2. 漏睛者应经常清洁泪道，避免发生并发症。

八、思考题

1. 漏睛对眼部可能存在的潜在威胁有哪些？
2. 试述泪道冲洗的操作程序。

漏 睛 疮

一、概述

漏睛疮之名出自《圣济总录》。以睛明穴下的突发红、肿、热、痛，继而溃破出脓的临床表现而得名。伏邪复感，蕴伏之热邪上扰泪窍是其病机，辨证以心脾两经积邪郁热论治。

现代医学将此类在慢性泪囊炎基础上的急性感染，命名为急性泪囊炎（acute dacryocystitis）。最常见的致病菌为链球菌。

二、病机

1. 心经蕴热，或素有漏睛，热毒内蕴，复感风邪，风热搏结所致。
2. 心脾热毒壅盛致气血凝滞，营卫不和，结聚成疮，热盛内腐成脓而溃。
3. 气血不足，正不胜邪，邪气留恋，蕴伏之热邪上扰泪窍。

三、诊断要点

1. 问诊（症状） 内眦处突发皮肤红肿、灼热、疼痛，热泪频流。重者可伴恶寒、发热、头痛等症。

2. 望诊（体征） 内眦近鼻根处皮肤红肿灼热，肿核隆起渐大，疼痛拒按；重者患侧鼻梁及颜面均红肿，甚至眼睑红肿难以睁开，球结膜充血水肿；或肿核中央有波动感，形成脓肿甚而溃破；或见红肿消退，疮口经久未敛，形成瘘管。部分患者可发热、恶寒，耳前及颌下可触及肿核，并有压痛。

3. 特殊检查 血常规检查，显示白细胞总数及中性粒细胞比例增高。

4. 类证鉴别

（1）局限于内眦的针眼，其部位更偏向外侧，冲洗泪道可作鉴别。

（2）漏睛无红肿热痛，以资鉴别。

五、治疗措施

1. 治疗原则 未成脓时以消散为主，已成脓者切开排脓。

2. 辨证论治

（1）风热上攻

证候：患眼热泪频流，睛明穴下红肿疼痛，可扪及隆起肿核，疼痛拒按；头痛或见恶寒发热；舌红苔薄黄，脉浮数。

治法：疏风清热，消肿散结。

代表方：仙方活命饮（《外科发挥》）。

常用药：金银花、天花粉、当归、赤芍、乳香、没药、穿山甲、皂角刺、白芷、贝母。

加减：常于方中加白芷、浙贝母、天花粉，以加强消肿散结之功。

（2）毒盛内腐

证候：患处红肿焮热、疼痛，肿核顶软色黄白，或溃破流脓，甚而红肿蔓及颜面胞睑；耳前或颌下有肿核及压痛，可兼头痛身热，心烦口渴，大便燥结，小便赤涩；舌质红，苔黄燥，脉洪数。

治法：解毒消瘀散结。

代表方：黄连解毒汤（《外台秘要》）合五味消毒饮（《医宗金鉴》）。

常用药：黄连、黄芩、黄柏、山栀、金银花、菊花、蒲公英、紫花地丁、紫背天葵。

加减：若大便燥结者，可加大黄以通腑泻热；患处红肿热痛甚者，加郁金、乳香、没药以助活血散瘀，消肿止痛；欲成脓而未溃者，可加皂角刺、穿山甲、白芷以促使脓成溃破。

（3）正虚邪留

证候：患处微红微肿，稍有压痛，时有反复，但不溃破；或溃后漏口难敛，脓液稀少不绝；可伴畏寒肢冷，面色苍白，神疲食少；舌淡苔薄，脉细弱。

治法：补气养血，托里排毒。

代表方：托里消毒散（《医宗金鉴》）。

常用药：人参、黄芪、白术、茯苓、当归、白芍、川芎、银花、连翘、白芷、陈皮。

加减：红痛有肿核，可加野菊花、蒲公英、郁金以助清热消肿，活血止痛；溃后漏口不敛日久，宜加玄参、天花粉、白蔹以养阴清热，生肌排脓。

3. 局部治疗

（1）湿热敷：早期，局部宜用湿热敷，每日2~3次，促使快速成脓。

（2）滴眼液：可用抗生素眼液滴眼，每日3次。

（3）药物敷：未成脓者，可用紫金锭磨水外涂，或以如意金黄散调和外敷，或用新鲜芙蓉叶、野菊花、马齿苋、紫花地丁等量，洗净捣烂外敷，以清热解毒，促其消散。注意各外用药勿入眼内。

4. 手术

（1）已成脓者，应及时切开排脓，并放置引流条，每日换药，待脓尽伤口愈合。

（2）若已成瘘者，可行泪囊摘除术，并切除瘘管。

5. 内治

（1）根据病情及时选择口服或静脉给药或肌内注射有效抗生素，以免病情加重。

（2）中成药治疗

①黄连上清丸，适用于风热上攻证。口服，每次1丸，每日2~3次。

②牛黄解毒丸，适用于热毒炽盛证。口服，每次1丸，每日3次。

③十全大补丸或人参养荣丸，适用于正虚邪留证。口服水蜜丸，每次6g，

每日2~3次。

六、思辨导图

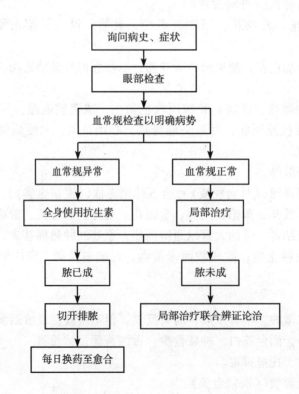

七、预防策略

1. 及时治疗漏睛、迎风冷泪以防演变。
2. 发病急骤，尽早治疗，以免成漏。
3. 不可挤压脓肿，以免脓毒内陷或成危症。

八、思考题

1. 试述漏睛疮的治疗。
2. 试述漏睛疮的临床思辨。

第六章　白睛疾病

白睛又称白仁、白眼。其表层透明而脆嫩为黏膜，其上攀附络脉，与深部借助筋膜附着，疏松可移动，《张氏医通》称其为"外膜"，在黑睛缘处逐步移为黑睛，此处附着较紧，现代医学称其为球结膜；深层色白致密而坚韧，为胶原结构，属眼球之外壁，现代医学称其为"巩膜"。两层组织密布着丰富的血管网。白睛疾病涵盖了球结膜病和巩膜病，一旦感染，其基本的病理为血管的充血和渗出。

白睛疾病是最常见的外障眼病，大多起病急，发展快。主要证候为：自觉目痒，目痛，碜涩，生眵，流泪；望诊可见白睛红赤、浮肿，睑内面红赤、粟粒丛生等，其中白睛红赤是其最基本的临床表现。

白睛裸露于外，故白睛浅层易触感六淫、疠气之外袭为患，而白睛内层则受制于脏腑失衡之内因成疾。中医轮脏学说中，白睛为气轮，内应于肺，肺与大肠相表里。病证亦有虚实之分，实证多因风湿燥热等邪气侵袭，虚证则多由肺阴虚、肺气不足、目失温煦濡养而致。而大肠积热，肺失宣发肃降，亦可致邪毒瘀滞于白睛而结节隆起。

基于对白睛疾病的病机认识，治疗白睛疾病，实证多用疏风清热、清热解毒、泻火通腑、除湿止痒、凉血退赤等法；虚证则多用养阴润燥、益气生津等法。同时，现代临床普遍认识到局部治疗的有效性。暴风客热、脓漏眼、天行赤眼、天行赤眼暴翳等白睛疾患具有传染性、流行性，应注意预防隔离。

椒　疮

一、概述

椒疮之名出自《证治准绳》。《肘后备急方》称"目中风肿"；《诸病源候论》称"目风赤候"；《备急千金要方》称"睑生风粒"等。以胞睑内面颗粒累累，色红而坚，状若花椒的临床表现而得名。中医外因责之外感风热毒邪，内因有脾胃积热。风热毒邪客于气轮、肉轮间。

现代医学将此类因沙眼衣原体感染而导致的慢性传染性角结膜病变，命名为沙眼（trachoma）。感染后的结膜、角膜细胞作为宿主，以二分裂方式形成子代原体，充满胞浆，破裂释放出原体，再周而复始地感染正常细胞，最终导致结膜瘢痕、睑板变形、黑睛血管翳等引发睑内翻、倒睫、黑睛浑浊等并发症而失明。双眼发病，病程迁延，曾经在国内卫生条件差的地区大肆流行。

二、病机

外感风热毒邪，内有脾胃积热，内外邪毒上壅胞睑，脉络阻滞，气血失和，与邪毒瘀积而成。

三、诊断要点

1. 问诊（症状） 睑内微痒，稍有干涩及少量眵泪，或无明显异常感觉；病情重者，睑内赤痒灼热，怕光流泪，伴分泌物，眼睑有重坠感，视物模糊。

2. 望诊（体征）

（1）弥漫性上睑结膜血管充血。上睑结膜及上穹隆部乳头增生，滤泡形成。

（2）裂隙灯显微镜检查，可见角膜血管翳。

（3）上穹隆部或上睑结膜有瘢痕。

（4）结膜刮片可找到沙眼包涵体。

上述第一项兼有其他一项时，即可诊断为沙眼（表6-1）。

表 6-1　沙眼的诊断与分期

分期	依据	分级	病变占上睑的面积
Ⅰ期（进行期）	上穹隆或上睑结膜滤泡、乳头增生，睑结膜血管模糊	轻（+）	<1/3
		中（++）	1/3~2/3
		重（+++）	>2/3
Ⅱ期（退行期）	上述病变同时出现瘢痕	轻（+）	<1/3
		中（++）	1/3~2/3
		重（+++）	>2/3
Ⅲ期（瘢痕期）	仅见瘢痕		

四、常见并发症

1. 睑内翻倒睫，使眼睑结膜面瘢痕收缩，形成眼睑内翻。

2. 角膜血管翳较轻者，新生血管翳自上方呈垂帘状；严重者，角膜全部新生血管化，从而影响视力。

3. 角膜浑浊。

4. 反复的结膜炎症致使球结膜与睑结膜发生粘连，影响眼球运动。

5. 沙眼衣原体侵犯鼻泪管，造成泪液引流障碍，形成慢性泪囊炎。

6. 反复炎症致使结膜杯状细胞分泌功能被破坏，基础泪液分泌不足，形成角结膜干燥症。

7. 上睑下垂。

五、治疗措施

1. 治疗原则 本病轻症可以局部点药为主，重症则配以内治，必要时还须辅以手术。有并发症和后遗症时，应对症治疗。

2. 辨证论治

（1）风热客睑

证候：眼微痒不适，伴分泌物，睑结膜面血管模糊、充血，有少量滤泡，乳头或有新生血管翳；舌尖红，苔薄，脉浮数。

治法：疏风清热，退赤散结。

代表方：银翘散（《温病条辨》）。

常用药：金银花、连翘、桔梗、牛蒡子、荆芥、芦根、杏仁。

加减：可于方中加生地、赤芍、当归以清热凉血退赤。

（2）血热瘀滞

证候：眼内刺痛灼热，有异物感，怕光，流泪伴分泌物，胞睑重坠难开，睑结膜充血，乳头滤泡与瘢痕相间，伴新生血管翳呈垂帘状，视力下降；或见舌质暗红，苔黄，脉数。

治法：清热凉血，活血散瘀。

代表方：归芍红花散（《审视瑶函》）。

常用药：当归、赤芍、红花、山栀、黄芩、大黄、白芷、连翘、防风、生地黄、炙甘草。

加减：若胞睑厚硬，乳头滤泡成片者，加生地、丹皮、桃仁以助凉血化瘀退赤之功；若分泌物多、碜涩羞明者，常加银花、桑叶、菊花等以清热解毒；若赤膜下垂、黑睛生星翳者，酌加石决明、密蒙花、谷精草等以增清热明目退翳之功。

3. 外治法

（1）滴眼液：可选用对衣原体敏感药物磺胺类、利福平、肽丁胺眼药滴眼。

（2）涂眼膏：睡前涂抗生素眼药膏。

（3）后遗症的治疗

①眼珠干燥者，可点滴人工泪液以缓解证候。

②睑内翻、倒睫严重者，可行睑内翻倒睫矫正术，以避免对角膜损伤。

六、思辨导图

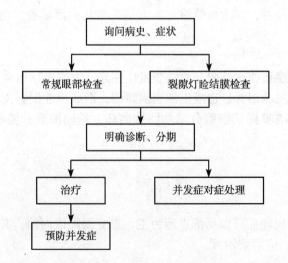

七、预防策略

1. 加强公共卫生管理，控制传播源。
2. 勤洗手，注意个人卫生，避免交叉感染。

八、思考题

1. 试述椒疮的感染途径。
2. 试述椒疮的现代医学病理过程。
3. 椒疮的并发症有哪些？

暴风客热

一、概述

暴风客热之名出自《银海精微》。又名暴风、暴风客热外障，俗称暴发火眼。以白睛红赤、眵多黏稠、痒痛交作的临床表现而得名。本病多发于春、夏、秋季，常以手帕、毛巾、水、手为传染媒介，易在公共场所蔓延，散发于学校等集体生活场所。多为双眼患病，突然发生，若失于调治，则病情迁延，可演变成慢性。骤感风热，循经上犯，客于白睛，治以祛风除热。

现代医学将此类因细菌感染而导致的结膜急性炎症反应，命名为急性卡他性结膜炎（acute catarrhal conjunctivitis）。一般在发病后 3~4 天达到高潮，以后逐渐减轻，1~2 周痊愈，预后良好。

二、病机

骤感风热之邪，风热相搏，客留肺经，上犯白睛而发；若素有肺经蕴热，则病症更甚。

三、诊断要点

1. 问诊（症状） 患眼磣涩痒痛，灼热流泪，眵多黏稠；全身或见恶寒发热，鼻塞，头痛，溲赤，便秘等症；或有与本病患者的接触史。

2. 望诊（体征） 胞睑红肿，白睛红赤、浮肿，胞睑内面红赤，眵多黏稠。严重者可见附有灰白色伪膜，易于擦去，但又复生（附彩图6-1）。

四、类证鉴别

本病应与天行赤眼、瞳神紧小、绿风内障相鉴别。

五、治疗措施

1. 治疗原则 外治为主，滴用抗生素或清热解毒眼液；辨证以气轮属肺，驱肺经风热为要，辨风热孰轻孰重论治。

2. 辨证论治

（1）风重于热

证候：痒涩刺痛，羞明流泪，眵多黏稠，白睛红赤，胞睑微肿；可兼见头痛，鼻塞，恶风；舌质红，苔薄白或微黄，脉浮数。

治法：疏风清热。

代表方：银翘散（《温病条辨》）。

常用药：金银花、连翘、桔梗、牛蒡子、荆芥、芦根、杏仁。

加减：若白睛红赤明显，可加野菊花、蒲公英、紫草、丹皮以清热解毒，凉血退赤。

（2）热重于风

证候：目痛较甚，怕热畏光，眵多黄稠；热泪如汤，胞睑红肿，白睛红赤浮肿；可兼见口渴，尿黄，便秘；舌红；苔黄，脉数。

治法：清热疏风。

代表方：泻肺饮（《眼科篡要》）。

常用药：石膏、黄芩、桑白皮、山栀、羌活、荆芥、防风、白芷、连翘、枳壳、炙甘草。

加减：重用桑白皮，酌加桔梗、葶苈子以泻肺利水消肿；可加生地、丹皮以清热解毒，凉血退赤。便秘者，可加生大黄以通腑泻热。

（3）风热并重

证候：患眼焮热疼痛，刺痒交作，怕热畏光，泪热眵结，白睛赤肿；兼见头痛鼻塞，恶寒发热，口渴思饮，便秘溲赤；舌红，苔黄，脉数。

治法：疏风清热，表里双解。

代表方：防风通圣散（《审视瑶函》）。

常用药：防风、荆芥、薄荷、大黄、芒硝、滑石、山栀、石膏、桔梗、连翘、黄芩、川芎、当归、赤芍、白术、炙甘草。

加减：去麻黄、川芎、当归辛温之品，宜加蒲公英、金银花、野菊花以重清热解毒。若刺痒较重者，加蔓荆子、蝉蜕以祛风止痒。

3. 局部治疗

（1）清热解毒眼药，如 0.5%熊胆眼液点眼，每日 6 次。

（2）抗生素眼药，如 0.3%妥布霉素、0.3%左氧氟沙星眼液点眼，晚上涂迪可罗眼膏等。

（3）煎药熏洗：可根据证型辨证处方；或选用蒲公英 30g，野菊花 30g，黄连 10g 等清热解毒之品，煎水熏洗患眼，每日 2~3 次。

4. 其他治疗

（1）黄连上清丸，每服 6g，每日 2 次。

（2）明目上清丸，每服 6g，每日 2 次。

（3）一清胶囊，每服 2 粒，每日 3 次。

六、思辨导图

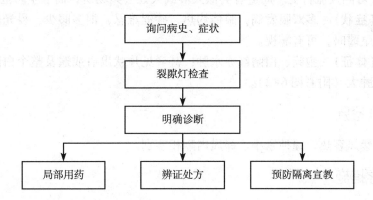

七、预防策略

1. 注意个人卫生，不用脏手、脏毛巾揉擦眼部。

2. 急性期病人的手帕、毛巾、脸盆以及其他生活用品应注意消毒，防止传染。如一眼患病，谨防患眼分泌物及眼药水流入健眼。

3. 禁止包扎患眼。

八、思考题

1. 试述暴风客热的类证鉴别。

2. 试述暴风客热的病程。

天行赤眼

一、概述

天行赤眼之名出自现代中医，《世医得效方》称"天行赤目"、《证治准绳》称"天行赤热"、《目经大成》称"天行气运"。以感天行疫疠之气，白睛突发红赤，且呈鲜红一片，泪多眵少或无眵等临床表现而得名。谓其天行，即为广泛流行，在较大范围内，一人发病，男女老幼皆可相染。多发于春秋两季，双眼同时或先后发病，一般 1～2 周痊愈。若累及黑睛，出现星点翳障，则持续时间较长，可达数月或数年之久。疫疠之气为因，上犯白睛，气机失宣，五轮白睛属肺，故以肺调治。

现代医学将此类因腺病毒 3、8、19 型感染而导致的结、角膜急性、出血性炎症，命名为流行性出血性结膜炎。因患眼-水或物-健眼的传播途径而播散，形成广泛流行。

二、病机

本病多因疫疠之气上犯白睛；或因肺胃积热，相招疫疠之气，内外合邪，热毒炽盛，上攻于目而成。或因患者的眵泪相染所致。

三、诊断要点

1. 病史 可问及流行史。周遭有类似人群或久处公共场所，而卫生防范有所不及。

2. 问诊（症状） 多双眼发病，眼痛灼热，碜涩难忍，泪多眵少，畏光怕热，视力完好。若黑睛见星翳时，可有雾视。

3. 望诊（体征） 胞睑、白睛红赤水肿，甚者见片状出血或遍及整个白睛，或伴耳前或颌下淋巴结肿大（附彩图6-2）。

四、类证鉴别

本病应与暴风客热、瞳神紧小、绿风内障相鉴别。

五、治疗措施

1. 治疗原则 本病系感受疫疠之气所致，辨证以祛风清热为基本治法，以肺论治，内外兼顾。

2. 辨证论治

（1）初感疫疠

证候：患眼碜涩灼痛，畏光流泪，眵多清稀，白睛红赤、溢血，胞睑红肿，耳前、颌下可扪及肿核；舌质红，苔薄黄，脉浮数。

治法：疏风清热。

代表方：驱风散热饮子（《审视瑶函》）。

常用药：羌活、防风、薄荷、连翘、牛蒡子、大黄、山楂、赤芍、当归、川芎、炙甘草。

加减：若白睛溢血广泛，加生地黄、牡丹皮以凉血清热。

（2）热毒炽盛

证候：白睛赤肿，胞睑红肿，白睛溢血，黑睛星翳，羞明刺痛，热泪如汤，口渴引饮，溲赤便结；舌质红，苔黄，脉数。

治法：泻火解毒。

代表方：泻肺饮（《眼科纂要》）。

常用药：石膏、黄芩、桑白皮、山栀、羌活、荆芥、防风、白芷、连翘、枳壳、炙甘草加减：若黑睛生翳，加蝉蜕、青葙子、白蒺藜、龙胆草。

3. 局部治疗

（1）抗病毒眼药，如利巴韦林、正大捷普，晚上涂阿昔洛韦眼膏等。

（2）清热解毒眼药，如1%黄芩苷眼液点眼，每日6次。

（3）煎药熏洗：可辨证处方或选用蒲公英30g，野菊花30g，蔓荆子10g等祛风清热之品，煎水熏洗患眼，每日2~3次。

4. 其他疗法 可用中成药抗病毒口服液，每服1支，每日3次。

六、思辨导图

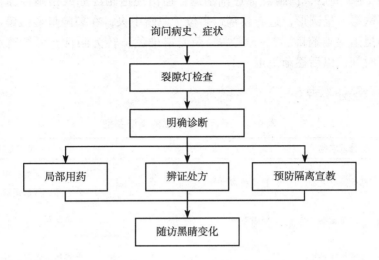

询问病史、症状

↓

裂隙灯检查

↓

明确诊断

↓

局部用药　　辨证处方　　预防隔离宣教

↓

随访黑睛变化

七、预防策略

同暴风客热。但措施更应积极，尤其对浴室、游泳池等要加强管理，对病人接触过的用具应严格消毒，以便控制流行。此外，在流行季节，健康人可用4%病毒灵眼液或鱼腥草眼液点眼以预防。

八、思考题

1. 本病不同于暴风客热的体征有哪些？
2. 本病可能出现的危害是什么？

天行赤眼暴翳

一、概述

天行赤眼暴翳之名出自《古今医统大全》。《银海精微》称"大患后生翳"；《医宗金鉴》称"暴赤生翳"。以感受疫疠之气，急发白睛红赤，继之黑睛生翳的临床表现而得名。可单眼或双眼同时患病，易传染流行，无明显季节性，各年龄段均可发生，病程较长，严重者可迁延数月以上。愈后常遗留不同程度的角膜云翳，影响视力。

现代医学将此类因腺病毒感染角结膜并累及角膜浅基质层损害的眼病，命名为流行性角结膜炎（epidemic keratoconjunctivitis）。

二、病机

触感疠气，循经犯肺，由表入里，肺肝同病，交攻于目。

三、诊断要点

1. 病史　前期天行赤眼病史。

2. **问诊（症状）** 灼热目痛，碜涩羞明，泪多眵稀，视物模糊。

3. **望诊（体征）** 初起胞睑微肿，泪多眵稀，白睛红赤微肿。耳前及颌下扪及肿核并有压痛；发病 1～2 周后，白睛红赤逐渐消退，但出现抱轮红赤或白睛混赤，黑睛星点翳障，散在而不联缀，呈圆形，边界模糊，多位于黑睛中央，在裂隙灯显微镜下清晰可见荧光素染色后的黑睛星点翳障；2～3 周后，荧光素染色虽转为阴性，但黑睛点状浑浊可持续数月或更长时间，以后逐渐消退。

四、类证鉴别（表 6-2）

表 6-2　天行赤眼暴翳的类证鉴别

	暴风客热	天行赤眼	天行赤眼暴翳
病因	感受风热之邪	猝感疫疠之气	猝感疫疠之气，内兼肺火亢盛，内外合邪，肝肺同病
眵泪	眵多黏稠	泪多眵稀	泪多眵稀
白睛红赤	白睛红赤浮肿	白睛红赤浮肿，点状或片状白睛溢血	白睛红赤浮肿，或抱轮红赤
黑睛星翳	多无黑睛生翳	少有，在发病初出现，其星翳易消退	多有，以发病后 1～2 周更多，其星翳多位于中央，日久难消
分泌物涂片	多形核白细胞增多	单核细胞增多	同天行赤眼
预后	一般较好	一般较好	重者黑睛可留点状翳障，渐可消退
传染性	有传染性，但不引起流行	传染性强，易引起广泛流行	同天行赤眼

五、治疗措施

1. **治疗原则** 肺肝同病为本病的特点，故天行赤眼治疗时不能放松黑睛星翳的预防，否则会造成黑睛星翳迁延难愈。

2. **辨证论治**

（1）初感疠气

证候：目痒碜痛，羞明流泪，眼眵清稀，胞睑微肿，白睛红赤浮肿，黑睛星翳；兼见头痛发热，鼻塞流涕；舌红，苔薄白，脉浮数。

治法：疏风清热，退翳明目。

代表方：菊花决明散（《原机启微》）。

常用药：决明子、石决明、木贼、防风、羌活、蔓荆子、菊花、甘草、川芎、黄芩、石膏。

加减：宜去方中之羌活，常加蝉蜕、白蒺藜以祛风退翳；若白睛红赤、浮肿明显者，加桑白皮、银花以清泻肺热。

（2）肝火偏盛

证候：患眼碜涩刺痛，畏光流泪，视物模糊，黑睛星翳簇生，抱轮红赤；兼见口苦咽干，便秘溲赤；舌红，苔黄，脉弦数。

治法：清肝泻火，退翳明目。

代表方：龙胆泻肝汤（《太平惠民和剂局方》）。

常用药：龙胆草、山栀、黄芩、车前子、泽泻、当归、生地、柴胡、甘草。

加减：常于方中加蝉蜕、密蒙花、谷精草，以增疏风清热退翳之功。

（3）余邪未清

证候：目珠干涩，白睛红赤渐退，但黑睛星翳未尽；舌红少津，脉细数。

治法：养阴祛邪，退翳明目。

代表方：消翳汤（《眼科纂要》）。

常用药：荆芥、防风、柴胡、蔓荆子、木贼、密蒙花、当归、赤芍、枳壳、生地、甘草。

加减：常于方中加沙参、麦冬、天冬以助养阴生津；黑睛有翳、羞明者，宜加石决明、谷精草、乌贼骨以清肝明目退翳。

3. 局部治疗

（1）滴眼液：选抗病毒眼液，配合抗生素眼液点眼，每日 5 次；也可用 0.2% 鱼腥草眼液。若黑睛星翳簇生，可配用促进黑睛表层愈合的药（贝复舒）。

（2）熏洗眼：选用大青叶 20g，金银花 15g，蒲公英 30g，决明子 20g，野菊花 15g 等清热解毒之品，煎汤熏洗患眼，每日 2~3 次。

4. 其他治疗 同天行赤眼。

六、思辨导图

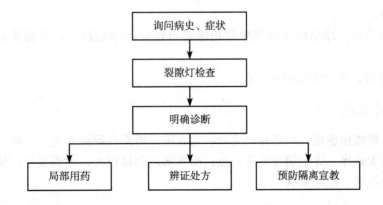

```
询问病史、症状
      ↓
  裂隙灯检查
      ↓
   明确诊断
   ↓    ↓    ↓
局部用药  辨证处方  预防隔离宣教
```

七、预防策略

同暴风客热，但措施更应积极，尤其要对浴室、游泳池等加强管理，对病人接触过的用具应严格消毒，以便控制流行。

时 复 症

一、概述

时复症之名出自《中医眼科学》六版教材。《证治准绳》称"痒若虫行证";《秘传眼科龙木论》称"眼痒极难忍外障";《眼科菁华录》称"时复目痒",其所载"……及期而发,过期又愈,如花如潮"的周期性发作状况。以双目奇痒难忍,白睛红赤,至期而发的临床表现而得名。多见于青少年男性,常双眼发病,其病程可长达数年或数十年之久,随年龄增长逐渐减轻或痊愈。

现代医学将此类角结膜的变态反应性炎症,命名为春季卡他性结膜炎(vernal conjunctivitis)。按结膜面大而扁平的乳头及角膜缘组织胶样增生,或兼而有之的改变分为睑结膜型、球结膜型和混合型三类。

二、病机

1. 肺卫不固,风热外侵上犯,往来于肉轮、气轮之间。
2. 脾胃湿热内蕴,复感风邪,风湿热邪相搏,滞于气轮、肉轮所致。
3. 肝血不足,虚风内动,上犯于目而致。

三、诊断要点

1. 病史 有周期发作史。春夏发病,秋冬缓解。

2. 问诊（症状） 双眼奇痒难忍,灼热微痛,碜涩不适,甚则羞明流泪,有白色黏丝样眼眵。

3. 望诊（体征）

（1）睑结膜型:上睑结膜血管模糊充血,睑内面见扁平颗粒,状如铺路卵石样排列（附彩图6-3）。

（2）角膜缘型:球结膜充血见角膜边缘黄白色胶样隆起结节,或相互融合,包绕角膜缘。

（3）混合型:两种情况同时存在。

四、类证鉴别

本病应与椒疮相鉴别:两者相同之处,均在胞睑内面有颗粒丛生。不同之处:椒疮之颗粒较小,目无奇痒,无定期发病的特点;而本病之颗粒较大,硬而扁平,排列如铺路之卵石样,双眼奇痒,定期发病。

五、治疗措施

1. 治疗原则 属于体质超敏,外因仅为诱发的因素。除外治缓解症状外,应根据患者全身脉症给予辨证论治。以调节肺脾为本,祛风除湿止痒论治。治疗最好在发作前开始。

2. **辨证论治**

（1）外感风热

证候：眼痒难忍，灼热微痛，有白色黏丝样眼眵，胞睑内面遍生状如小卵石样颗粒，白睛污红；舌淡红，苔薄白，脉浮数。

治法：祛风止痒。

代表方：消风散（《太平惠民和剂局方》）。

常用药：荆芥、薄荷、羌活、防风、僵蚕、蝉蜕、陈皮、厚朴、党参、茯苓、川芎。

加减：痒甚者，酌加桑叶、菊花、刺蒺藜以增祛风止痒之功；若白睛红赤、灼热明显者，可加丹皮、赤芍、郁金以凉血消滞退赤。

（2）湿热夹风

证候：患眼奇痒难忍，风吹日晒、揉拭眼部后加剧，泪多眵稠呈黏丝状，睑内面遍生颗粒，状如小卵石排列，白睛污黄，黑白睛交界处呈胶样结节隆起；舌质红，苔黄腻，脉数。

治法：清热除湿，祛风止痒。

代表方：除湿汤（《眼科篡要》）。

常用药：茯苓、滑石、车前子、黄芩、黄连、防风、荆芥、枳壳、陈皮、炙甘草等。

加减：常于方中加白鲜皮、地肤子、茵陈以增强除湿止痒之力；睑内面遍生状如小卵石样颗粒及有胶样结节隆起者，可加郁金、川芎以消郁滞。

（3）血虚生风

证候：眼痒势轻，时作时止，白睛微显污红；面色少华或萎黄；舌淡脉细。

治法：养血息风。

代表方：四物汤（《太平惠民和剂局方》）。

常用药：当归、地黄、川芎、白芍。

加减：宜加白蒺藜、防风、蝉蜕、乌梢蛇以增祛风止痒之功；加炒白术、茯苓、党参以健脾益气，使气血生化有源。

3. **局部治疗**

（1）激素类眼液可有效地缓解症状、体征，如典必殊眼液，每日3次，每次一滴。

（2）抗组胺类眼药，如埃美丁眼液，每日3次，每次一滴。

（3）2%～4%色苷酸钠眼液，每日3次，每次一滴。

（4）必要时配合用0.1%肾上腺素溶液，可减轻局部血管充血。

（5）可用2%环孢霉素眼液滴眼，可调节免疫功能。

4. **辅助疗法**

（1）冷敷：局部冷敷可减少组织反应，改善症状。

（2）针刺：选取承泣、光明、外关、合谷、足三里等穴以调节免疫，每日1次，10次为1个疗程。

（3）病情严重者，可口服阿司匹林0.25g，每日3次，2～4周为1个疗程；或口服消炎痛25mg，每日3次，2周为1个疗程。

（4）滴用清热解毒类眼药，如0.5%熊胆眼液。

六、思辨导图

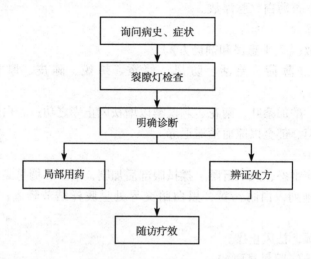

七、预防策略

1. 发作期为避免阳光刺激，可戴有色眼镜。
2. 不食辛辣厚味之品，以免加重病情。
3. 缓解期可益气补脾以固其本，对防止复发或减轻复发症状有积极的意义。

八、思考题

1. 时复症的病因是什么？
2. 时复症的类型有几型？
3. 时复症的对症治疗有哪些？

金　疳

一、概述

金疳之名出自《证治准绳》。《目经大成》称"金疡"。以白睛表层生玉粒样小泡，周围绕以赤脉，碍珠涩痛的临床表现而得名。本病以单眼发病为多，亦有双眼发病者。中医以症位于气轮而求因于肺经不利，或感于外，或因于内，皆燥热、阴亏之患，泻肺利气散结治其本。

现代医学将此类因结膜、角膜对内源性微生物蛋白质变态反应引起的眼局部病变，命名为泡性结膜炎（phlyctenular conjunctivitis）。但病因不能确定，也可发于角膜或角膜缘而名泡性角膜炎、泡性角结膜炎。

二、病机

1. 肺经燥热，宣发失职，肺火偏盛。

2. 肺阴不足，虚火偏盛，气轮受邪。

3. 脾胃失调，土不生金，肺金失养，气血凝滞气轮而成。

三、诊断要点

1. 问诊（症状）　仅感眼部磣涩不适，运珠牵攀。

2. 望诊（体征）

（1）泡性结膜炎：白睛浅层灰红色粟粒样结节，中央为灰白色或玉粒状小泡，多为1个，大小不一，压之不痛，推之可移，小泡周围环绕赤脉，破溃后可以自愈，愈后不留痕迹（附彩图6-4）。

（2）泡性角膜炎：疱疹位于角膜，预后伴随血管翳侵入角膜留有浅层翳障。

（3）泡性角结膜炎：位于角膜缘，疱疹较小，可单发，也可多发成串，相互融合。

四、类证鉴别

临床需要和白睛赘生物加以鉴别。

五、治疗措施

1. 治疗原则　查找可能的病因，对因治疗。对症治疗的有效药物是激素，可抑制过敏反应。

2. 辨证论治

（1）肺经燥热

证候：目涩疼痛，泪热眵结；白睛浅层生小泡，其周围赤脉粗大；或有口渴鼻干，便秘溲赤；舌质红，苔薄黄，脉数。

治法：泻肺散结。

代表方：泻肺汤(《审视瑶函》)。

常用药：桑白皮、地骨皮、黄芩、知母、麦冬、桔梗。

加减：常于方中加赤芍、丹皮以凉血活血退赤，加连翘以增清热散结之功；若小泡位于黑睛边缘者，加夏枯草、决明子以清肝泻火；大便秘结者，可加大黄以泻腑清热。

（2）肺阴不足

证候：隐涩微疼，眼眵干结，白睛生小泡，周围赤脉淡红，反复再发；可有干咳咽干；舌质红，少苔或无苔，脉细数。

治法：滋阴润肺。

代表方：养阴清肺汤(《重楼玉钥》)。

常用药：地黄、麦冬、玄参、贝母、牡丹皮、薄荷、白芍、炙甘草。

加减：常于方中加夏枯草、连翘以增清热散邪之功。

（3）肺脾亏虚

证候：白睛小泡周围赤脉轻微，日久难愈，或反复发作；疲乏无力，食欲不振，腹胀不舒；舌质淡，苔薄白，脉细无力。

治法：益气健脾。

代表方：参苓白术散(《太平惠民和剂局方》)。

常用药：人参、白术、茯苓、苡仁、山药、扁豆、莲子肉、砂仁、陈皮、桔梗、炙甘草。

加减：加桑白皮、赤芍以缓目赤、止目痛。

3. 局部治疗

（1）选用0.5%醋酸可的松滴眼液或0.025%地塞米松滴眼液；配合抗生素类药物，如0.3%氧氟沙星眼液或眼膏等点眼，每日各3~4次。

（2）中成药眼液，如0.5%熊胆眼液点眼，每日3~6次。

六、思辨导图

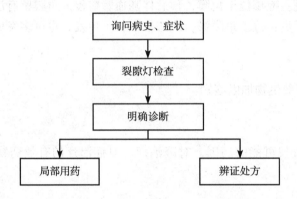

七、预防策略

适当补充多种维生素。宜少食辛辣炙煿之品，以防助热伤阴；加强锻炼，增强体质。

八、思考题

1. 试述金疳的病变性质。
2. 试述金疳的处理原则。

火　疳

一、概述

火疳之名出自《证治准绳》。《目经大成》称"火疡"。以白睛里层呈紫红色、局限性隆起，且疼痛拒按的临床表现而得名。好发于成年女性，多为单眼发病，也可双眼先后发病，病程较长，且易反复。其病位在白睛里层之表浅处为轻症，视力无损，可无后患；病位在白睛里层之深部为重症，危害较大，愈后常遗留白睛青蓝、白膜侵睛，也可波及黑睛和黄仁，变生他症，甚至可造成失明。以火邪热毒或风湿热邪郁结肺经，上攻白睛所致，属肺热亢盛，火郁不宣；反复者，日久伤阴，虚火上炎。

现代医学将此类病因复杂，可能源于免疫异常而导致的巩膜肉芽肿或非肉芽肿性炎症，命名为巩膜炎（scleritis）。临床常见表层巩膜炎和前部巩膜炎两种类型：前者预后良好，属于自限性类型；而后者为持久的免疫损伤，并可累及邻近组织而出现变症，预后不佳，常伴有免疫系统疾病。表层巩膜炎及前巩膜炎均有弥漫性、结节性两种不同表现，其特点是病程长，反复发作。

二、病机

1. 肺热亢盛，气机不利，以致气滞血瘀，滞结为疳。
2. 心肺热毒内蕴，火郁不得宣泄，上迫气轮所致。
3. 素有痹证，风湿久郁经络，郁久化热，风湿热邪循经上犯于气轮而发病。
4. 肺经郁热，日久伤阴，虚火上攻气轮。

三、诊断要点

1. 问诊（症状） 轻者患眼涩痛或局部疼痛，羞明流泪；重者目痛剧烈，痛连目眶四周，或眼珠转动时疼痛加剧，羞明流泪，视物不清等。

2. 望诊（体征）

（1）轻症：白睛浅层节段或弥漫紫红色变，推之不移，疼痛拒按，1~3周可退，易复发。

（2）结节性：白睛里层向外隆起呈暗紫色变，隆起之结节可由小渐渐增大，周围布有紫赤血脉；可多发，迁延不愈。

（3）弥漫性：白睛弥漫性暗紫色变波及整个白睛，白睛赤脉盘绕似新生血球（附彩图6-5）。

（4）坏死型：白睛深层暗紫色隆起，环抱黑睛呈堤状，白睛俱青，或侵犯黑睛变生翳膜，或波及黄仁致瞳神紧小，疼痛拒按，甚则视瞻昏渺。

四、类证鉴别

本病应与金疳相鉴别（表6-3）。

表6-3 火疳类证鉴别

	金疳	火疳
病位	小泡位于白睛表层	结节位于白睛里层
症状	灰白色小泡样，界限明显，可以溃破；推之可移，按之不痛	结节较大，呈圆形或椭圆形隆起，界限不清，很少溃破；推之不移，按之痛甚
赤脉	小泡四周的赤脉多鲜红	结节四周的赤脉多紫红
病程	较短	较长
预后	较好，一般不波及瞳神，预后多不留痕迹	较差，常波及瞳神，愈后多留痕迹

五、治疗措施

1. 治疗原则 实验室检查以寻找病因，并针对病因进行治疗，结合局部治疗。

2. 辨证论治 辨证以辨识肺经虚实之火为要。

（1）肺经郁火

证候：发病稍缓，患眼疼痛，羞明欲闭，白睛局部紫红色结节隆起，触之痛甚；可伴口干咽痛，咳嗽便秘；舌质红，苔薄黄，脉数。

治法：清肺泻热。

代表方：泻白散（《小儿药证直诀》）。

常用药：桑白皮、地骨皮、甘草等。

加减：可加葶苈子、杏仁以增强泻肺之力，清热散结；加红花、郁金以活血化瘀，散结消滞。

（2）火毒蕴结

证候：发病较急，患眼疼痛难睁，羞明流泪，目痛拒按，视物不清；白睛结节大而隆起，或连辍成环，周围血脉紫赤怒张；伴见口苦咽干，气粗烦躁，便秘溲赤；舌红，苔黄，脉数有力。

治法：泻火解毒，凉血散结。

代表方：还阴救苦汤（《原机启微》）。

常用药：黄连、黄芩、黄柏、龙胆草、连翘、羌活、防风、细辛、藁本、柴胡、桔梗、知母、地黄、川芎、当归、升麻、苍术、炙甘草。

加减：方中温燥之药应酌情减少，并加生石膏以增强清热泻火之功。

（3）风湿热邪攻目

证候：发病较急，眼珠胀闷而疼，且有压痛感，羞明流泪，视物不清；白睛有紫红色结节样隆起，周围有赤丝牵绊；常伴有骨节酸痛，肢节肿胀，身重酸楚，胸闷纳减，病程缠绵难愈；舌苔白腻，脉滑或濡。

治法：祛风化湿，清热散结。

代表方：散风除湿活血汤（《中医眼科临床实践》）。

常用药：羌活、独活、防风、白术、鸡血藤、忍冬藤、当归、川芎、赤芍、红花、前胡、枳壳、炙甘草。

加减：火疳红赤甚者，可去方中部分辛温祛风之品，加丹皮、丹参以凉血活血消瘀，加桑白皮、地骨皮以清泻肺热；若骨节酸痛、肢节肿胀者，可加豨莶草、秦艽、络石藤、海桐皮等以祛风湿，通经络。

（4）肺阴不足

证候：病情反复发作，病至后期，眼感酸痛，干涩流泪，视物欠清，白睛结节不甚高隆，色紫暗，压痛不明显；口咽干燥，或潮热颧红，便秘不爽；舌红少津，脉细数。

治法：养阴清肺，兼以散结。

代表方：养阴清肺汤（《重楼玉钥》）。

常用药：地黄、麦冬、玄参、贝母、牡丹皮、薄荷、白芍、炙甘草。

加减：若阴虚火旺甚者，加知母、地骨皮以增滋阴降火之力；若白睛结节日久，难以消退者，以赤芍易方中白芍，酌加丹参、郁金、夏枯草、瓦楞子以清热消瘀散结。

3. 激素治疗　0.5% 醋酸可的松滴眼液或 0.025% 地塞米松滴眼液滴眼，每日 4~6 次；或 1% 强的松龙滴眼液点眼，每日 4~6 次。

4. 辅助治疗

（1）局部热敷：或用内服药渣再煎水湿热敷，对减轻眼部症状，促进气血流畅，缩短病程有辅助作用。

（2）散瞳：须及时滴1%阿托品滴眼液或眼膏扩瞳，预防并发瞳神紧小。

（3）选用抗生素眼液或清热解毒眼液。

5. 针刺治疗 取攒竹、睛明、丝竹空、承泣、四白、太阳、合谷、曲池、百会等，每次选3~5穴，交替轮取，泻法为主；实热证明显者，可于合谷、太阳点刺放血。每日1次，每次留针30分钟，10日为1个疗程。

6. 重症治疗 对病情较严重者，应加服消炎痛、保泰松等非皮质类固醇消炎药；病情严重者，应加服糖皮质类固醇激素制剂。

六、思辨导图

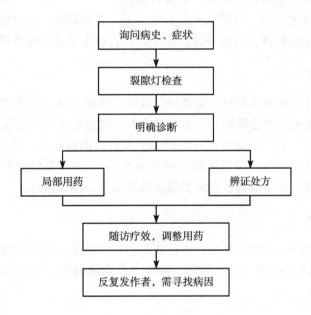

```
        ┌─────────────────┐
        │  询问病史、症状    │
        └─────────────────┘
                 │
        ┌─────────────────┐
        │   裂隙灯检查       │
        └─────────────────┘
                 │
        ┌─────────────────┐
        │   明确诊断         │
        └─────────────────┘
           │           │
  ┌─────────────┐ ┌─────────────┐
  │  局部用药     │ │  辨证处方     │
  └─────────────┘ └─────────────┘
                 │
        ┌─────────────────┐
        │ 随访疗效，调整用药  │
        └─────────────────┘
                 │
        ┌─────────────────┐
        │ 反复发作者，需寻找病因│
        └─────────────────┘
```

七、预防策略

宜少食辛辣炙煿之品；保持七情和畅；注意寒暖适中，避免潮湿。

八、思考题

1. 试述火疳的不同类型与预后。
2. 试述火疳的辨证论治原则。
3. 试述火疳的临床治疗要点。

胬肉攀睛

一、概述

胬肉攀睛之名出自《银海精微》。又有"胬肉侵睛外障""蚂蟥积证""肺瘀证""目中胬肉"等名称。以眼眦部渐显赤膜如肉，状如昆虫翅翼，横贯白睛，攀侵黑睛，甚至遮盖瞳神的临床表现而得名。偶有外眦或两眦同时发生者；男性多于女性。常见于中老年人及户外工作者，病程漫长，若遮盖瞳神则影响视力。因病位于白睛、两眦，以脾胃积热，目眦血络壅滞辨之，治以祛风清热、滋阴泻火。

现代医学将此类因紫外线、干燥、风尘损害而导致角膜缘干细胞受损，睑裂区球结膜及结膜下纤维血管组织异常肥厚、增殖的变性结膜病命名为翼状胬肉（pterygium）。其形似昆虫翅翼的三角形增殖组织渐向角膜内侵入，最终影响视力，发病机制不确切，按病变进展情况可分为进行期和静止期。

二、病机

1. 心肺蕴热，风热外袭，内外合邪，热郁血滞，脉络瘀滞，渐生胬肉。
2. 嗜食五辛酒浆，脾胃蕴积湿热，邪郁目眦。
3. 忧思劳怒，五志过极，气郁化火，心火上炎，克伐肺金，致目眦生胬肉。
4. 劳欲过度，心阴暗耗，肾精亏虚，水不制火，虚火上炎，脉络瘀滞，致生胬肉。

三、诊断要点

1. **问诊（症状）** 初期无明显自觉症状，或眼感痒涩；静止期痒涩不显，进展期痒涩加重，并可致角膜散光而视物模糊。若胬肉过大时，可至眼珠转动受限。
2. **望诊（体征）** 上、下胞睑之间的白睛上起膜，渐渐变厚，赤丝相伴，红赤隆起，胬起如肉，一般自眦角开始，呈三角形（附彩图6-6）。其横贯白睛的宽大部分，称为体部；攀向黑睛的尖端，称为头部；横跨黑睛边缘的部分，称为颈部。

四、临床分期

1. **进行期** 胬肉头尖高起而体厚，赤瘀如肉，发展较速，可侵及黑睛中央，障漫瞳神。
2. **静止期** 胬肉头钝圆，体亦菲薄如蝇翅，色白或淡红，发展缓慢，或始终在黑睛边缘部。

五、类证鉴别

1. **复发性胬肉** 胬肉形态依旧，但胬肉颈部与其下的黑白睛缘黏合紧密。
2. **假性胬肉（流金凌木）** 胬肉发生于睑部任何部位，无翼状胬肉头、颈、体三部的形态特征；有原发病史，如眼部化学伤、热灼伤或反复炎症等。
3. **睑裂斑（黄油症）** 黑睛内、外侧有淡黄色隆起，状如脂质，呈三角形，尖端向着眦部，周围无血管充血，不痒不痛，不侵及视力。

六、治疗措施

1. **治疗原则** 静止期以观察为主，进展期用眼液控制，必要时手术。
2. **辨证论治**
（1）心肺风热
证候：患眼眵泪较多，眦痒羞明，胬肉初生，渐渐长出，攀向黑睛，赤脉密布；舌苔薄黄，脉浮数。

治法：祛风清热。

代表方：栀子胜奇散(《原机启微》)。

常用药：栀子、黄芩、防风、川芎、蔓荆子、荆芥穗、蛇蜕、密蒙花、谷精草、菊花、木贼草、草决明、蒺藜、甘草。

加减：若赤脉密布者，可加赤芍、丹皮、郁金以散瘀退赤；便秘者，去方中羌活、荆芥穗，酌加大黄以通腑泻热。

（2）心火上炎

证候：患眼痒涩刺痛，胬肉头尖高起，体厚红赤，生长迅速；心烦多梦，或口舌生疮，小便赤热；舌尖红，脉数。

治法：清心泻火。

代表方：泻心汤(《银海精微》)合导赤散(《目科正宗》)。

常用药：黄芩、黄连、大黄、连翘、赤芍、生地、车前子、荆芥、薄荷、淡竹叶、菊花、生甘草。

加减：目眦疼痛、胬肉色暗红者，可加玄参、川芎、茺蔚子以清热凉血通络；小便赤热者，酌加车前子、泽泻、滑石以清热利尿。

（3）阴虚火旺

证候：患眼涩痒间作，胬肉淡红菲薄，时轻时重；心中烦热，口舌干燥；舌红，少苔，脉细。

治法：滋阴降火。

代表方：知柏地黄丸(《医宗金鉴》)。

常用药：熟地、山萸肉、山药、泽泻、茯苓、丹皮、知母、黄柏。

加减：若心烦失眠显著者，可加麦冬、五味子、酸枣仁以养心安神。

3. 局部治疗

（1）选用激素眼液抑制其增殖，如0.5%醋酸可的松眼液或0.025%地塞米松眼液，每日各3~4次。

（2）并发感染可用抗生素眼液或清热解毒之眼液。

4. 手术治疗

（1）手术指征：当胬肉侵入黑睛缘内>2mm，必须手术处理，避免影响视力。

（2）手术原则：角膜创面干净光滑，胬肉结膜下增殖组织广泛切除。

（3）手术方式：胬肉切除（钩割）术、胬肉切除合并结膜瓣转移修补术、胬肉切除合并自体游离结膜瓣移植术。

（4）预防复发：术后第二天即可选用糖皮质激素联合抗生素滴眼液，术后5~7天可选用0.2mg/mL的丝裂霉素C眼液点眼，每日2次，连续使用2周；或用0.05%噻替哌溶液点眼，每日3次，连续使用4~6周。

（5）手术禁忌：对术后复发者，6月内不可盲目再次手术。

七、思辨导图

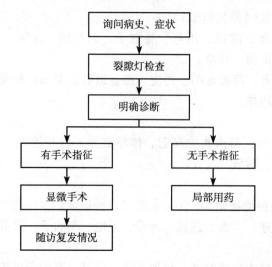

八、预防策略

1. 注意眼部卫生，避免风沙与强光刺激；野外工作者，应使用避光防护眼镜。忌烟酒及刺激性食物。

2. 对胬肉手术后复发的病人，不宜立即再行手术，应在其静止 6 个月后进行。

九、思考题

1. 胬肉攀睛的外治演变？
2. 胬肉攀睛的分期与手术适应证？

白 涩 症

一、概述

白涩症之名出自《审视瑶函》。以白睛不赤不肿、自觉眼内干涩不舒的临床表现而得名。常为双眼发病，病程较长，药物治疗难取速效。干涩不爽常与阴液不足有关，故此病外因常责之燥热之邪伤及眼目，内因则多与津液亏虚或疏布障碍致目失濡养有关。治疗以清热养阴润燥为要。

现代医学有较多眼表疾病以白涩的症状为主要临床表现，如慢性结膜炎、浅层点状角膜炎、结膜结石或眼疲劳、干眼、睑板腺功能障碍等。干眼是目前临床发病率显著升高的疾病，具有白涩症的特征，本节重点论述。干眼是由于泪液的量或质或流体动力学异常引起的泪膜不稳定和（或）眼表损害，从而导致眼部不适症状及视功能障碍的一类疾病。它包括了干眼症（有症状无体征）及干眼病（有症状有体征）。干眼的诱发因素很多，目前认为与 Sjögren 综合征（SS）、睑缘炎症、睑板腺功能障碍、球结膜松弛、环境等较多因素有关。

二、病机

1. 暴风客热或天行赤眼后，余热未清，隐伏肺脾之络，伤及阴液。
2. 饮食不节，脾胃湿热蕴积，清气不升，目失所养。
3. 更年期前后，肝肾亏虚，热伤津液，目失濡润。
4. 生活不规律，或工作压力大，久视者，肝失疏泄，气机郁滞，津液代谢疏布障碍，目失濡养。

三、诊断要点

1. **问诊（症状）** 患眼干涩不爽，瞬目频频，有异物感、溢泪或微畏光，灼热微痒，不耐久视，眵少色白或无眵。
2. **视诊（体征）** 白睛不红不肿或白睛赤脉隐隐，微肿。
3. **裂隙灯检查** 泪河不完整，泪膜不稳定，泪膜破裂时间缩短；荧光素染色后，于裂隙灯显微镜下可见黑睛有点状染色，或下方角膜干凹斑、溃疡（附彩图6-7）。
4. **辅助检查**
(1) 泪液分泌试验：<10mm/5min 为低分泌，<5mm/5min 为干眼。眼部非表麻测试的是主泪腺的分泌功能，表麻后检测的是副泪腺的分泌功能（基础分泌）。
(2) 泪膜破裂时间：<10秒为泪膜不稳定。
(3) 泪液渗透压：>312mOms/L，可诊断。
(4) 实验室检查：SS 患者常见 AA 抗体、类风湿因子等阳性。

四、临床分型

1. 水液缺乏型以泪液分泌少为特征，Sjögren 综合征（SS）患者属于这一型，常伴有口干、关节痛等，与免疫有关。
2. 蒸发过强型以泪膜稳定性差，泪膜破裂时间短为特征。
3. 泪液动力学异常者，以结膜松弛影响泪液正常引流为特征。
4. 混合型可兼有以上特征。

五、类证鉴别

临床需要对点状角膜炎、结膜结石、眼疲劳作鉴别。
1. **点状角膜炎** 常因病毒感染引起，表现为黑睛点状上皮脱落，可伴有数个点状星翳，白睛微红。
2. **结膜结石** 可见睑结膜面单个或多个黄白色凝结物，或突出结膜表面。
3. **视疲劳** 患者多为长时间从事视频终端工作者，可有干眼症状，但同时可伴有眼部酸胀，停止视频工作后可缓解的特点，部分患者可伴头晕、颈项疼痛、腰背酸痛等全身症状。

六、治疗措施

1. **治疗原则** 对症治疗，缓解眼睛不适症状，保护视功能，中西医结合治疗效果较好。当怀疑干燥综合征时，应联合内科治疗。

2. 辨证论治

（1）邪热留恋

证候：常见于暴风客热或天行赤眼治之不彻，白睛遗留少许赤丝细脉，迟迟不退，畏光流泪，干涩不爽，舌红苔薄，脉浮数。

治法：清热利肺。

代表方：桑白皮汤(《审视瑶函》)。

常用药：桑白皮、泽泻、玄参、甘草、麦冬、黄芩、旋覆花、菊花、地骨皮、桔梗、茯苓。

加减：黑睛有细点星翳者，可加蝉蜕、菊花、密蒙花以明目退翳。

（2）脾胃湿热

证候：眼内干涩隐痛，眦部常有白色泡沫样眼眵，白睛稍有赤脉，病程持久难愈；可伴口黏或口臭，便秘不爽，溲赤而短；苔黄腻，脉濡数。

治法：清利湿热。

代表方：三仁汤(《温病条辨》)。

常用药：苡仁、蔻仁、杏仁、半夏、厚朴、滑石、通草、竹叶。

加减：若白睛赤脉稍显者，可加黄芩、桑白皮、地骨皮、丹皮以清泻肺热，凉血退赤。

（3）阴虚燥热

证候：更年期前后，患眼干涩间作，视力波动；心烦盗汗，腰酸膝软，口舌干燥；舌红，少苔，脉细。

治法：滋阴降火。

代表方：知柏地黄丸(《医宗金鉴》)。

常用药：知母、黄柏、生地黄、山茱萸、山药、茯苓、泽泻、牡丹皮。

加减：若口干少津明显者，可加玄参、沙参以养阴生津；白睛隐隐淡红者，可加地骨皮、桑白皮以清热退赤。

（4）肝失疏泄

证候：眼内干涩不舒，不耐久视，情志抑郁或急躁，或伴胁肋疼痛，舌淡苔薄，脉弦。

治法：疏肝理气。

代表方：柴胡疏肝散(《景岳全书》)。

常用药：柴胡、炙甘草、枳壳、白芍、川芎、陈皮、香附。

加减：若干涩明显，可加玄参、天花粉、麦冬养阴；若脾气急躁、胁肋疼痛明显，可加夏枯草、黄芩清肝火，枸杞子、石斛养阴。

3. 局部治法

（1）滴眼液

①人工泪液：新泪然、羧甲基纤维素、爱丽等。

②碱性成纤维细胞生长因子滴眼液（贝复舒）或重组人表皮生长因子滴眼液点眼，每日3次。

③适量联合使用含激素的抗生素眼液（典必舒）。

（2）中药熏蒸：可增加眼局部湿度。如眵多或伴有睑缘炎时，可用金银花、蒲公英等清热解毒药物熏蒸。

（3）针刺治疗：选睛明、上睛明、攒竹、四白、承泣、太阳、丝竹空、阳白等眼周穴，每次 3~4 穴，平补平泻手法，每日 1 次，每次留针 30 分钟，10 日为 1 个疗程。

七、思辨导图

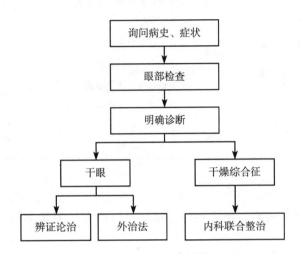

八、预防策略

1. 加强运动、营养，补充胶原蛋白，抗衰老。
2. 中老年宜检查屈光状态，以避免用眼不当。
3. 避免熬夜、过用目力及风沙烟尘。

九、思考题

1. 白涩症可能的病因有哪些？
2. 临床如何诊断白涩症？

附：

结膜松弛症

结膜松弛症是源于球结膜过度松弛或下睑缘张力过高，造成球结膜形成皱褶堆积在眼球与下睑缘、内、外眦部之间，引起眼表泪液动力学异常；并伴有眼部不适，如眼干涩、异物感等白涩症症状。结膜松弛症也是造成干眼症的重要原因，常与年龄相关。

眼部检查时，可见球结膜松弛成皱褶夹在或骑跨眼球与下睑缘之间，甚者暴露在下睑缘外，眼球下转时加重，上转时减轻，可堵塞下泪点，造成泪液排出异常（附彩图6-8）。

1. 分级标准（表6-4）

表6-4　结膜松弛症分级标准

分级	基本诊断指标		辅助诊断指标		
	皱褶与泪河高度的关系	症状	泪小点闭塞和泪河状态	向下注视时，松弛结膜的高度/范围改变	泪膜破裂时间
0	无持续存在的皱褶	无	无泪小点闭塞	不变	≥10秒
1	单一的小皱褶	无	无泪小点闭塞且累及高度≤0.3mm	不变	≥10秒
2	2个或2个以上皱褶位置高度不超过泪河	轻度	鼻侧结膜皱褶部分闭塞泪小点，泪河无规则	轻度改变	6~9秒
3	多个皱褶且皱褶位置高度超过泪河	中度	鼻侧结膜皱褶完全闭塞泪小点，泪河残缺	明显改变	4~5秒
4	多个皱褶，皱褶位置高度超过泪河，并造成眼闭合不全	重度	鼻侧结膜皱褶完全闭塞泪小点，无泪河	严重改变	≤3秒

2. 治疗方法

（1）0~2度症状较轻者，可采用保守治疗，采用人工泪液类眼液滴眼以缓解眼干涩症状。

（2）分级大于等于Ⅱ级，规范药物等保守治疗3个月无明显效果时，可采用结膜新月形切除术、结膜缝线固定术、双极电凝治疗术、下睑缘高张力减弱术等手术方法治疗。

第七章　黑睛疾病

黑睛,俗称黑眼珠。黑眼、黑仁、黑珠、乌珠、乌睛等名称散见于中医古籍中。黑睛即现代的角膜,其厚度为 0.5~1mm 类似透镜的角膜因透见亚洲人后部瞳神之深色,因而被古医学称为黑睛。它位于眼珠前部正中央,与白睛相连,具有卫护瞳神及眼内组织的作用,其前后表面的曲率确保了角膜对平行光线具有 48.21D 的屈光能力,无血管和神经末梢脱髓鞘保证了黑睛质地清澈而敏锐,黑睛环周的血供、表面的泪膜层及空气中的氧供应保证了黑睛光滑而晶莹透亮的代谢需求,是眼球屈光系统的重要组成部分。

黑睛裸露于外,难免外伤,或被风热邪毒侵扰。五轮学说中,黑睛属风轮,内应于肝,肝胆相为表里,故黑睛疾病多责之肝胆,肝经郁热或肝胆湿热常引起黑睛受累。黑睛自身无血管,依赖周边组织提供保障,符合敏锐视觉的需要。当损害或炎症发生时,黑睛周围的血管扩张、充血,形成抱轮红赤状;炎症细胞及其因子侵入后形成围剿之势,造成角膜障翳(浸润)或溃疡,黑睛疾患常可出现特征性角膜刺激征,如疼痛、畏光、流泪;以及眼睑痉挛等主要临床表现。黑睛表层再生能力极强,治疗及时得当可快速修复不留翳障,一旦累及深层,组织修复会破坏原有的交联结构而形成翳障(瘢痕)。翳障有新、旧之分,古时缺乏显微仪器,无法对翳障(浸润或瘢痕)进行细微分辨,因此以兼有的伴发体征作为鉴别新翳的手段。如新翳者,常伴有抱轮红赤或白睛混赤,以及明显的碜涩、疼痛、畏光、流泪等症状。黑睛疾患如延治或治不得当,可迅速向深部发展,黑睛溃破,形成蟹睛等并发恶候,终至失明,甚或危及生命。若波及黄仁,可出现黄液上冲、瞳神紧小、瞳神干缺等变证。

黑睛疾病的治疗原则是究因用药,祛邪为先,防止传变,促愈退翳。因黑睛无脉络,局部抵抗力弱,视觉损害明显。而现代针对病原的局部药物干预,则可以快速地扭转危险局面,避免古时黑睛疾病愈后多遗留宿翳的状况,尽可能减少视力受到损害。辅以内治之法,早期多以祛风清热为主;中期常用清肝泻火,通腑泻热,清热利湿等法;后期运用退翳明目法以缩小或减薄瘢痕翳障,如可配合中药熏、洗、敷,眼药、眼膏,或手术等手段。累及瞳神者,需散瞳治疗。

聚　星　障

一、概述

聚星障之名出自《证治准绳》。以黑睛浅层骤生多个细小星翳,其形或联缀,或团聚,或散漫,伴有碜涩疼痛、羞明流泪的临床表现而得名。本病常在感冒发热基本好转或痊愈后出现,或在劳累后复发。常单眼为患,亦可双眼同时或先后发生。初为风热外袭首发,病犯风轮，在脏以肝胆论治，也可因湿热熏蒸而病势缠绵，或气阴亏虚而反复发作。

现代医学将此类病毒感染角膜引起的角膜免疫炎症反应，命名为病毒性角膜炎（viral keratitis），其中又以单纯疱疹病毒Ⅰ型最为常见。根据病灶形态不同，分为点状角膜炎、树枝状角膜炎、地图状角膜炎、盘状角膜炎。由于病毒在三叉神经节及角膜组织的长期潜伏，故导致疾病易复发。

二、病机

1. 风热袭目，邪客黑睛，黑睛生翳发病。
2. 邪热入里，肝胆火炽，灼伤黑睛而生星翳。
3. 湿热蕴酿，土反侮木，熏蒸黑睛。
4. 气阴亏虚，黑睛昏蒙，复感邪毒，疾病反复。

三、诊断要点

1. 问诊（病史及症状） 近期有感冒史，或眼部反复发作史。眼部碜涩疼痛，畏光流泪，胞睑难睁，或伴有不同程度视力下降。

2. 望诊（体征）

（1）白睛抱轮红赤

裂隙灯检查：黑睛可见星点状或树枝状或地图状浑浊，2%荧光素钠溶液染色阳性（附彩图7-1）；病变区知觉减退；或黑睛深层浑浊状如圆盘，黑睛后壁可有皱褶，但荧光染色阴性（附彩图7-2）。

（2）并发症和后遗症：本病严重者多波及黄仁，引起黄仁肿胀、瞳神紧小、神水浑浊，甚则黄仁与晶珠粘连，还可发生绿风内障。其病位较深者，愈后黑睛遗留瘢痕翳障，可影响视力，甚或失明。

3. 实验室检查

（1）荧光抗体染色：可进行上皮刮片荧光抗体染色及房水细胞荧光抗体染色检查，在被感染的细胞浆或核内可找到特殊的荧光染色区，证明有病毒存在。

（2）病毒培养：为最准确的方法，对原发性感染和上皮型病变阳性率较高，对复发性的基质型常无价值。

四、类证鉴别

与天行赤眼暴翳相鉴别：天行赤眼重者或后期可并发黑睛翳障，但多位于黑睛浅层的点状浸润，一般直径在0.5~1.5mm，多位于黑睛中央，少数侵犯周边部，视力略受影响。

五、治疗措施

1. 治疗原则 采用中西医结合治疗，初期抗病毒为主，后期或复发者则重视免疫抑制治疗。

2. 辨证论治

（1）风热外袭

证候：患眼涩痛，羞明流泪，抱轮微红，黑睛浅层点状星翳，或多或少，或疏散或密聚；或伴恶风发热，头痛鼻塞，口干咽痛；舌质红，苔薄黄，脉浮数。

治法：疏风散热。

代表方：银翘散加减（《温病条辨》）。

常用药：银花、连翘、荆芥穗、淡豆豉、牛蒡子、芦根、桔梗、薄荷、淡竹叶、甘草。

加减：常于方中加柴胡、黄芩以增祛肝经风热之功；抱轮红赤，热邪较重者，可加赤芍、牡丹皮、板蓝根、大青叶、菊花、紫草，以助清热散邪、凉血退赤之力；胞睑难睁、羞明多泪者，加蔓荆子、防风、桑叶以清肝明目。

（2）肝胆火炽

证候：患眼胞睑难睁，碜涩疼痛，灼热畏光，热泪频流，白睛混赤，黑睛生翳，扩大加深，形如树枝，或状若地图；或兼头疼胁痛，口苦咽干，烦躁，小便黄；舌质红，苔黄，脉弦数。

治法：清肝泻火。

代表方：龙胆泻肝汤加减（《医宗金鉴》）。

常用药：龙胆草、黄芩、栀子、泽泻、木通、车前子、柴胡、当归尾、生地黄、甘草。

加减：小便黄赤者，可加瞿麦、萹蓄以清利小便；黑睛肿胀、抱轮红赤明显者，可加丹皮、紫草凉血解毒。

（3）湿热犯目

证候：患眼泪热胶黏，抱轮红赤，黑睛生翳，状若地图，或黑睛深层翳如圆盘，肿胀色白；或病情缠绵，反复发作；或伴头重胸闷，口黏纳呆，腹满便溏；舌质红，苔黄腻，脉濡数。

治法：清热化湿。

代表方：三仁汤（《温病条辨》）。

常用药：杏仁、白蔻仁、薏苡仁、厚朴、通草、滑石、淡竹叶、半夏。

加减：抱轮红赤显著者，可加黄连、赤芍以清热退赤；病灶污秽，兼见胸闷、恶心明显者，加黄芩、白扁豆、厚朴清热除湿。

（4）气阴亏虚

证候：眼内干涩不适，羞明较轻，抱轮微红，黑睛翳障频发，迁延不愈；常伴咽干口燥，气短乏力；舌红少津，脉细。

治法：益气养阴散邪。

代表方：加减地黄丸（《原机启微》）。

常用药：熟地、生地、川牛膝、枳壳、杏仁、羌活、防风、当归。

加减：眼干涩明显，加党参、麦冬益气生津；反复发作，加菊花、蝉蜕以增退翳明目之功；抱轮红赤较明显者，可加知母、黄柏以滋阴降火。

3. 局部治疗

（1）中药局部熏洗或湿热敷：可用金银花、连翘、蒲公英、大青叶、薄荷、紫草、柴胡、秦皮、黄芩等水煎熏眼；或过滤药汁，待微温时冲洗眼部；或以毛巾浸泡后湿热敷眼部，每日2~3次。

（2）滴眼药

①抗病毒类滴眼液或眼用凝胶为治疗首选：0.1%阿昔洛韦眼液或0.05%环胞苷眼液，或更昔洛韦眼用凝胶。

②重组人干扰素滴眼液（安达芬）。

③仅黑睛深层呈圆盘状病变，荧光染色不明显者，可在足量抗病毒药物使用同时，谨慎合理地局部使用糖皮质激素（0.02%氟米龙滴眼液等），但需密切观察病灶变化。

（3）并发症处理：1%硫酸阿托品眼液或眼用凝胶，或0.5%托吡卡胺眼液，预防瞳神紧小。

4. 手术治疗

（1）羊膜移植术或结膜瓣遮盖术以防角膜穿孔。

（2）深板层角膜移植术针对病后遗留白斑影响视力者。

5. 其他疗法　首发时，口服抗病毒药物阿昔洛韦片，每日5次，每次200mg，连服2周后遵医嘱减量。严重者，可静脉滴注抗病毒药物，如阿昔洛韦500mg，每日2次，用药5~7天。

六、思辨导图

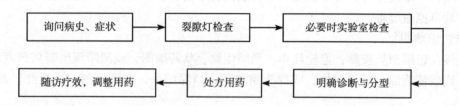

七、预防策略

1. 增强体质，避免过度劳累，预防外伤。

2. 按时随访，合理调整用药。了解疾病性质，预防复发。

3. 发作时，饮食宜清淡，忌辛辣、炙煿等刺激性食物。

八、思考题

1. 聚星障的病因是什么？

2. 治疗聚星障时能否使用皮质激素滴眼液？

凝 脂 翳

一、概述

凝脂翳之名出自《证治准绳》。以黑睛生翳，如覆凝脂，色黄或白的临床表现而得名。此病常伴有黄液上冲的眼科危重证候。黑睛外伤或风热邪毒感染诱发疾病，脏腑热盛或肝火上炎灼伤黑睛，热盛肉腐则如凝脂覆盖。

现代医学将此类因细菌感染引起的化脓性角膜炎症，命名为细菌性角膜炎（bacterial

keratitis）。临床上主要指匐行性角膜溃疡和绿脓杆菌性角膜溃疡，主要致病菌为表皮葡萄球菌、绿脓杆菌、金黄色葡萄球菌等，发病前常有角膜外伤史或角膜异物剔除史。此外，接触镜、泪囊炎、倒睫、干眼等影响上皮完整的因素均是造成此病的重要诱因。绿脓杆菌角膜炎因其病势凶猛急骤，常发生角膜穿孔，因而为眼科急重症。

二、病机

1. 黑睛外伤，风热邪毒乘伤袭人，黑睛被染；或素有漏睛，邪毒已伏，热毒壅盛而发病。

2. 久病之后，气虚阴伤，正气不足，外邪滞留，或致黑睛溃陷，缠绵不愈。

三、诊断要点

1. 问诊（病史及症状）　常有外伤史或接触镜、泪囊炎等其他易发因素，如新生儿发病多为经产道淋球菌感染。初起时眼内涩痛，或灼热刺痛，畏光流泪，眵黄黏稠。严重者，症见头目剧痛，羞明难睁，热泪如汤，视力剧降。

2. 望诊（体征）

（1）抱轮红赤或白睛混赤，病重者可见胞睑红肿、白睛混赤浮肿。

（2）黑睛生翳，色灰白，表面浑浊，边缘不清，中部凹陷，上覆薄脂；黑睛如覆一片凝脂，色黄白，肥浮脆嫩，凹陷扩大加深，甚至可延及整个黑睛（角膜浸润、浑浊、坏死、溃疡）。

（3）常兼黑睛后壁沉着物、神水浑浊或黄液上冲。黄液量多时，可遮掩整个瞳神。

3. 并发症　若病情继续发展，可引起黑睛变薄，甚或穿孔，致黄仁嵌顿而成蟹睛症。若初起眵泪及凝脂为黄绿色者，则其病势更为凶险，可于数日内导致黑睛全部毁坏而溃破，或脓攻全珠，眼球塌陷而失明。即便疾病控制，也可能残留角膜宿翳而影响视力（附彩图7-3）。

4. 实验室检查　药物治疗前，从浸润灶刮取坏死组织，涂片染色或病原菌培养有助于诊断和用药。

四、类证鉴别

1. 本病早期须与聚星障相鉴别（表7-1）。

表7-1　凝脂翳早期与聚星障鉴别表

	凝脂翳早期	聚星障
诱因	黑睛损伤后	感冒或劳累后
知觉	变化不明显（症状明显）	病变区知觉减退（症状不显）
眵泪	眵泪呈脓性	泪多眵少或无眵
翳形	初起为单个米粒样浑浊，色灰白，边缘不清，表面污浊，如覆薄脂	实起为多个针尖样细小星点浑浊，继则融合成树枝状或地图状
复发	无复发	可反复发作
化脓	常化脓，易穿孔，伴黄液上冲	一般不化脓，不穿孔，多无黄液上冲

2. 本病须与棘阿米巴角膜炎相鉴别　棘阿米巴角膜炎在中医学中尚无论述，但根据症状描述，与"凝脂翳"相似。发病率有上升趋势，是一种棘阿米巴原虫感染引起的难治性角膜疾病（附彩图7-4）。此病常因角膜接触棘阿米巴污染水源或植物，特别是污染的角膜接触镜所引起。发病早期可见角膜上皮浑浊、假树枝样病灶，逐渐扩展为基质浸润及沿神经分布的放射状浸润，晚期表现为灰白色环形浸润、盘状角膜浸润等，可有穿孔或前房积脓。

五、治疗措施

1. 治疗原则　针对病因，积极控制感染。由于起病急，发展快，宜综合救治。

2. 辨证论治

（1）热毒壅盛

证候：头目疼痛，羞明流泪，视力减退，抱轮红赤，黑睛生翳如星，色呈灰白，边缘不清，上覆薄脂；可伴发热口渴，溲赤便秘；舌质红，苔黄，脉数。

治法：清热解毒。

代表方：银花解毒汤（《疡科心得》）。

常用药：金银花、紫花地丁、连翘、川连、夏枯草、赤芍、丹皮、犀角。

加减：加蔓荆子、荆芥、防风，以增加疏风清热之功；眼赤、热、肿痛较重者，可加牡丹皮、玄参、乳香、没药以凉血化瘀；口渴便秘明显者，可加天花粉、生石膏、芒硝，以增清热生津、泻火通腑之功。

（2）正虚邪恋

证候：眼痛羞明较轻，眼内干涩，抱轮微红，黑睛溃陷，凝脂减薄，但日久不敛；或伴口燥咽干，或体倦便溏；舌红，脉细数；或舌淡，脉弱。

治法：扶正祛邪。

代表方：偏于阴虚者，用滋阴退翳汤（《眼科临证笔记》）；偏于气虚者，用托里消毒散（《医宗金鉴》）。

常用药：偏于阴虚者，用生地、玄参、知母、麦冬、蒺藜、菊花、木贼、菟丝子、青葙子、蝉蜕、甘草。偏于气虚者，用黄芪、皂角刺、金银花、甘草、桔梗、白芷、川芎、当归、白芍、白术、茯苓、人参。

加减：加蝉蜕、木贼、白蒺藜以祛风退翳。

3. 局部治疗

（1）眼液或凝胶

①抗生素眼液：高浓度频点，每15～30分钟点1次。严重者，可在开始的30分钟内，每5分钟点1次；病情控制后，则逐渐减少用药次数，可根据病原菌及药敏结果调整用药。病情控制后，需维持一段时间。急性期，选用广谱抗生素，如0.5%左氧氟沙星、0.3%妥布霉素频繁点眼。

②抗生素眼用凝胶，夜间使用。

③中药鱼腥草、千里光等清热解毒眼用制剂，滴眼。

（2）球结膜下注射：选用敏感抗生素作结膜下注射，但作用与抗生素频繁滴眼相当。

（3）并发症处理

①抗生素和阿托品凝胶涂眼并绷带加压，预防黑睛溃破，每日换药1次。

②1％阿托品滴眼散瞳，预防并发神水浑浊，黄液上冲。

4. 手术治疗

（1）病灶清创联合结膜瓣遮盖术。

（2）板层角膜移植术或穿透性角膜移植术，适用于黑睛将要溃破者。

（3）眼内容物剜出术，适用于黑睛溃穿，内容物脱出者。

5. 其他疗法　全身抗生素治疗，适用于感染严重或黑睛溃破，预防全眼球炎。

六、思辨导图

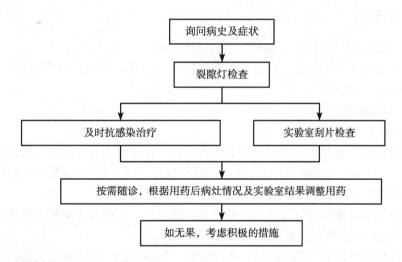

七、预防策略

1. 防止黑睛外伤，注意劳动保护。须注意隐形眼镜的配戴卫生。一旦黑睛损伤，应及时就诊。

2. 及时处理漏睛，素患漏睛者，应及时处理，根除病灶。若在发病期间，可每日冲洗泪道或作泪点封闭。

3. 注意黑睛异物处理。处理时，注意无菌操作，次日复诊。

4. 重视床边隔离，对凝脂翳属绿脓杆菌所致的住院患者应实行床边隔离。

八、思考题

1. 凝脂翳的治疗原则是什么？急性期该如何处理？

2. 凝脂翳的并发症是什么？如何处理？

湿　翳

一、概述

湿翳之名出自《一草亭目科全书》。以黑睛生翳，翳形微隆，外观似豆腐渣样、干而粗糙，病程缠绵而迁延的临床表现而得名。湿热气候或地区多发，多为黑睛损伤后，外邪乘隙而入，体内湿热蒸灼肝胆两络，内外合邪，上犯清窍所致。

现代医学将此类因真菌引起的感染性角膜病变，命名为真菌性角膜炎（fungal keratitis）。其致盲率极高。常见致病菌为镰刀菌属、念珠菌属、曲霉菌属和酵母菌等，发病前多有农作物所致角膜外伤史。近些年来，因抗生素和糖皮质激素的过度应用，以及角膜接触镜的广泛使用，使本病的发病人数增多。

二、病机

多因稻谷、麦芒、植物枝叶擦伤黑睛，或角膜接触镜戴取不慎损伤黑睛，或黑睛手术造成轻度黑睛外伤等，使湿毒之邪乘伤侵入，湿遏化热，熏灼黑睛而致病。

三、诊断要点

1. **病史** 常有植物外伤史或长期使用皮质激素史。

2. **问诊（症状）** 眼内渐觉碜涩，继而疼痛不适，畏光流泪，眵泪黏稠，视物模糊。病程较长，可达2~3个月。

3. **望诊（附彩图7-5）**

（1）眼内抱轮红赤或白睛混赤。

（2）黑睛生翳，呈圆形或椭圆形或不规则形，与正常组织分界较清，翳色灰白，表面微隆而欠光泽，状如豆腐渣样堆积，外观干燥而粗糙，且易刮除。病变常向四周及纵深逐渐发展，溃腐周围可见星状及丝状浑浊。

（3）黑睛后壁出现斑块状沉着物，并伴有黄液上冲，其质大多黏稠而量多，可遮盖大部分瞳神。一般眼部检查所见严重，而自觉症状较轻。

（4）并发症和后遗症：黑睛溃破，黄仁绽出，形成蟹睛。若真菌进入眼内，可引起真菌性眼内炎而失明。

4. **实验室检查** 角膜病变组织涂片，可查见真菌菌丝，病原体培养可发现真菌生长；角膜共焦显微镜是一种无创性检查，检查角膜病灶可直接发现真菌病原体。

四、类证鉴别

本病应与凝脂翳、聚星障相鉴别（表7-2）。

表7-2 凝脂翳、聚星障、湿翳鉴别表

	湿翳	凝脂翳	聚星障
诱因	植物性外伤史，长期用药史	黑睛外伤史	感冒或劳累后
病程	起病缓慢，病程较长，可有复发	起病急，发展快，无复发	起病缓慢，可反复发作
潜伏期	3~7日	1~2日	3~9日
刺激症状	轻重不一	重	轻重不一，病灶区知觉减退
眵泪	泪多或眵泪黏脓性，量少	眵泪脓性，量多	泪多眵少或无眵

续表

	湿翳	凝脂翳	聚星障
翳形	呈圆形或椭圆形或不规则形，与正常组织分界较清，翳色灰白，表面微隆而欠光泽，状如豆腐渣样堆积，外观干燥而粗糙，且易刮除。病变常向四周及纵深逐渐发展，溃腐周围可见星状及丝状浑浊	常单个，色灰白，表面浑浊，边缘不清，中部凹陷，上覆薄脂，不易刮除	初起数个状如针尖或秤星，色灰白，继则相互融合成树枝状；病灶扩大加深，则呈现边缘不齐且表面凸凹的地图状；病变位于黑睛深层，肿胀浑浊，其形如圆盘状
黄液上冲	常有，黏稠	大多有，淡黄色	多无
病原体检查	刮片或共聚焦显微镜可见菌丝	刮片可见细菌，培养有细菌生长	病灶刮片普通染色法或荧光抗体染色，病毒培养

五、治疗措施

1. 治疗原则　中西医结合治疗，提高疗效，缩短病程，减少致盲。

2. 辨证论治

（1）湿重于热

证候：患眼畏光流泪，疼痛较轻，白睛红赤或抱轮微红，黑睛之翳初起，表面微隆，形圆而色灰白；或伴脘胀纳呆，口淡便溏；舌淡，苔白腻而厚，脉缓。

治法：化湿清热。

代表方：三仁汤（《温病条辨》）。

常用药：杏仁、滑石、白蔻仁、厚朴、通草、淡竹叶、薏苡仁、半夏。

加减：泪液黏稠者，可加黄芩、茵陈以清热利湿；口淡纳呆较重者，常加茯苓、苍术以健脾燥湿。

（2）热重于湿

证候：患眼碜涩不适，疼痛畏光，眵泪黏稠，白睛混赤，黑睛生翳，表面隆起，状如豆腐渣，干而粗糙，或见黄液上冲；常伴便秘溺赤；舌红，苔黄腻，脉濡数。

治法：清热祛湿。

代表方：甘露消毒丹加减（《温热经纬》）。

常用药：飞滑石、茵陈、淡黄芩、石菖蒲、木通、川贝母、射干、连翘、薄荷、白蔻仁、藿香。

加减：黄液上冲较甚者，可加薏苡仁、桔梗、玄参以清热解毒排脓；大便秘结者，可加芒硝、生石膏以通腑泄热。

3. 局部治疗

（1）抗生素

①抗真菌类滴眼液：5%那他霉素滴眼液、0.1%～0.2%两性霉素、0.5%氟康唑滴眼液，每小时点1次，好转后适当减少用药频率。病灶愈合后，仍应继续用药2周，以防复发。

②球结膜下注射：对症状严重者，可使用咪康唑5～10mg或两性霉素B 0.1mg。

（2）中药熏洗：可用苦参、白鲜皮、车前草、金银花、龙胆、秦皮等水煎，待温度适宜时熏眼，药汁过滤后洗眼，每日 2~3 次。

（3）并发症处理：1% 硫酸阿托品眼液或凝胶，散瞳以预防瞳神紧小。

4. 手术治疗　对黑睛溃破或即将溃破者，可及时行结膜瓣遮盖术或角膜移植术。

5. 其他疗法　全身抗真菌药。

（1）酮康唑，口服，每日 200~400mg。

（2）咪康唑，10~30mg/（kg·d），分 3 次静脉滴注，每次用量一般不超过 600mg。

六、思辨导图

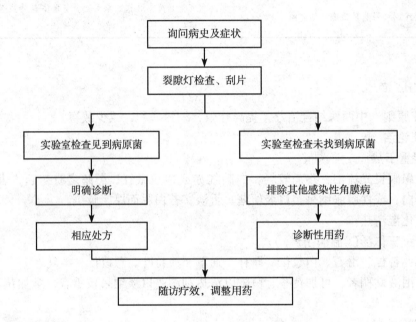

七、预防策略

1. 尽量避免黑睛外伤。一旦意外伤及黑睛后，需及时就诊，不可滥用抗生素、激素及免疫抑制剂。

2. 忌用糖皮质激素，以防病情加重。若原已使用激素，应迅速减药至停用。

八、思考题

1. 哪些是导致湿翳的常见病因？

2. 湿翳的病灶特点是什么？

花翳白陷

一、概述

花翳白陷之名出自《秘传眼科龙木论》。以黑睛生白翳，四周高起，中间低陷，状如花瓣的临床表现而得名。《银海精微》称为"白陷鱼鳞"。发病后眼痛剧烈，顽固难愈，最终花翳多侵及整个黑睛，广泛结瘢，而严重影响视力。肝经郁热，或兼风邪外侵，肺肝风热上攻于目；素体阳虚，病变久久不愈，或出现瘢痕翳障。治疗实证以清热祛风为首要，虚证则宜温阳退翳。

现代医学将此类慢性、进行性、非感染性、边缘性、难治性角膜溃疡，命名为蚕蚀性角膜溃疡（mooren´s ulcer）。发病原因不明，可能与自身免疫有关，多见于成年人。常为单眼发病，也可双眼先后发病，相隔时间可达数年之久。

二、病机

1. 风热外袭，肺先受之，金盛克木，肺疾犯肝，邪热循经而上攻黑睛。

2. 脏腑积热，复感外邪，入里化热，邪热炽盛，内外相搏而上冲于目，导致黑睛溃陷。

3. 素体羸弱，脏腑阳虚；或过用凉药，阳气不足，寒邪凝结足厥阴肝经，导致黑睛生翳。

三、诊断要点

1. **问诊（症状）** 患眼疼痛，碜涩不适，畏光流泪，视物模糊；严重者，常伴头目剧痛。

2. **望诊**

（1）抱轮红赤或白睛混赤。

（2）初起黑睛四周边际生翳，色灰白或微黄，略微隆起，后出现黑睛表层缺损和浅沟，荧光素染色（+），逐渐向黑睛中央侵蚀，翳处日益宽阔溃陷，而黑睛中部尚清，可见瞳神；整个黑睛四周高些，中间低些，状似花瓣；或溃陷从黑睛一边开始，形如潜凿状。溃陷向中央部蔓延的同时，周边部溃陷区逐渐修复，并有赤脉伸入，终成广泛瘢痕翳障，遮掩瞳神（附彩图7-6）。

（3）并发症及后遗症：严重者黑睛穿孔、黄仁脱出，变生蟹睛等恶候。黑睛遗留广泛的瘢痕翳障，并有赤脉伸入。

3. **免疫学检查** 可见病变邻近区域的结膜抑制性T细胞减少，IgA水平升高，浆细胞、淋巴细胞增多，结膜上皮中免疫球蛋白及补体增加，大量的宿主细胞表达HLA-II类抗原等。

四、类证鉴别

1. **与凝脂翳相鉴别** 常有黑睛外伤史，起病急、快，眵泪多脓性，黑睛生翳，边缘与中央皆可；色灰白，上覆凝脂，不易刮除；角膜刮片可找到致病菌。

2. **与聚星障相鉴别** 常有感冒或劳累史，泪多，黑睛生翳，边缘与中央皆可发生；起初数个星翳，可逐渐融合成树枝状或地图状；病灶区与正常组织无明显分界。

五、治疗措施

1. **治疗原则** 本病缺乏特效治疗，中西医结合治疗、局部与全身综合治疗可有较好疗效。

2. 辨证论治

（1）肺肝风热

证候：患眼碜涩疼痛，畏光流泪，抱轮红赤，黑睛边际骤生白翳，渐渐扩大，四周高起，中间低陷；舌边尖红，苔薄黄，脉浮数。

治法：疏风清热。

代表方：加味修肝散（《银海精微》）。

常用药：羌活、防风、桑螵蛸、栀子、薄荷、当归、赤芍、甘草、麻黄、连翘、菊花、木贼、川芎、大黄、黄芩、荆芥。

加减：白睛混赤者，可加桑白皮以助清肺热；黑睛生翳渐大者，加龙胆以助清肝热。

（2）热炽腑实

证候：患眼视力下降，头目剧痛，碜涩畏光，热泪频流；胞睑红肿，白睛混赤，黑睛生翳色黄溃陷，从四周蔓生，迅速侵蚀整个黑睛，遮掩瞳神；或见黄液上冲，瞳神紧小；多伴发热口渴，溲黄便结；舌红，苔黄，脉数有力。

治法：通腑泻热。

代表方：泻肝散（《银海精微》）。

常用药：黑玄参、大黄、黄芩、知母、桔梗、车前子、龙胆草、羌活、当归、芒硝。

加减：白睛混赤严重者，可加牡丹皮、赤芍、夏枯草以清热凉血退赤；伴黄液上冲者，可加用、重用栀子、生石膏、天花粉以清热泄火。

（3）阳虚寒凝

证候：患眼视力下降，头眼疼痛；白睛暗赤，黑睛生翳溃陷，状如蚕蚀，迁延不愈；常兼四肢不温；舌淡无苔或白滑苔，脉沉细。

治法：温阳散寒。

代表方：当归四逆汤（《伤寒论》）。

常用药：当归、桂枝、白芍、细辛、通草、甘草、大枣。

加减：常于方中加丹参、红花以活血通脉，加木贼、蝉蜕、防风以退翳明目。

3. 局部治疗

（1）眼液与凝胶。

①抗生素类滴眼液：0.5%左氧氟沙星滴眼液、0.3%妥布霉素滴眼液等，每日3~4次，以防止合并细菌感染。

②激素类胶原酶抑制剂或免疫抑制剂滴眼液：黑睛边缘溃陷且伴有较多赤丝长入时使用，如0.02%~1%氟米龙滴眼液、2%半胱氢酸滴眼液，或1%~2%环孢霉素A油制剂等。

③合并症处理：散瞳类眼液或眼用凝胶，如1%硫酸阿托品眼液或眼用凝胶，以防瞳神干缺。

（2）中药熏眼及湿热敷：可用金银花、蒲公英、黄连、当归尾、防风、杏仁、龙胆等水煎，过滤药汁，待温度适宜时熏眼或作湿热敷，每日3~4次。

4. 手术治疗 病变进展迅速者，可采用改良割烙术。黑睛溃破或即将溃破者，可及时行角膜移植术。

5. 免疫抑制剂治疗　病情顽固者，可加用环磷酰胺口服，每次 50mg，每日 3 次。或糖皮质激素，如强的松片，待病情控制后逐渐减量。

六、思辨导图

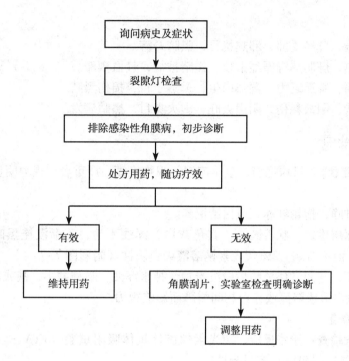

七、防治策略

1. 积极治疗，及时了解有无眼珠胀硬和黑睛逐渐变薄情况，以防黑睛溃破等。
2. 坚持用药，及时排除多重感染。
3. 节制饮食，忌食辛辣炙煿刺激之品。
4. 加强体育锻炼，增强体质。如有全身免疫性疾病，可结合全身治疗。

八、思考题

1. 花翳白陷的病灶特点是什么？
2. 局部治疗花翳白陷的首选药物是什么？其原因是什么？

混　睛　障

一、概述

　　混睛障之名出自《审视瑶函》。以黑睛深层生翳，状若圆盘，其色灰白，浑浊不清，漫掩黑睛，障碍视力的临床表现而得名。肝经风热上扰，肝胆湿热蕴结，上蒸目窍发病；也可因邪毒久伏，伤及阴液，使黑睛病变迁延。故治疗以清实热，降虚火为原则。

现代医学将此类因抗原抗体在角膜基质内发生免疫反应而导致的角膜基质水肿、淋巴细胞浸润，伴深层新生血管形成的非化脓性炎症，命名为角膜基质炎（interstitial keratitis）。常与先天性梅毒、结核、疱疹病毒感染、麻风等有关，但病史往往不明确，眼部可为首发或单独症状。病程缓慢，往往需经数月治疗方能逐渐痊愈，但常遗留瘢痕而影响视力。

二、病机

1. 风热外袭，肝经受邪，邪热扰目，黑睛乃病。
2. 脏腑积热，肝胆热毒循经上攻，黑睛被灼，气血壅滞。
3. 素体虚弱，脾运乏力，湿热内生，熏蒸于目，损伤黑睛。
4. 邪毒久伏，阴液耗伤，阴虚火旺，虚火炎目，黑睛病发。

三、诊断要点

1. 问诊（症状） 目珠疼痛，羞明流泪，视物模糊；严重者，视力明显下降。

2. 望诊

（1）胞睑难睁，抱轮红赤，或白睛混赤。

（2）黑睛深层生翳，状若圆盘，其色灰白，浑浊不清，逐渐漫掩黑睛，似磨砂玻璃样，表面粗糙，但不溃陷。2%荧光素钠溶液染色阴性（附彩图7-7）。

（3）并发症：其间常伴黑睛后壁沉着物，神水浑浊，瞳神缩小，甚或出现瞳神干缺或瞳仁闭锁。愈后多形成翳障或赤白相间翳障而影响视力。

3. 实验室检查

（1）血清学检查：康华反应、荧光素螺旋体抗体吸附试验（FTA－ABS）或微量血清梅毒螺旋体试验（TPHA）多呈阳性。

（2）结核菌素（OT）试验：可呈阳性。

（3）胸部X线摄片：可发现肺部结核病灶。

四、治疗措施

1. 治疗原则 针对病因治疗至关重要，局部与全身用药相结合。若检查为梅毒、结核等原发病因确切者，全身给予抗梅毒、抗结核和抗病毒治疗。

2. 辨证论治

（1）肝经风热

证候：患眼疼痛，羞明流泪，抱轮红赤，黑睛深层生翳，状若圆盘，其色灰白，浑浊不清；兼见头痛鼻塞；舌红，苔薄黄，脉浮数。

治法：祛风清热。

代表方：羌活胜风汤（《原机启微》）。

常用药：柴胡、黄芩、白术、荆芥、枳壳、川芎、防风、羌活、独活、前胡、薄荷、桔梗、白芷、甘草。

加减：白睛混赤明显者，可加金银花、菊花、蒲公英、栀子以清热解毒；若系梅毒引起者，可加土茯苓以驱解邪毒。

（2）肝胆热毒

证候：患眼刺痛，羞明流泪，抱轮暗红，或白睛混赤，黑睛深层生翳，状若圆盘，浑浊肿胀，其色灰白，或赤脉贯入，或赤白混杂；可伴口苦咽干，便秘溲黄；舌红，苔黄，脉弦数。

治法：清肝解毒，凉血化瘀。

代表方：银花解毒汤（《疡科心得》）。

常用药：金银花、紫花地丁、连翘、川连、夏枯草、赤芍、丹皮、犀角。

加减：黑睛灰白浑浊、肿胀增厚者，可加车前子、茺蔚子以利水消肿；黑睛赤脉瘀滞甚者，可选加当归尾、赤芍、桃仁、红花以活血化瘀；口渴欲饮者，可加生石膏、知母以助清热；便秘者，可加玄明粉、大黄通腑泻下；若系梅毒引起者，可加土茯苓以驱梅解毒。

（3）湿热内蕴

证候：患眼胀痛，羞明流泪，抱轮红赤，或白睛混赤，黑睛深层翳若圆盘，浑浊肿胀；常伴头重胸闷，纳呆便溏；舌红，苔黄腻，脉濡数。

治法：清热化湿。

代表方：甘露消毒丹（《温热经纬》）。

常用药：飞滑石、茵陈、淡黄芩、石菖蒲、木通、川贝母、射干、连翘、薄荷、白蔻仁、藿香。

加减：黑睛肿胀明显者，可加车前子、薏苡仁、茯苓以利水渗湿；食少纳呆者，可加陈皮、枳壳以理气调中。

（4）阴虚火炎

证候：患眼病变迁延不愈，或反复发作，干涩隐痛，抱轮微红，黑睛深层浑浊；可兼口干咽燥；舌红少津，脉细数。

治法：滋阴降火，退翳明目。

代表方：肺阴不足者，宜滋阴润肺，百合固金汤加减（《医方集解》）；肝肾阴亏，相火妄动者，知柏地黄丸加减（《医宗金鉴》）。

常用药：知母、黄柏、生地黄、熟地黄、芍药、山萸肉、怀山药、茯苓、泽泻、丹皮、麦冬、贝母、百合、当归、甘草、玄参、桔梗。

3. 局部治疗

（1）眼液与凝胶

①激素类滴眼液：如0.1%地塞米松滴眼液，每日5~6次，炎症消退后减量。对于初起新翳者，可采用0.05%氟美童滴眼液，每隔5分钟点药1次，5次为一组，每日2组，以减少翳障形成。

②中药眼液：鱼腥草、千里光眼液，每日3次以清热解毒。用退云散点眼以消退翳障。

③并发症处理：散瞳类眼液以防瞳神干缺。

（2）球结膜下注射：病变较重者，可用糖皮质激素作球结膜下注射，隔日1次或视病情而定。

五、思辨导图

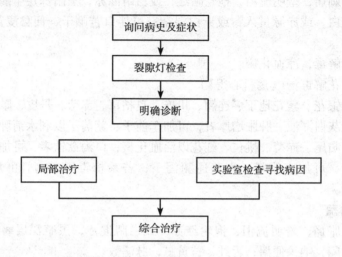

六、预防策略

1. 本病病程较长，应淡定心态，医患配合，耐心坚持治疗，定期随诊。
2. 饮食宜清淡，忌过劳。

七、思考题

1. 混睛障的治疗原则是什么？
2. 混睛障的中医病机是什么？

疳积上目

一、概述

疳积上目之名出自《秘传眼科龙木论》。又有"小儿疳眼外障""小儿疳伤""疳毒眼""疳眼"等名。以继发于小儿疳积，初起时夜盲、眼干涩，日久黑睛生翳糜烂，甚则溃破穿孔的临床表现而得名。此病因虚而致，长期脾胃虚弱，气血亏少，黑睛失养，发为此病。

现代医学将此类因维生素 A 缺乏引起的角膜基质软化和坏死的眼病，命名为角膜软化症（keratomalacia），此病也是全身营养不良的局部表现。常见于有高度营养缺乏史，多见于伴有高热、腹泻的幼儿或人工喂养不当的婴儿，常双眼发病。

二、病机

1. 小儿失乳，喂养不当，盲目忌口，饮食偏嗜，致脾胃虚弱，生化不足，肝虚血少，目失濡养。
2. 疳积日久，脾阳不振，中焦寒凝气滞，阳虚阴盛，水湿不化，上凌于目。

三、诊断要点

1. 问诊（症状） 早期多有夜盲，干涩羞明，或频频眨眼，或闭目不睁；继而眼痛，畏光流泪，视力下降。

2. 望诊（体征） 起始白睛干燥，污暗萎黄，眼珠转动时近黑睛缘之白睛可见较多与黑睛缘平行的向心性皱褶，随之逐渐变为基底向着黑睛缘略带银白色的三角形干燥斑；病情进展则见黑睛干燥，枯晦失泽，或呈灰白色浑浊，知觉减退，甚至糜烂。

3. 并发症 病情进展，可并发黄液上冲与凝脂翳。重者可致整个黑睛坏死、穿破，变生蟹睛、旋螺尖起、眼珠枯萎等恶候。

4. 全身伴有疳积症状 初起常伴见患儿身形消瘦，面色萎黄，毛发枯焦，皮肤粗糙，精神萎靡，掩面而卧，或烦躁不宁。若见咳嗽声嘶，纳呆泄泻，腹大如鼓，青筋暴露等候则病情危重。

四、类证鉴别

1. 与白涩症相鉴别 类似于干眼症，小儿少见，好发于成人，眼部干燥，但无向心性皱褶。琥红染色时，可见基底向角膜缘的干燥斑，黑睛损伤多位于浅表，少见穿孔。泪液分泌测试，提示泪液分泌量少。

2. 与高风内障相鉴别 两者早期均出现夜盲。但高风内障为内障眼病，眼底可见视盘色蜡黄，视网膜血管旁有骨细胞样色素沉着，血管变细，视野逐渐缩窄；而疳积上目为外障眼病，其外显证候明显，可见白睛和黑睛干燥无光泽，甚至黑睛浑浊、溃烂等症，一般眼底无异常。

五、治疗措施

1. 治疗原则 以针对病因治疗为主要原则。若本病有泄泻不止、手足浮肿、全身枯瘦者，当以挽救生命为要，须按儿科疳积危重症救治。临证时，应将眼局部表现与全身症状相结合，治疗应采用儿科综合治疗。中医治疗包括口服中药、捏脊、针灸等，均有较好疗效。病情严重者，须采取措施，迅速控制病势，以挽救视力。

2. 辨证论治

（1）肝脾亏虚

证候：夜盲，白睛干涩，频频眨眼，白睛、黑睛失泽；多兼体瘦面黄，脘胀纳少；舌淡红，苔薄白，脉细。

治法：和脾健运，养肝明目。

代表方：参苓白术散（《太平惠民和剂局方》）。

常用药：党参、茯苓、白术、扁豆、陈皮、山药、炙甘草、莲子肉、薏苡仁、桔梗、砂仁。

加减：可加鲜猪肝、枸杞子、夜明砂以补精血而明目；若脐周疼痛，加使君子3g研磨，空腹服，以杀虫消积。

（2）脾虚肝旺

证候：患眼畏光流泪，白睛干涩，黑睛浑浊或有溃疡；形体消瘦，肚腹膨胀，甚则青筋暴露，精神不振或易烦躁激动，睡眠不宁，或伴动作异常；舌淡苔薄腻，脉细数。

治法：消积导滞，平肝理脾。

代表方：肥儿丸（《医宗金鉴》）。

常用药：人参、白术、茯苓、黄连、胡黄连、使君子、神曲、炒麦芽、炒山楂、炙甘草、芦荟。

加减：腹胀疼痛，加木香、陈皮宽中行气；多渴喜饮，舌红，苔剥，口干去黄连，加石斛、麦冬、生地养阴生津。

（3）中焦虚寒

证候：夜盲羞明，眼涩疼痛，白睛干燥，抱轮微红，黑睛呈灰白色浑浊或溃烂；多伴面白无华，四肢不温，大便频泄，完谷不化；舌淡，苔薄，脉细弱。

治法：温中散寒，补益脾胃。

代表方：附子理中汤(《阎氏小儿方论》)。

常用药：附子、白术、干姜、党参、炙甘草。

加减：脘腹冷痛者，可加肉桂以增温中散寒之力。

3. 局部治疗

（1）维生素 A 油剂，每次 1~2 滴，每日 6 次。

（2）抗生素类眼液或凝胶：0.5% 左氧氟沙星滴眼液、迪可罗凝胶，以防治并发凝脂翳。

（3）并发症处理：1% 硫酸阿托品眼液或眼用凝胶散瞳，预防凝脂翳、黄液上冲而致瞳神紧小。

4. 针灸治疗 可选用中脘、天枢、足三里、气海、脾俞、胃俞、肝俞、肾俞、四缝等穴，每日 1 次，10 次为 1 个疗程，用平补平泻法；或参照小儿疳积的治疗。

5. 捏脊疗法 从长强至大椎穴操作，以两手指背横压在长强穴部位向大椎穴推进，同时以两手拇指与食指将皮肤及肌肉捏起，交替向上，直至大椎。此过程作为 1 次，如此连续捏脊 6 次。在推捏 5~6 次时，以拇指在肋部将肌肉提起，提 4~5 下，捏完后再以两拇指从命门向肾俞左右推压 2~3 下。每日 2~3 次，连续 3~5 日。此法有调理脾胃、调和阴阳、疏通经络的作用。

6. 手术治疗 如角膜已穿孔，可行结膜瓣遮盖术或角膜移植术。

7. 其他疗法

（1）口服维生素 AD 丸、鱼肝油等。严重病例，每次肌注维生素 A 2 万单位，连续 7~10 天。同时注意补充维生素 B。

（2）全身出现水及电解质失调：请儿科或内科会诊，以治疗其全身疾病。

六、思辨导图

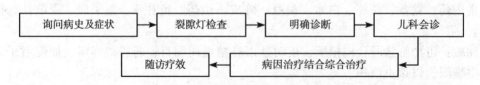

七、预防策略

1. 婴幼儿、孕妇和哺乳期的妇女要注意饮食营养，防止营养不良。

2. 重视科学育儿，纠正挑食、偏食的不良习惯，患病的小儿不能无原则地忌口。

3. 凡小儿频频瞬目，或闭眼不开，喜伏母怀，应警惕小儿疳积的发生，及时就诊。

4. 对黑睛溃烂已软化坏死者，应约束患儿双手，防止其用手揉擦眼珠；检查或点眼药时，亦应动作轻柔，以防促成黑睛穿孔。

八、思考题

1. 疳积上目的中医病机是什么？
2. 此病的治疗原则是什么？治疗中应注意的事项有哪些？

宿 翳

一、概述

宿翳之名出自《目经大成》。以黑睛外伤或炎症等疾患痊愈后遗留下的瘢痕翳障的临床表现而得名。翳障表面光滑，边缘清晰，无红赤疼痛。根据翳障的位置、形状、范围、厚薄，分为冰瑕翳、云翳、厚翳和斑脂翳四种。由于古代医疗条件限制，无法仔细识别，将初起新翳与陈旧性宿翳统一归于"宿翳"。新起翳障早治，可望减轻或消退；若年久翳老，则用药多难奏效。

现代医学将此类因角膜组织损伤后，由前弹力层、基质层修复并由瘢痕组织替代的方式，分别命名为角膜云翳（nebula）、角膜斑翳（cornel mcul）、角膜白斑（keratoleukoma）和粘连性角膜白斑。如损伤仅限于前弹力层，则瘢痕相对较淡，眼内组织仍可窥见，多为云翳。如侵及基质层，则影响视力，形成斑翳或白斑。角膜瘢痕还可造成不同程度的不规则散光，造成视力障碍及视觉质量下降。

二、病机

系由黑睛疾病或黑睛外伤痊愈后遗留瘢痕翳障。黑睛生翳多由外感风热或脏腑热炽所致。火热易伤阴液，且火邪易郁脉络，故瘢痕翳障的形成往往与阴津不足、气血瘀滞有关。

三、诊断要点

1. **问诊（病史及症状）** 有黑睛疾患史。眼无红赤疼痛、羞明流泪，但可有视力下降。
2. **望诊（体征）** 眼部检查可见黑睛上有翳障，部位不定，形状不一，厚薄不等，或为冰瑕翳、云翳、厚翳、斑脂翳等不同，表面光滑，边缘清楚，2%荧光素钠溶液染色阴性。初起翳障裂隙灯下可见角膜基质有轻度水肿感、折光感。翳障位于黑睛周边者，多不影响视力或影响较小；位于黑睛中部且翳厚而遮掩瞳神者，则可严重影响视力。
（1）冰瑕翳为黑睛浅层瘢痕，薄如云雾状，通过浑浊部分仍能看清后面黄仁纹理。
（2）云翳较厚，略呈白色，但仍可透见黄仁。
（3）厚翳呈瓷白色，不能透见黄仁。
（4）斑脂翳可见黑睛瘢痕组织中嵌有黄仁组织。

四、治疗措施

1. **治疗原则** 本病应分清翳之新久。新患而浅薄者，如能及时用药，可望减轻；日久而陈旧者，则病情顽固，药物难以奏效，宜选择手术治疗。

2. 辨证论治（阴虚津伤）

证候：黑睛疾患将愈或初愈，红消痛止，眼内干涩，视物昏朦；黑睛遗留瘢痕翳障，形状不一，厚薄不等，可赤脉牵绊；舌红，脉细。

治法：滋阴退翳。

代表方：滋阴退翳汤（《眼科临证笔记》）。

常用药：生地、玄参、知母、麦冬、蒺藜、菊花、木贼、菟丝子、青葙子、蝉蜕、甘草。

加减：可于方中加石决明、海螵蛸、谷精草以增退翳明目之功；眼仍有轻微红赤者，可加黄芩、夏枯草以清余邪退翳；翳中赤脉牵绊者，可加入丹皮、桃仁、红花以活血退翳；伴有舌淡脉弱者，可加太子参以益气退翳。

3. 局部治疗

（1）翳障初期

①激素眼液：黑睛疾患愈合期，翳障初起，可滴用激素类眼液以减少翳障形成。如采用0.05%氟美瞳眼液，每隔5分钟点眼1次，频点4~5次为1组，早晚各行1组，但须注意监测眼压。

②障翳散眼液，每日2~3次；或用障翳散粉剂，每次以消毒玻璃棒蘸粉适量点眼，每日3次。

（2）翳障日久

①对于黑睛中央宿翳经散瞳后视力增加者，可考虑光学虹膜切除术以提高视力。

②对于严重黑睛宿翳，可行角膜移植术或准分子激光治疗。

③对于不能手术的黑睛厚翳，可戴具有正常虹膜、瞳孔色彩的角膜接触镜（所谓美容镜）以改善外观。

五、思辨导图

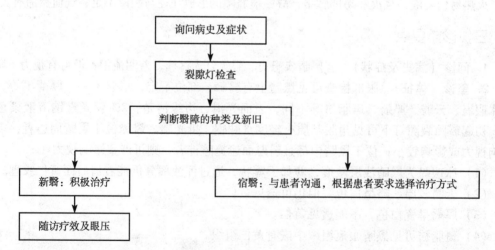

六、预防策略

1. 慎饮食，避风寒，防止聚星障等黑睛疾病复发。

2. 黑睛疾病后期，新起翳障采用激素治疗者，随访病灶情况及眼压，谨防感染复发或扩散，眼压升高。

七、思考题

1. 宿翳的种类有哪些？

2. 新、旧翳障的治疗措施有哪些？

附：

暴露赤眼生翳

暴露赤眼生翳之名出自《银海精微》。以胞睑闭合不全，致使黑睛长期暴露并伴畏光、流泪、疼痛，黑睛粗糙生翳的临床表现而得名。其与天行赤眼生翳的区别："暴露赤眼生翳者，与天行赤眼同理……但患于一人而无传染之症。天行者，虽痛肿而无翳；暴露者，痛而生翳。"

现代医学将此类因暴露而导致的角膜病变，命名为暴露性角膜炎（exposure keratitis），常发生于脑卒中、面神经瘫痪、眼睑外伤等致眼睑闭合不全者。临床发生在角膜睑裂暴露区，常可继发感染。

本病治疗，轻者可频滴人工泪液，重者参照"凝脂翳"治疗以控制感染。可戴软性角膜接触镜以保护黑睛。必要时，可行睑缘缝合术或结膜瓣遮盖术等，同时针对造成黑睛暴露的原因进行治疗。

旋胪泛起

旋胪泛起之名出自《证治准绳》。以黑睛中央部分逐渐向前突出的临床表现而得名，描述为"气轮自平，水轮自明，唯风轮高泛起也"。

现代医学将此类源于常染色体隐性遗传的先天性角膜发育异常，命名为圆锥角膜（keratoconus）。一般在青春期前后双眼发病，视力进行性下降。典型特征为角膜中央或旁中央圆锥形扩张，基质变薄，出现轴性近视及不规则散光。严重者可发生前、后弹力层破裂，基质层水肿，愈后遗留瘢痕。初期诊断较困难，角膜地形图检查可作为筛查及随访的方法。

本病轻者，可配戴硬性角膜接触镜，限制发展，提高视力；重者，应行穿透性角膜移植术。

第八章　瞳神疾病

第一节　葡萄膜病

葡萄膜（uvea）是眼球壁的中层，又称血管膜、色素膜，因富含黑色素和血管，外观如葡萄，故名葡萄膜。葡萄膜从前到后分别为虹膜、睫状体、脉络膜相互衔接组成，各有不同功能。睫状体产生房水，调节眼内压，参与眼的屈光调节；脉络膜富含的色素遮挡光线，起到暗房效应，使光线聚于视网膜的黄斑区，从而获得更清晰的影像。脉络膜丰富的血管供应视网膜外层和黄斑区的营养，并排出代谢废物，但缓慢的血流是体内多种致病因素累及葡萄膜的原因。葡萄膜病变种类繁多，病因相当复杂，既可源于内又可因于外，外源为感染性（病毒、细菌、真菌、结核、梅毒、寄生虫、弓形体）的侵扰，内源以非感染性的免疫失调及全身疾病的影响居多，也有肿瘤、白血病的伪像。其发病及复发机制尚不完全清楚。前部葡萄膜指虹膜和睫状体，其血供同源于虹膜大环，经常同时发病。虹膜属于中医"黄仁"，又称"眼帘"。其依据外界光线的强弱发生舒展与收缩，使瞳神出现受制于脑的对光反应。最常见的是虹膜睫状体炎，因丰富的血管而出现大量的渗出反应。脉络膜归属中医"视衣"，二者均属广义"瞳神"范畴，因而葡萄膜病属于广义"瞳神疾病"的范畴。中间葡萄膜炎，大多发病隐匿，眼红、眼痛不显，视物模糊渐显而被"视瞻昏渺症"所包含；后葡萄膜炎属于视衣范畴，因眼前似有阴影漂浮或有闪光感、视力减退，或视物变形等证候，故阐述于"云雾移睛症"或"视瞻昏渺"中。

瞳神按五轮归属肾，肾肝同源，故内因责之肝肾。葡萄膜疾病急性期，可见目赤眼痛、畏光流泪的证候，提示肝经风热或湿热毒邪上犯所致。治疗宜清热解毒，泻火除湿为主；慢性期或缓解期，多以阴虚内热，虚火上炎，可发为瞳神干缺，因而治疗以滋肝肾之阴，清热以濡养目珠。

瞳神紧小及干缺

一、概述

瞳神紧小之名出自《证治准绳》。《秘传眼科龙木论》称"瞳仁缩小"，《审视瑶函》称"瞳神缩小"，《银海精微》称"瞳神锁紧"，《眼科约编》称"瞳神细小"，《一草亭目科全书》称"瞳神焦小"，《眼科捷径》称"肝决"。以黄仁受邪，瞳神持续缩小，展缩不灵，伴目赤、畏光、抱轮红赤的临床表现而得名。当瞳神紧小因失治、误治而致瞳神与其后晶珠粘连，边缘参差不齐，失去正圆为临床特征时，称瞳神干缺，又名瞳神缺陷。或并发圆翳内障、青风内障等。五轮学说中，瞳神为水轮，内应于肾，肝肾同源，故脏腑常责之肝肾。其目赤眼痛、畏光流泪的证候，提示肝经触感风湿热邪，熏蒸于眼，久病伤阴，邪深入隐伏，正虚邪恋，日久难愈。疏风清热、泻火除湿以祛其邪，调整肝肾脏腑功能以疗其虚。

现代医学将此类因感染、外伤、免疫异常等诱发的前部葡萄膜反应，命名为虹膜或/和前部睫状体炎（iridocyclitis）。虹膜和睫状体在解剖上互相连接，关系密切，且同为虹膜大环供血，丰富而缓慢的血供是各种内外致病因子导致虹膜睫状体炎的原因，常见于青壮年，病变多反复，缠绵难愈。

二、病机

1. 肝经风热或肝胆火邪循经上犯，瞳仁缩而不展，发为本病。

2. 罹患风湿或风湿郁而化热，熏蒸瞳神所致。

3. 久病伤阴，肝肾阴亏，虚火上炎，黄仁失养，更因虚火煎灼，黄仁或展而不缩为瞳神紧小；或展缩失灵，与晶珠粘连成瞳神干缺。

4. 某些眼病的病邪深入或外伤损及黄仁而成本病。

三、诊断要点

1. **问诊（症状）** 突发眼珠疼痛或胀痛，眉棱骨痛，畏光流泪，视物模糊等症。疼痛以晚间较明显，可波及眼眶周围。畏光强烈时，可以出现眼睑痉挛、流泪及睁眼困难，或伴有关节酸楚疼痛。

2. **望诊（体征）**

（1）视力不同程度下降。

（2）白睛混赤或抱轮红赤（睫状充血）。

（3）黑晶后壁可见沉着物。一般出现在黑睛下方，呈倒置扇形分布。其形态可表现为微尘状或羊脂状，微尘状黑睛后沉着物多见于非肉芽肿性炎症，而羊脂状黑睛后沉着物多见于肉芽肿性炎症。

（4）神水浑浊（丁道尔现象阳性），房水渗出严重时，由于大量炎性细胞沉积而出现黄液上冲（前房积脓）；偶尔由于红细胞大量进入前房而形成血灌瞳神（前房积血）。

（5）黄仁肿胀，纹理不清，瞳神缩小，展缩不灵。失治或延治可使瞳神与晶珠粘连，瞳神失去正圆，或呈梅花状、锯齿状等，或有灰白膜样物覆盖瞳神。

（6）晶珠上可有黄仁色素附着，或出现晶珠浑浊等。

（7）当浑浊累及神膏，视力下降明显时，则可为中间或后部或全葡萄膜炎，需详查眼底，明确诊断。

3. **辅助检查**

（1）血沉、类风湿因子检查。

（2）梅毒抗体试验。

（3）查 HLA－B27 抗原，有助于发现关节强直性脊柱炎或者 HLA－B27 相关性葡萄膜炎。

（4）胸部 X 线检查及纤维结肠镜检查，有助于发现肺及肠道结核病。

（5）眼部 B 超和眼部 OCT 以排除后部葡萄膜炎。

（6）眼部 UBM 检查以排除中间葡萄膜炎。

四、类证鉴别

该病与绿风内障相鉴别：本病以瞳神缩小为特点，后期可与晶珠粘连，边缘参差不齐，失去正圆；绿风内障以瞳神散大为特点，伴眼压升高、前房极浅、头痛，同时多伴有恶心、呕吐等症。

五、治疗措施

1. 治疗原则 内外治并重。病因不明确时，药物散瞳可减少并发症；局部激素对症治疗，避免眼组织遭受破坏。前葡萄膜炎，一般不建议全身大量激素治疗。泻肝经之实，补肾经之虚，注意局部与全身症情相结合为治疗原则。

2. 辨证论治

（1）肝经风热

证候：起病急，视物模糊，抱轮红赤，瞳神紧小；头痛发热，口干舌红，苔薄白或薄黄，脉浮数。

治法：祛风清热。

代表方：新制柴连汤（《眼科纂要》）。

常用药：龙胆草、山栀、黄芩、黄连、荆芥、防风、蔓荆子、柴胡、赤芍、炙甘草。

加减：痛甚加生地、丹皮、丹参、茺蔚子。

（2）肝胆火炽

证候：病情重，抱轮红赤，神水浑浊，瞳神缩小且展缩失灵；全身多见口苦咽干，烦躁易怒，舌红苔黄，脉弦数。

治法：清泻肝胆。

代表方：龙胆泻肝汤（《太平惠民和剂局方》）。

常用药：龙胆草、黄芩、黄连、山栀、车前子、泽泻、当归、生地、柴胡、炙甘草。

加减：痛甚加丹皮、赤芍、红花；口渴便秘，黄液上冲，加石膏、知母、大黄泻实。

（3）风湿夹热

证候：病程较长，病情缠绵，且易反复，发病或缓或急，多见有风湿、痛风等症。目赤痛，眉棱骨胀痛，视物昏朦，瞳神紧小或偏缺不圆，神水浑浊，黄仁纹理不清；肢节肿胀、酸楚、疼痛；舌苔黄腻，脉弦数或濡数。

治法：祛风除湿清热。

代表方：抑阳酒连散加减（《原机启微》）。

常用药：黄芩、黄连、黄柏、山栀、生地、知母、寒水石、羌活、防风、蔓荆子、白芷、前胡、防己、炙甘草。

（4）虚火上炎

证候：多见于慢性炎症反复发作，病势较缓；或病至后期，病势较缓，时轻时重。眼干涩不适，视物昏花，或见抱轮红赤，黑晶后壁可有粉尘状沉着物，可见神水浑浊，黄仁轻度萎缩，瞳神干缺，晶珠浑浊；可兼头晕失眠，五心烦热，口燥咽干，舌红少苔，脉细数。

治法：滋阴降火。

代表方：知柏地黄汤（《医宗金鉴》）。

常用药：熟地、山茱萸、山药、泽泻、丹皮、茯苓、知母、黄柏。

加减：视物模糊，加枸杞子、菊花益精明目。

3. 急救治疗

（1）立即散瞳，使用睫状肌麻痹剂阿托品，防止虹膜后粘连，解除睫状肌、瞳孔括约肌的痉挛，以减轻水肿、充血及疼痛，促进炎症恢复和减轻患者痛苦。或散瞳合剂（1%阿托品、0.1%肾上腺素、2%利多卡因等量混合）0.1～0.2mL结膜下注射。

（2）迅速抗炎，使用糖皮质激素滴眼剂，以防止眼组织破坏和并发症的发生，如0.1%地塞米松滴眼液，每日4～6次；非甾体消炎药滴眼液点眼，如双氯芬酸钠、普南扑灵点眼，每日3～4次，促进局部炎症的消退，针对病因及并发症的治疗。

4. 其他疗法

（1）如因感染引起，全身使用抗感染药物，针对病因治疗。

（2）非甾体消炎药可以帮助减轻炎症反应。

（3）免疫异常使用糖皮质激素，每日口服强的松30～50mg，早餐后服用，病情好转后逐渐减量。

（4）针灸治疗。复发病例，选睛明、攒竹、丝竹空、肝俞、足三里、合谷等。每次局部取2穴，远端配1～2穴。

（5）特色疗法：可用辨证处方内服后，以药渣局部熨敷。

六、思辨导图

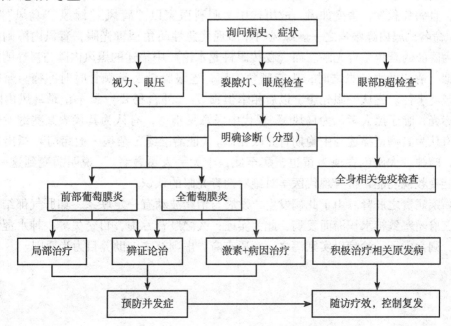

七、预防策略

1. 充分扩瞳，防止虹膜后粘连，减少并发症发生。
2. 控制使用糖皮质激素的量和时间，注意观察不良反应。
3. 积极寻找病因，注意治疗原发病。

八、思考题

1. 瞳神紧小的临床诊断要素？
2. 瞳神紧小的应急处理原则？
3. 瞳神紧小可能的并发症，如何预防？

第二节　青光眼

　　青光眼是由于病理性高眼压导致视神经进行性损害，最终可致盲的一类眼病。眼压是眼球内容物对眼球壁施加的压力。正常眼压值在 10～21mmHg 之间。眼压的高低取决于房水循环的平衡：睫状体生成房水的速率；房水通过小梁网流出的阻力；上巩膜静脉压，其中任何一个环节的异常都会引起眼压过高，高眼压是青光眼视神经损害的关键因素，同时，眼压的波动也是造成视神经损伤的危险因素。双眼眼压差超过 5mmHg，24 小时眼压波动大于 8mmHg 时，应警惕青光眼的可能。眼压并非青光眼损害的唯一因素，还有血循环障碍学说、自身免疫学说等。因而临床还能见到正常眼压性青光眼。如劳累过度、睡眠不足、情绪波动、饮食不节或暴饮暴食等都是青光眼的诱发因素。

　　中医学有"五风内障"的记载，与现代医学青光眼相似。宋代《秘传眼科龙木论》称为五风变内障，观察到发病后瞳神散大，由于晶状体形态和角膜水肿情况不同，呈现不同颜色，且病势急骤，善变如风，故历代中医眼科医家以"青风""绿风""乌风""黑风""黄风"命名，属内障眼病之一。绿风内障即现代急性闭角型青光眼，青风内障则接近于发展较为隐匿的开角型青光眼。而《秘传眼科龙木论》中描述的黑风内障与慢性闭角型青光眼相似，谓："此眼初患之时，头旋额角偏痛，连眼睑骨及鼻颊骨时时亦痛。兼眼内痛涩，有黑花来往。先从一眼先患，以后相牵俱损。"《外台秘要》最早记录乌风内障："若见黑烟赤光，瞳子黑大者，为乌风。"现代中医意见不一，有认为其代表某些继发性青光眼，也有认为其病证描述与中晚期青光眼相似。《证治准绳·杂病·七窍门》指出："黄风内障证，瞳神一大而色昏浊为黄也，病至此，十无一人可救者。"说明病变到这一阶段，治疗不能挽救视功能，符合现代医学对绝对期青光眼的认识。

　　内障疾病责之肝肾。由于此病发生、发展与情绪波动有一定联系，如肝气郁结、肝胆火炽、玄府闭塞致神水积滞而发病，此为实证；久之肝肾亏虚，目窍失养，神水涩滞，神光衰微，则为虚证。治疗以实则泻之，开通玄府；虚则补之，助养目力为原则。

青光眼的分类及治疗进展

【分类】

一般将青光眼分为原发性青光眼、继发性青光眼及先天性或发育性青光眼三大类。

1. 原发性青光眼（primary glaucoma）

（1）原发性闭角型青光眼（primary angle-closure glaucoma）

①急性闭角型青光眼。

②慢性闭角型青光眼。

（2）原发性开角型青光眼（primary open-angle glaucoma）

①慢性单纯性青光眼。

②正常眼压性青光眼。

2. 继发性青光眼（secondary glaucoma）

继发性青光眼是指因其他眼病或全身疾病破坏或者干扰了房水生成及正常循环，引起眼压升高的青光眼。常见的继发性青光眼有：

（1）常见眼病继发性青光眼

①新生血管性青光眼（neovascular glaucoma）。

②青光眼睫状体炎综合征。

③与虹膜、睫状体疾病相关的青光眼。

④继发于前葡萄膜炎的青光眼。

⑤晶体源性青光眼。

⑥眼外伤性青光眼。

（2）糖皮质激素性青光眼

（3）眼部手术后青光眼

①睫状环阻塞性青光眼。

②视网膜玻璃体手术相关的继发性青光眼。

3. 先天性或发育性青光眼

（1）婴幼儿型青光眼。

（2）青少年型青光眼。

（3）合并其他眼部或全身发育异常的先天性青光眼。

【治疗】

1. 原发性闭角型青光眼

（1）缩瞳：治疗同绿风内障。

（2）降眼压：治疗同绿风内障。

（3）配合糖皮质激素滴眼液，可减轻充血和虹膜反应。

（4）手术治疗：经药物治疗后，根据眼压恢复情况及房角粘连的范围来决定和选择手术方法。若眼压恢复在正常范围，房角开放或粘连不超过1/3者，可行周边虹膜切除术或激光虹膜切开术；眼压不能恢复至正常范围，房角广泛粘连者，可行小梁滤过性手术。

2. 原发性开角型青光眼

（1）局部用药：局部用缩瞳、降眼压药同绿风内障。

（2）口服药：如眼压偏高，可口服小剂量醋氮酰胺，每次 0.125g，每日 2~3 次，并同时服用氯化钾。

（3）手术治疗：若保守治疗不能控制眼压者，或无法长期忍受保守治疗者，可考虑手术治疗。根据病情，可选择氩激光小梁成形术、小梁切除术或非穿透小梁手术。

3. 继发性青光眼　以治疗原发病为主，配合降压药治疗。

（1）新生血管性青光眼：查找原因，针对病因进行治疗。

（2）青光眼睫状体炎综合征：局部使用降眼压药及皮质激素药，以控制眼压和炎症反应，必要时可配合口服降压药。

（3）与虹膜、睫状体疾病相关的青光眼：根据眼压情况给予降压药或手术治疗。

（4）继发于虹膜、睫状体炎症的青光眼：多因瞳孔闭锁或膜闭引起，可做虹膜周边切除术或小梁切除术；如合并晶珠浑浊，可行青光眼、白内障联合手术（青白联合术）。

（5）晶状体源性青光眼：药物治疗同原发性闭角型青光眼，手术可行小梁滤过术或青白联合术。

（6）眼外伤性青光眼：降眼压治疗同原发性闭角型青光眼，房角退缩者忌用缩瞳剂，前房积血者可冲洗前房。

（7）糖皮质激素性青光眼：立即停用激素类药物，一般眼压可逐渐恢复，必要时配合降眼压药使用。

（8）眼部手术后青光眼

①睫状体阻塞性青光眼：扩瞳降眼压，必要时可摘除晶体或行前部玻璃体切割术。

②视网膜玻璃体手术相关的继发性青光眼：如为环扎带太紧或巩膜垫压块压迫涡静脉引起，应及时调整；若为玻璃体注入气体或硅油引起，可行对症处理。

4. 先天性青光眼

（1）婴幼儿型青光眼：早期行房角或小梁切开术，晚期行小梁切除术。

（2）青少年型青光眼：行小梁切开或切除术。

（3）合并其他眼部或全身发育异常的先天性青光眼：可行小梁切除术。

绿风内障

一、概述

绿风内障之名出自《太平圣惠方》。《外台秘要》称"绿翳青盲"，《龙树菩萨眼论》称"绿盲"。以头痛眼胀，视力锐减，白睛混赤，瞳神散大色青，眼珠变硬等临床表现而得名。急性发病，病情危重，若被贻误，患眼极易失明。多见于 50 岁以上的老年人，女性患者发病率常为男性患者的 2 倍。以肝胆风火，上攻头目；或情志过激，气火上逆；或痰火互结，玄府塞闭辨之。

现代医学将由瞳孔阻滞诱发的急性房水引流障碍导致房角狭窄或完全关闭，眼压急剧升高而损害视功能的疾病，命名为急性闭角型青光眼（acute angle-closure glaucoma）。通常浅前房、短眼轴是发病的主要解剖因素，伴随的全身症状易被误诊为胃肠炎、脑血管病、神经性头痛等。临床上也有因慢性闭角型青光眼反复迁延而来，眼压虽高，仅表现为眼眶及眼部不适，甚则眼部无任何症状，而转移至前额、耳部、上颌窦、牙齿等部位疼痛。

二、病机

1. 邪热犯内，肝胆火热亢盛，热极生风，风火攻目，目中玄府闭塞，神水排出受阻，积于眼内所致。

2. 情志过激，气郁生火，气火上逆，壅塞目中玄府，神水排出不畅，蓄积于目中。

3. 脾湿生痰，痰郁化热，痰火郁结，阻塞玄府，神水滞留目内遂致。

三、诊断要点

1. **问诊（症状）** 发作时患眼剧烈胀痛，羞明流泪，视力骤降。常伴同侧头痛、恶心、呕吐等全身症状。平素视物模糊，或间有虹视，患眼同侧额部疼痛及鼻根酸胀，休息后缓解或消除。

2. **望诊（体征）**

（1）白睛抱轮红赤或混赤肿胀。

（2）黑睛光泽不佳或呈青绿色（雾状水肿）。

（3）黑睛后壁可有色素附着，前房较浅。

（4）瞳神散大不一，展缩失灵。目珠胀硬不甚，眼压升高，多在40mmHg以上。

（5）绿风内障发作时的三联征，即黄仁局限萎缩、晶珠浑浊（青光眼斑）、黑睛后沉着物。

3. **辅助检查**

（1）超声生物显微镜（UBM）显示房角结构拥挤，甚至关闭，睫状体水肿或旋前等。

（2）房角镜检查显示窄闭房角。

四、类证鉴别（表8-1）

表8-1 绿风内障的类证鉴别

项目	天行赤眼	瞳神紧小	绿风内障
症状	眼灼热痛痒	眼及眉棱骨疼痛或胀痛	头眼剧烈胀痛
视觉	视力正常	视力下降	视力锐降，虹视
胞睑	重者胞睑红肿	重者胞睑红肿	胞睑肿胀
白睛	白睛红赤	抱轮红赤或白睛混赤	抱轮红赤或白睛混赤肿胀
黑睛	或有星翳	黑睛后壁有灰白色沉着物	黑睛雾状水肿
前房	深浅正常	深浅正常	浅或极浅
神水	明洁	浑浊或黄液上冲	浑浊
黄仁	纹理清	纹理不清	晦暗、纹理不清
瞳神	正圆	缩小或干缺	散大
晴珠	透明	透明或黄仁色素附着	透明或黄仁色素附着
眼压	正常	正常或偏低	增高
全身	多无不适	或有头痛	患眼同侧头痛，多伴恶心、呕吐

五、治疗措施

1. 治疗原则 本病发病急，对视力危害极大，甚至可致失明。治疗以挽救视力为先，宜先急救后综合治疗。辨证风、火、热、痰为患，以肝论治。

2. 急救措施

（1）缩瞳：1%~2%毛果芸香碱眼药水，每5分钟滴1次；瞳孔缩小后，遵嘱减量，每日3次。

（2）激素：局部或全身应用糖皮质激素制剂，以减轻睫状体反应性水肿，有利于快速降低眼压。

（3）高渗脱水剂：20%甘露醇溶液250mL静脉快速滴注，通过高渗透压以减少玻璃体中的水分，从而达到降低眼压的短期作用。

（4）碳酸酐酶抑制剂：选用乙酰唑胺或尼目克斯等口服，以减少房水产生而降低眼压。

（5）手术治疗：经上述药物治疗后，根据眼压恢复情况及房角粘连的范围来选择手术方式。

①房角开放或粘连不超过1/3者，行周边虹膜切除术或激光虹膜切开术。

②房角广泛粘连者，需行青光眼小梁滤过性手术。

③可考虑施行Phaco+IOL术，解决房角拥挤状况。

3. 辨证论治

（1）风火攻目

证候：发病急骤，眼胀痛，同侧头痛，视力骤降，白睛混赤，黑睛雾状浑浊，瞳神散大，舌红苔黄脉数。

治法：清热泻火，平肝息风。

代表方：绿风羚羊饮加减（《医宗金鉴》）。

常用药：羚羊角、玄参、知母、黄芩、茯苓、车前子、大黄、防风、细辛、桔梗。

（2）气火上逆

证候：眼症同上。情绪不稳定，血压偏高。

治法：疏肝解郁，泻火降逆。

代表方：丹栀逍遥散（《太平惠民和剂局方》）合左金丸加减（《丹溪心法》）。

常用药：柴胡、当归、芍药、茯苓、白术、丹皮、山栀、黄连、吴茱萸、薄荷、煨生姜。

（3）痰火郁结

证候：眼症同上。头痛剧烈，呕吐较重，茶饭不思，舌红苔腻，脉滑数。

治法：降火逐痰。

代表方：将军定痛丸加减（《审视瑶函》）。

常用药：黄芩、橘皮、制半夏、天麻、白芷、白僵蚕、大黄、桔梗。

4. 针刺治疗 配合针灸治疗，可缓解头眼疼痛及恶心、呕吐等全身症状。

主穴：睛明、上睛明、风池、太阳、四白、合谷、神门、攒会。

配穴：风火攻目，选曲池、外关；气火上逆，选行间、太冲；痰火郁结，选丰隆、足三里等。恶心呕吐明显者，加内关、胃俞。

以上均用捻转提插之泻法，行手法至有明显针感后出针，或留针 10 分钟。疼痛严重者，可于大敦、合谷、角孙、太阳穴点刺放血。

六、思辨导图

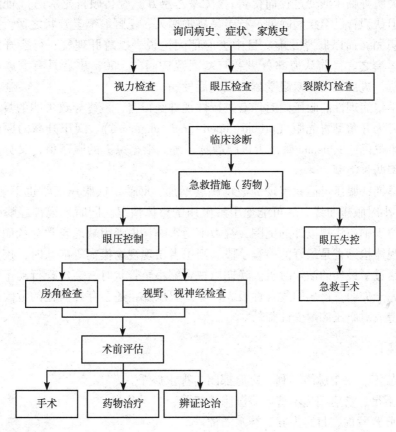

七、预防策略

1. 预防情志过激及情志抑郁，使患者心胸开阔，以减少诱发因素。
2. 若服药和局部滴眼药控制眼压无效时，需迅速手术治疗。
3. 术后坚持复查，根据辨证论治选用中药以保护视功能。

八、思考题

1. 救治绿风内障的原则是什么？
2. 试述绿风内障的急救措施及方案。
3. 绿风内障的关键病因是瞳孔阻滞，如何早期预防？

青风内障

一、概述

青风内障之名出自《太平圣惠方》。以其起病隐伏，时有轻度眼胀及视物昏矇，视野渐窄，终致失明等临床演变过程而得名。《太平圣惠方》《秘传眼科龙木论》《证治准绳》虽多有论述，但认识皆已至疾病晚期，行走易碰物撞人、视野缩窄呈管状之像。辨之以目系损害，邪坚病固，而以肝肾亏虚、目中玄府郁闭论说，以疏肝理气、行瘀开窍、补肝益肾、温阳助运治之。目前认为部分患者有基因致病倾向，50%患者具有家族史。男性略多，起病隐匿，进展缓慢，双眼受累，或先后发病。

现代医学将病理性高眼压同时伴有进行性视神经损害，最终导致失明的具有遗传倾向的眼病，命名为开角型青光眼（primary open-angle glaucoma）。眼压升高的原因是房水的外流受阻于小梁网、Schlemm管或者巩膜静脉系统。根据患者的眼压值，又分成高眼压型和正常眼压型两种类型。

在病变早期，眼压可能只表现为波动幅度增加，即使单次眼压正常也不能排除该病，需要测量24小时眼压曲线，尽可能地了解眼压的整体情况。同时，视神经病变引起的视野缺损早期位于中心注视以外的范围，视力不受影响，患者因缺乏自觉症状而被忽略。因此，眼部常规体检筛查是最好的检查手段。当患者出现视物模糊等症状时，疾病多已进展至中晚期，错过了最佳的治疗时机。晚期当视野缩小至管状时，会出现行动不便和夜盲等症状，最终完全失明。该病的危害性极大，除高眼压外，还会存在其他的危险因素，如视神经缺血等造成对眼压的耐受性降低。

二、病机

1. 肝郁气滞，目中脉络不利，玄府郁闭，神水瘀滞。
2. 禀赋不足，玄府阳运不济，痰湿阻滞络脉，目系受损。
3. 久病肝肾亏虚，目窍失养，神水滞涩。

三、诊断要点

1. 问诊（症状） 早期眼无不适，或偶有视物昏矇、目珠发胀，视灯光如彩虹；晚期常视物不清，易撞人碰物，甚者失明。

2. 望诊（体征）

（1）视力：视力早期正常，后期逐渐下降，甚或失明。

（2）裂隙灯检查：白睛、黑睛、瞳神无异常。

（3）眼压：早期眼压不稳定，或有升高；随病变发展，眼压渐高，但多为中度升高。监测24小时眼压波动大于8mmHg，或双眼压差大于5mmHg。

（4）视盘变化：病变早期可见视盘缘变窄，特别是颞上、颞下象限处明显，视盘生理凹陷逐渐加深、扩大、杯盘比值（C/D）>0.6，或双眼视盘比值不等、双眼C/D差值>0.2；终期视盘色苍白，视盘血管向鼻侧移位，在视盘缘呈屈膝状（附彩图8-1）。

3. 辅助检查

（1）视野：定期检查、对比，有助于诊断本病（图8-1）。

①中心视野改变：早期可见典型孤立的旁中心暗点和鼻侧阶梯；中期可见旁中心暗点渐渐扩大，多个暗点融合成弓形暗点，逐渐发展形成较大的鼻侧阶梯，若上方和下方弓形暗点相接，即成环形暗点。

②周边视野改变：视野通常在出现旁中心暗点后就有改变，视野缩小常开始于鼻上方，渐次为鼻下方、颞侧，呈进行性向心性缩小，最后视野仅存中央部5°～10°的管状视野以及颞侧视岛。

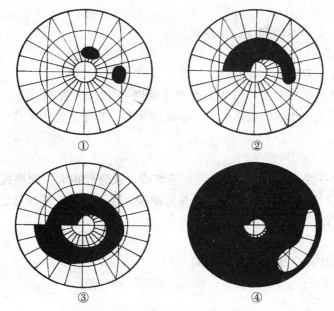

①中心暗点。②弓形暗点，鼻侧阶梯。③环形暗点。④管状视野，颞侧视岛。

图8-1　视野改变示意图

（2）对比敏感度检查：多有空间/时间对比敏感度下降。

（3）房角检查：房角镜检查及超声生物显微镜（UBM）显示为宽角。

（4）视觉电生理检查：图形VEP的P_{100}潜时延长，振幅下降；图形ERG振幅下降。

（5）视盘神经纤维分析仪（OCT）检查：可分析视神经纤维损伤程度，较视野检查更客观、敏感。

四、类证鉴别（表8-2）

表8-2　青风内障与绿风内障相鉴别

病名	年龄	屈光	眼前部	房角
青风内障	多30岁以下	近视多见	前房正常	开角
绿风内障	多50岁以上	正、远视多见	前房常浅	狭窄

五、治疗措施

1. 治疗原则　长期而稳定地降低眼压，终身定期复查随访，及时调整治疗方案，终止或延缓视野的恶化；最大可能地保持视功能。治疗上，强调设定个体患者安全的"目标眼压"。

2. 降眼压

（1）眼药降压

①前列腺素类衍生物（拉坦前列素、曲伏前列素、贝美前列素等）。

②肾上腺素能β-受体阻断剂（马来酸噻吗洛尔、盐酸卡替洛尔、盐酸左布诺洛尔、盐酸倍他洛尔等）。

③肾上腺素能α_2受体激动剂（溴莫尼定）。

④碳酸酐酶抑制剂（布林佐胺等）。

⑤拟胆碱类药物（毛果云香碱等）。

（2）选择性激光小梁成型术（SLT），促进小梁网-Schlemm管的引流。

（3）滤过手术增加房水的外或内引流：小梁切除术、非穿透性小梁切除术。

3. 辨证论治

（1）肝郁气滞

证候：时有视物昏朦，目珠微胀，轻度抱轮红赤，或瞳神稍大，眼底视盘杯盘比大于0.6，或两眼视盘杯盘比差值大于0.2；可见视野缺损，眼压偏高；或兼情志不舒，心烦口苦；舌红苔黄，脉弦细。

治法：疏肝解郁。

代表方：逍遥散加减(《太平惠民和剂局方》)。

常用药：柴胡、当归、芍药、茯苓、白术、薄荷、煨生姜。

（2）痰湿泛目

证候：早期偶有视物昏朦，或瞳神稍大，眼底杯盘比渐大，或两眼杯盘比差值≥0.2；严重时视盘苍白，视野缺损，甚或呈管状，眼压偏高；可伴头目昏眩，恶心欲呕；舌淡苔白腻，脉滑。

治法：温阳化痰，利水渗湿。

代表方：温胆汤(《备急千金要方》) 合五苓散加减(《伤寒论》)。

常用药：半夏、橘皮、茯苓、猪苓、枳实、竹茹、泽泻、白术、桂枝、炙甘草。

（3）肝肾亏虚

证候：患病日久，视物不清，瞳神稍大，视野缺损或呈管状，视盘苍白；可伴头晕失眠，腰膝无力，舌淡苔薄，脉细沉无力；或面白肢冷，精神倦怠，舌淡苔白，脉细沉。

治法：补益肝肾。

代表方：加减驻景丸加减(《银海精微》)。

常用药：车前子、当归、熟地、五味子、枸杞、楮实子、菟丝子、川椒。

六、思辨导图

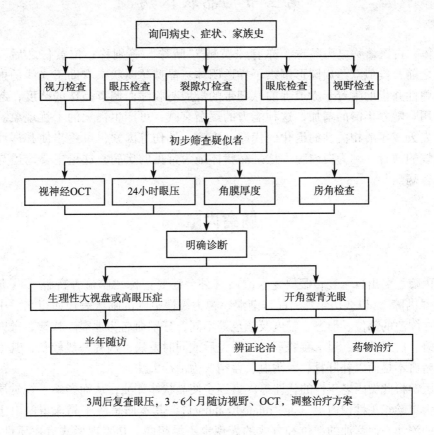

七、预防策略

1. 积极参加青光眼普查，一旦发现眼压偏高、视野有改变及眼底 C/D 值较正常为大时，尽量做相关检查，以明确诊断或排除此病。

2. 若已确诊为本病，应寻求控制病变发展的治疗法案，不能轻易放弃治疗，否则会造成患眼失明。

3. 注意休息，不宜长时间熬夜用眼。

八、思考题

1. 青风内障需要重视的意义是什么？

2. 降眼压的药物有哪几类？

3. 如何正确认识早期青风内障与大杯盘比，如何正确处理？

4. 青风内障中正常眼压型青光眼的致病机理何在？

第三节　晶状体病

晶状体，古医籍称之为晶珠，亦有"黄精""睛珠"等别称；位黄仁之后，瞳神之内，神膏之前，类似双凸扁圆形围棋子样透明体。晶珠透明状态有助于光线的射入，晶珠本身的弹性并借助附着于赤道部的悬韧带的舒展与收缩而调节晶珠的凸度，起到清晰调焦的作用。随着年龄的增加，这种能力的逐渐衰减，可产生视觉的干扰现象。现代医学认识了先天或年龄相关性的退化、代谢、疾病、外伤等因素，可逐步使其浑浊，从而阻碍了光线的通过，称为白内障。这是晶状体最为常见的疾病，这里主要论述与年龄相关的晶状体病。

圆翳内障

一、概述

圆翳内障之名出自《秘传眼科龙木论》，《外台秘要》称"脑流青盲眼"、《龙树菩萨眼论》称"内障"。以久历年月，晶珠渐混，视力缓慢下降的临床表现而得名。中医古籍曾依据晶珠浑浊的部位、形态、程度及颜色等不同，分别命名为冰翳、横翳、散翳、枣花翳、偃月翳、白翳黄心、黑水凝翳等。两眼先后或同时发病，病程一般较长，其本质为肝肾亏虚，精血不足而以补肝肾、养阴血、益精气为治疗大法。

现代医学将此类因老年性的代谢等因素逐步使晶状体浑浊，从而影响了视觉质量的眼病，命名为年龄相关性白内障（age related cataract）。其本质是源于晶珠蛋白由于代谢退变而发生的浑浊，而浑浊的部位和方式的表现也不尽相同。其表现形式有皮质性、核性、囊膜下而产生不同的临床表现。

二、病因病机

1. 肝郁不疏，晶珠渐浑。
2. 脾虚气弱，运化失健；或水湿内生，上泛晶珠而浑浊。
3. 年老体弱，肝肾不足，气阴亏损，晶珠失养而渐趋浑浊。

三、诊断要点

1. **病史**　50岁以上的中老年人，或有老年基础性疾病，视力渐进性下降史。
2. **问诊（症状）**　程度不一的视物模糊，早期或视近尚明而视远模糊，或视一为二。
3. **望诊（体征）**　晶珠呈现不同形态、部位、色泽的浑浊。早期散瞳，可见晶珠周边呈点状或冰凌状浑浊，逐渐向中心发展而致整个晶珠浑浊；或如"四边皆白，中心一点微黄色"，即古称白翳黄心内障，今所称之晶状体核浑浊，所谓核性白内障。

四、类证鉴别

本病须与其他原因所致的晶珠浑浊所引起的内障眼病相鉴别。若晶珠浑浊为与生俱来，称为胎患内障；外伤致晶珠浑浊，称为惊震内障。此外，还有因其他眼病引起的晶珠浑浊，如金花内障等。

五、治疗措施

1. 治疗原则　初病患者用药物治疗、屈光矫正等方法，以提高视觉质量。影响生活或工作（视力≤0.3）时，应行手术治疗。辨证以虚为本，补肝肾、养阴血、益精气为治则。

2. 辨证论治

（1）肝郁不疏

证候：视物时清时糊，视力未降，晶珠浑浊不甚，或目涩胀；时有眉棱骨痛，舌红苔薄黄，脉弦或弦数。

治法：柔肝解郁明目。

代表方：逍遥散合四物汤加减（《太平惠民和剂局方》）。

常用药：柴胡、当归、芍药、茯苓、白术、薄荷、当归、生地、芍药、川芎、煨生姜。

（2）脾气虚弱

证候：视物模糊，视力缓降，或视近尚明而视远模糊，晶珠渐浑；或伴少气懒言，肢体倦怠；舌淡苔白，脉缓弱。

治法：益气健脾，利水渗湿。

代表方：四君子汤加减（《太平惠民和剂局方》）。

常用药：党参、白薯、茯苓、炙甘草。

（3）肝肾不足

证候：视物昏花，视力缓降，晶珠浑浊明显；或头昏耳鸣，少寐健忘，腰酸腿软，口干；舌红苔少，脉细。或见耳鸣耳聋，潮热盗汗，虚烦不寐，舌红少津，苔薄黄，脉细弦数。

治法：补益肝肾，清热明目。

代表方：明目地黄丸加减（《审视瑶函》）。

常用药：生地黄、熟地黄、山茱萸、山药、丹皮、泽泻、茯苓、柴胡、当归、五味子。

3. 中成药治疗　根据不同证型，可选用杞菊地黄丸、知柏地黄丸及石斛夜光丸等；麝珠明目滴眼液、障翳散、白内停、卡他林等滴眼液，选用其中之一即可。

4. 手术治疗

（1）白内障针拨术：《目经大成》记载的金针拨障术"八法"，通过审机、点睛、射覆、探骊、扰海、卷帘、圆镜、完璧等过程，完成整个治疗过程。

（2）白内障囊外摘除联合人工晶状体植入术：在手术显微镜下，将晶状体前囊膜作环形撕开，呈直径4~5mm的圆孔，取出浑浊核并吸净浑浊皮质，将人工晶状体植入囊袋内。该手术方法切口较大，术后散光较明显。

（3）超声乳化白内障吸除联合人工晶状体植入术：在手术显微镜下，用超声乳化仪将晶状体核粉碎并吸出，吸净皮质，然后将人工晶状体植入囊袋内。该手术切口小，手术时间短，创伤小，可迅速恢复视力，是目前临床最常用的手术方法之一。而人工晶状体也不断地改善其光学特性。

六、思辨导图

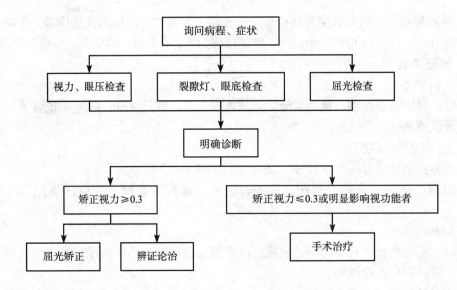

七、预防策略

1. 发现本病应积极治疗，以控制或减缓晶珠浑浊的发展。

2. 若患有糖尿病、高血压等全身疾病者，应积极治疗全身疾病，对控制或减缓晶珠浑浊有一定意义，同时也有利于以后的手术治疗。

八、思考题

1. 试述圆翳内障的治疗原则。

2. 了解金针拨障术的过程。

3. 圆翳内障术后的视觉缺陷如何解决？

第四节 玻璃体病

玻璃体，古医籍称之为神膏，充填于眼珠后部 4/5 的空腔中，前与晶珠相贴、周边紧贴视衣，其间与视衣锯齿缘、目系起点贴合最为紧密。主要成分为水和透明质酸，其透明、黏稠、有弹性的凝胶质地，既可使光线射入，又能支撑视衣。本身无血管及神经组织，其新陈代谢极其缓慢，它的营养和代谢是通过邻近组织的扩散来完成的。正如《审视瑶函》"血养水、水养膏、膏护瞳神"的论述，保证了神膏的营养、屈光、支撑作用。故易受周边组织影响，常见原因有：视网膜或葡萄膜炎时的细胞浸润、视网膜及脉络膜出血侵入、高度近视等导致玻璃体内细胞沉积、蛋白浸润和玻璃体凝胶变性；先天发育残膜留存在玻璃体内；眼外伤、眼内异物存留、寄生虫和肿瘤等，或年龄相关的玻璃体变性，使透明质酸大分子降解，胶原纤维支架塌陷、浓缩、水分析出，出现玻璃体的浑浊。

无论玻璃体炎症还是积血、变性、液化，眼前黑影飘动为最常见的症状，中医归属于"云雾移睛"中；严重者可干扰视觉，甚至导致暴盲（后面暴盲中详述）。中医学称玻璃体为神膏，病位在瞳神，归属于肝肾。同属云雾移睛，但病因不同，治则亦有差异。炎性病变常因湿热内蕴，浊气上犯所致，治宜清热除湿；出血性疾病常因血行不畅，脉络瘀滞或虚火上炎，血溢脉外，起病初期宜凉血止血，后期则宜行气活血散瘀；退行性病变责之肝肾亏虚，气血不足，治以滋养肝肾、益气养血为宜。

云雾移睛

一、概述

云雾移睛之名出自《证治准绳》，《太平圣惠方》称"眼生黑花"、《圣济总录》称"黑花飞蝇"、《银海精微》称"蝇翅黑花"、《一草亭目科全书》称"蝇影飞越"。以患眼外观端好，自觉眼前有蚊蝇蛛丝或云雾样漂浮物随目珠转动而飘动起伏，甚至视物昏瞻的临床表现而得名。单眼或双眼发病。云雾移睛有虚实之分：虚证源于肝肾精血亏虚，目失所养。实证多因湿热痰火内壅，浊气犯目；或因气滞血瘀，痰瘀互结，伤络损脉而致神膏浑浊。临床以辨证求因，审因论治为要。

现代医学将此类因玻璃体液化、变性、后脱离或眼内炎症、出血等引起的飞蚊或者云雾移睛现象，命名为玻璃体浑浊（vitreous opacity）。任何造成其本身损伤或促使其营养代谢障碍等能引起玻璃体内代谢变化的因素，均能导致玻璃体浑浊。

二、中医病机

1. 肝肾亏损，气血亏虚，目窍失养。
2. 痰湿内蕴，郁久化热，湿热浊气上犯，目中清纯之气被扰。
3. 气滞血瘀，血溢络外，滞于神膏。

三、诊断要点

1. 问诊（症状）　眼前黑影飘动，形态各异，随眼球运动而飘动；不同程度的视力干扰或下降。

2. 望诊（体征）　初诊需散瞳，检眼镜或裂隙灯下前置镜检查可见玻璃体内有尘状、丝状、条状、云片状、网状或絮状等不同形态的浑浊物随眼球运动而飘动，其色或灰白或淡棕或咖啡。浑浊严重者，可看不清眼底或无红色反光，或能发现视网膜脉络膜病变及出血。

3. 特殊检查

（1）B超：了解玻璃体浑浊的部位、状态、性质。

（2）前置镜、三面镜：排除视衣病变，如视衣裂孔、脱离及视衣炎性、血管性病患等。

四、类证鉴别

1. 炎症性 由相邻组织的炎性病变所致，如葡萄膜炎、视网膜炎、眼内感染、眼内异物、肿瘤坏死、晶状体皮质过敏等引起的玻璃体炎等，可伴有前房积脓和眼部疼痛。临床上常见由细菌、真菌或寄生虫引起的感染性眼内炎（infectious endophthalmitis）。根据感染途径不同，又分为外源性眼内炎（exogenous endophthalmitis）和内源性眼内炎（endogenous endophthalmitis）。

2. 出血性 玻璃体积血是眼外伤或视网膜血管性疾病最常见并发症。出血不仅使屈光介质浑浊，而且能对眼部组织产生严重破坏。不同原因所致玻璃体积血的后果有很大不同，应根据原发伤病、出血量的多少、出血吸收的情况及眼部反应的表现等适时给予处理。

3. 变性性 玻璃体变性时，可出现液化，即由凝胶变为溶胶，逐渐变成液状。由于玻璃体液化、脱水、收缩，可引起玻璃体的后界膜离开视网膜，称为玻璃体后脱离，常见于高度近视和老年人；也可由于细胞增殖而浓缩，呈胶冻状，与视网膜广泛粘连。玻璃体增殖多见于眼外伤、视网膜脱离后。

五、治疗措施

1. 治疗原则 依据变性、炎症、出血而审因论治。

2. 辨证论治

（1）肝肾亏损

证候：年老体弱，黑花飞萤，头昏耳鸣，腰酸膝软，舌红脉细。

治法：补益肝肾。

代表方：明目地黄汤(《审视瑶函》)。

常用药：生地黄、熟地黄、山茱萸、山药、丹皮、五味子、当归、泽泻、茯神、柴胡。

加减：夜寐不安，加远志、合欢、酸枣仁。体倦乏力，加人参、白术、炙甘草。

（2）气血亏虚

证候：高度近视，目不能远视、久视，体倦神乏，眼见飞萤乱舞，不堪重负，舌淡苔薄，脉细弱。

治法：益气补血。

代表方：八珍汤(《正体类要》) 或芎归补血汤(《原机启微》)。

常用药：生地黄、熟地黄、当归、白芍、川芎、白术、炙甘草、天冬、牛膝、人参、茯苓。

加减：腰膝酸软，加枸杞、女贞子、补骨脂。

（3）湿热蕴蒸

证候：云雾飘移，或见眼球内絮状浓密、浑浊不清，胸闷失眠，头重身倦，不思饮食，舌黄苔腻，脉濡数。

治法：宣化畅中，清热除湿。

代表方：三仁汤(《温病条辨》)。

常用药：杏仁、蔻仁、苡仁、厚朴、滑石、半夏、通草、竹叶。

加减：加升麻、桔梗升清降浊。

（4）气滞血瘀

证候：视力突降，蝇动蚊飞，遮挡视线，精神压抑，舌暗苔薄，脉沉涩。

治法：行气活血。

代表方：血府逐瘀汤（《医林改错》）。

常用药：桃仁、红花、赤芍、牛膝、川芎、枳壳、柴胡、当归、生地、桔梗、甘草。

加减：头晕目眩，加天麻、钩藤、生决明；口干咽燥，加玄参、天花粉、知母。

3. 病因治疗 炎症性，首先给予积极的全身和局部抗炎处理；出血性，针对病因可以观察 2~4 周，积血不能吸收者，给予玻璃体切除手术。轻度变性，可随访观察；严重者，引起视觉障碍或者视网膜脱离，给予玻璃体切除手术。

4. 手术治疗 对玻璃体积血浑浊，久不吸收（＞1 个月），明显影响视力，特别是形成机化膜牵引，引起视网膜脱离者，应采用玻璃体切割术治疗。

六、思辨导图

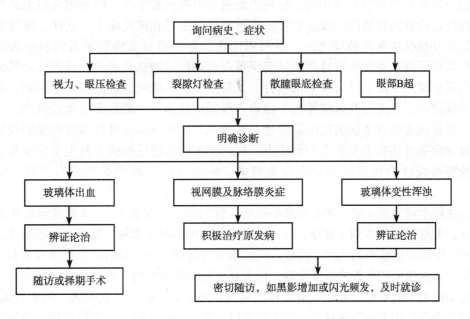

七、预防策略

1. 情志调畅，避免急躁、沮丧，并向患者说明病情。

2. 高度近视者，应避免过用目力和头部震动。

3. 出血引起者，饮食宜清淡，少食辛辣炙煿之品。

4. 短期内眼前黑影增加或"闪光"频发时，应详查眼底，防止视网膜脱离。

八、思考题

1. 试述云雾移睛的类证鉴别。

2. 云雾移睛的防变措施有哪些？

第五节 视网膜与视网膜血管病

中医称视网膜及其血管为"视衣",归属于内障眼病范畴,亦属瞳神疾病。此类疾病病位在眼深部,古代因缺乏窥见技术,仅按证候辨识:眼前飞蚊或固定黑影遮挡;视野缺损;视直如曲,视瞻昏渺,视力骤降,甚可盲而不见等。

视衣泛指西医的脉络膜及视网膜。视网膜（retina）是一层透明的薄膜,由视网膜神经上皮感觉层和色素上皮层组成,视网膜神经上皮分为9层,有3个神经元构成,起到感受并且传导光信号的作用,依次是:视锥、视杆细胞层,外界膜,外核层,外丛状层,内核层,内丛状层,神经节细胞层,神经纤维层,内界膜。所有神经纤维汇集于视盘并进入颅内。在黄斑视觉最敏感区仅有大量的视锥细胞。色素上皮层和视网膜神经上皮感觉层间有一个潜在的腔隙,在病理情况下可分开,称为视网膜脱离。色素上皮层与脉络膜紧密相连,色素上皮与脉络膜的血管具有支持和营养视网膜光感受器细胞、遮光、散热以及再生和修复等作用。视网膜血供是由视网膜中央动脉分出两层血管网,分别供养附近的视网膜组织。浅层血管位于神经节细胞层和神经纤维层之间,深层毛细血管网位于外丛状层和内核层之间。视网膜中央静脉以及分支伴行于视网膜中央动脉系统,在黄斑区终末血管形成弓环状以确保黄斑部高质量的视觉形成。黄斑区及其余视网膜组织的血供均来源于脉络膜毛细血管。其易受血压、血糖、血流动力学影响,动脉硬化、眼压波动、免疫以及情绪等相关因素皆可影响其循环,最易发生血管阻塞、炎症性疾病。根据病变血管支配的范围及位置,其累及区域的视功能可有不同程度的受损。视网膜血管阻塞性疾病多发生于中老年人,视网膜血管炎症性疾病多发生于青少年,尤其是与免疫相关性的血管疾病。因种类繁多,病因复杂,治疗不当或不及时,可导致失明。

古医籍中将外观无异、视力骤降的眼疾,皆归属于"暴盲"。《审视瑶函》中记载暴盲症有:"此症谓目平素别无他症,外不伤于轮廓,内不损乎瞳神,倏然盲而不见也。"

现代中医根据暴盲的病因、病位不同,细分为络瘀暴盲、络阻暴盲、络损暴盲,前两者病变性质为视网膜血管的循环障碍,后者则为视网膜血管的炎性病变。而目系暴盲特指视神经疾病引发的暴盲,其他眼病也可致暴盲,如云雾移睛、视衣脱离。消渴目病后期,皆可变化为视衣脱离或络瘀暴盲。按五轮学说,暴盲仍责之肝肾。急性起病,常因肝火灼伤目络或阴虚阳亢,痰热上扰;而疾病后期则转化为虚实夹杂、气血不足或兼有血瘀。热与瘀是视网膜血管性疾病的致病关键,治疗以化瘀通络、滋阴清热为原则,结合微观与分期辨证:出血早期宜凉血止血,中期宜活血止血,后期则应化瘀通络。虚实夹杂证多采用滋阴降火,健脾利湿,益气活血等;虚证采用滋补肝肾,补养气血等法。殊不知急治可复,缓则气定而无用矣。因此,临床治疗需认识疾病,采取确实有效的综合治疗方法,以保障视功能的恢复为要。

络损暴盲

一、概述

络损暴盲之名出自《中医眼科学》。依据其反复视力下降、视衣络脉受损出血而突然失明的临床表现而得名。多发于青壮年男性，双眼发病，反复发作，是青壮年失明最常见的瞳神疾病。火热之邪伤津灼络是其主要病机，清热凉血、滋阴凉血、行气止血为其治疗大法。

现代医学将因眼底周边视网膜静脉特发性阻塞与新生血管并存，并以突然出现的玻璃体积血为主要临床表现的病症，命名为视网膜静脉周围炎（Eales 病），具体原因并不明确。

二、病机

1. 心肝火旺，循经上攻目窍，灼伤脉络，血溢络外。
2. 七情内郁，肝失疏泄，五志化火，火郁脉络，脉络受损，血溢脉外。
3. 瘀热伤阴，阴虚火旺，虚火上炎，灼伤脉络，血失统摄而外溢。

三、诊断要点

1. **问诊（症状）**　视物昏矇，或眼前飞蚊飘动，甚者暴盲。
2. **望诊（体征）**　病变早期，可见视网膜周边小静脉呈串珠样不规则扩张扭曲，静脉周围白鞘伴生、出血及黄白色渗出；当病情发展至主干静脉，则主干静脉管径不规则，出现静脉旁白鞘，沿着病变静脉周围大量出血及渗出，视网膜水肿；当出血进入玻璃体，则玻璃体血性浑浊，甚至无法窥见眼底；病变晚期，视网膜静脉广泛受累，新生血管形成，玻璃体积血反复发生，可引起牵拉性视网膜脱离（附彩图 8-2）。
3. **特殊检查**　血管荧光造影，可见病变静脉管壁荧光着染、毛细血管扩张渗漏、微血管瘤，以及黄斑区水肿；病变后期视网膜周边部可见毛细血管无灌注区、动静脉吻合支及视网膜新生血管形成等改变。

四、类证鉴别

1. **Coats 病**　视网膜毛细血管扩张症多发生于单眼的男性青少年。眼底检查可见视网膜血管呈典型的"腊肠样"或者"串珠样"改变、视网膜下可见胆固醇结晶、巩膜透照试验为阴性；眼科超声或者 CT 检查，钙化不明显或者呈沙粒状散在。
2. **急性视网膜坏死综合征**　视网膜周边部可见白色或黄白色浸润和水肿，伴有点状出血，晚期色素紊乱及灰白色萎缩源。可因玻璃体膜形成，视网膜坏死萎缩，形成多发性破孔，形似碎布片，最终视网膜全脱离。FFA 检查：周边部视网膜血管闭塞，产生毛细血管无灌注区，视网膜白色病源呈现弱荧光，晚期呈斑状荧光素渗漏或着色、片状强荧光。

五、治疗措施

1. **治疗原则**　积极寻找原发疾病，以对症治疗为主，处理病损的周边血管是现阶段阻止病变进展的主要手段。

2. 辨证论治

（1）血热伤络

证候：眼外观端好，视力急降，眼底表现符合本病特征；伴见心烦失眠，口舌生疮，小便短赤；舌红脉数。

治法：清热凉血，止血活血。

代表方：宁血汤（《中医眼科学》）。

常用药：生地、栀子、白茅根、侧柏叶、旱莲草、仙鹤草、白敛、白芍、白及、阿胶。

加减：出血初期舌红脉数者，加荆芥炭、白茅根、小蓟以凉血止血；眼底出血较多，血色较暗者，加生蒲黄、茜草、郁金以化瘀止血；视网膜水肿明显者，为血不利而化为水，宜加益母草、薏苡仁、车前子以活血利水。

（2）肝经郁热

证候：眼外观端好，视力急降，眼底表现符合本病特征；伴见口苦咽干，烦躁易怒；舌红苔黄，脉弦数。

治法：疏肝清热，凉血止血。

代表方：加味逍遥散（《审视瑶函》）。

常用药：丹皮、栀子、茯苓、白芍、白术、柴胡、当归、生姜、薄荷、甘草。

加减：出血初期，酌加赤芍、墨旱莲、茺蔚子、白茅根以增凉血止血之力；失眠多梦者，加煅牡蛎、首乌藤以镇静安神。

（3）阴虚火旺

证候：病情迁延，玻璃体积血反复发作；伴见头晕耳鸣，五心烦热，口唇干燥；舌质红，脉细数。

治法：滋阴降火，凉血化瘀。

代表方：滋阴降火汤（《审视瑶函》）。

常用药：生地黄、熟地黄、当归、白芍、川芎、麦冬、知母、黄柏、黄芩、柴胡、甘草。

加减：出血初期，宜加荆芥炭、白茅根、墨旱莲以凉血止血；反复发作日久者，可加浙贝母、昆布以软坚散结。

3. 其他疗法

（1）糖皮质激素治疗。

（2）视网膜激光光凝术：在 FFA 指导下，对病变区光凝治疗，以消除无灌注区，促进新生血管消退，减少出血。

（3）玻璃体切割术：对严重的玻璃体积血，经积极治疗 1 个月后无明显吸收，或经眼部 B 型超声检查有机化膜形成，甚或有视网膜脱离者，应行玻璃体切割术或联合视网膜复位术。

六、思辨导图

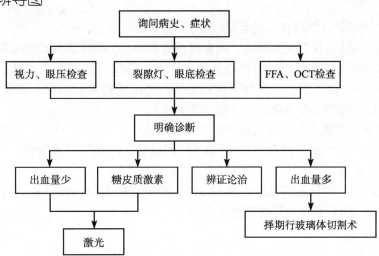

询问病史、症状

视力、眼压检查　　裂隙灯、眼底检查　　FFA、OCT检查

明确诊断

出血量少　　糖皮质激素　　辨证论治　　出血量多

择期行玻璃体切割术

激光

七、预防策略

1. 玻璃体积血，者应保持半卧位，使积血下沉，以免遮挡视力。

2. 本病常反复出血，应坚持长期治疗和观察。

3. 本病多为双眼发病，故对一眼发病者，即使另一眼视力正常，也应对双眼进行 FFA 检查。

八、思考题

1. 络损暴盲有哪些血管性原因？

2. 络损暴盲的治疗原则是什么？

络瘀暴盲

一、概述

络瘀暴盲之名出自《中医眼科学》。依据其视衣脉络扭曲瘀阻，沿脉络分布区域的视衣有出血、水肿和渗出的临床表现而得名。肝阳上亢，气血上逆，血不循经，溢于络外，气滞血郁，痰凝气滞，痰瘀互结致血行不畅，血脉瘀阻而成患。以活血利水祛瘀为治疗大法。古籍对此类疾病因其临床表现不同而分述于"视瞻昏渺""云雾移睛""暴盲"中。

现代医学将视网膜中央或分支静脉回流受阻所致的视网膜缺血、组织水肿、出血等损害，命名为视网膜静脉阻塞（retinal vein occlusion）。临床既有中央静脉阻塞、分支静脉阻塞，又有缺血型与非缺血型之分，病情与视力预后与阻塞部位及其类型相关。

二、病机

1. 情志内伤，肝气郁结，肝失条达，气滞血郁，血行不畅，郁滞脉内，血溢络外。

2. 肝肾阴亏，水不涵木，肝阳上亢，气血上逆，络脉瘀损。

3. 过食肥甘厚味，痰湿内生，痰凝气滞，血行不畅，痰瘀互结，血脉瘀阻而成患。

三、诊断要点

1. 病史 中老年，发病急，或有基础性疾病。

2. 问诊（症状） 视力突然减退，或有眼前黑影飘动，严重者可骤降至眼前手动。

3. 望诊（体征） 病变区视网膜静脉粗大迂曲，隐没于视网膜火焰状出血及水肿之中。重者可见视盘充血、水肿；或伴有黄白色硬性渗出或棉絮状白斑，或黄斑囊样水肿，视网膜动脉可有反光增强等硬化征象（附彩图8-3）。

4. 辅助检查 眼底荧光血管造影可出现特征性改变。

（1）造影早期，可见视网膜动-静脉循环时间延长，出血区遮蔽荧光，阻塞区毛细血管扩张或有微动脉瘤。

（2）造影后期，可见毛细血管荧光素渗漏、静脉管壁着染，或见毛细血管无灌注区、黄斑区水肿，或视网膜新生血管等荧光形态。

四、类证鉴别

1. 视网膜静脉周围炎 血管荧光造影见眼底中周部多处静脉管壁因炎症而荧光着染，毛细血管扩张渗漏，累及黄斑区渗出水肿；病变后期视网膜周边部见毛细血管无灌注区及视网膜新生血管形成等改变。

2. 前部缺血性视神经病变 由于供应视盘的后睫状动脉发生循环障碍引起视盘的急性缺血、缺氧，以致出现视盘水肿、线状出血，引起视功能损害。患者以视力突然下降、扇形或半侧（以上下水平为主）视野缺损和视盘水肿为临床特点的急性眼病。

3. 视神经炎 视力下降严重者，瞳孔对光反射迟钝；双眼失明者，瞳孔散大，瞳孔直接和间接反射均消失；单眼或双眼受累程度严重的一侧可有相对性传入性瞳孔障碍，即RAPD阳性。若为视盘炎，可见视盘充血、边界模糊；严重时，视盘充血肿胀明显，视网膜中央静脉充盈、迂曲，视盘及其周围可见少许出血和渗出、水肿。

五、治疗措施

1. 治疗原则 依据眼底荧光血管造影提示以确定治疗方法，如为非缺血型者，可综合治疗；缺血型者，应立即行视网膜激光光凝，减少视网膜水肿，促进出血吸收，预防新生血管性青光眼的发生，并积极治疗原发病。

2. 辨证论治 因本病的基本病机是脉络瘀阻，血不循经，溢于目内；而阻塞是瘀，离经之血亦是瘀，故血瘀是其最突出的病机。治疗原则：止血，逐瘀，行气除痰。解除视衣络脉瘀滞，复营血以滋神明。

（1）气滞血瘀

证候：眼外观端好，视力急降，眼底表现符合本病特征；可伴见眼胀头痛，胸胁胀痛，或情志抑郁，食少嗳气；舌红有瘀斑，苔薄白，脉弦或涩等。

治法：理气解郁，化瘀止血。

代表方：血府逐瘀汤(《医林改错》)。

常用药：桃仁、红花、赤芍、牛膝、川芎、枳壳、当归、生地、柴胡、桔梗、炙甘草。

加减：初期，宜去方中川芎、当归，加荆芥炭、血余炭、白茅根、大蓟、小蓟以凉血止血；眼底出血较多，血色紫暗者，加生蒲黄、茜草、三七以化瘀止血；视盘充血水肿，视网膜水肿明显者，宜加泽兰、益母草、车前子以活血利水；失眠多梦者，加珍珠母、首乌藤以镇静安神。

（2）阴虚阳亢

证候：眼外观端好，视力急降，眼底表现符合本病特征；兼见头晕耳鸣，面热潮红，头重脚轻，失眠多梦，烦躁易怒，腰膝酸软；舌红少苔，脉弦细。

治法：滋阴潜阳。

代表方：镇肝息风汤(《医学衷中参西录》)。

常用药：牛膝、代赭石、龙骨、牡蛎、龟板、菊花、玄参、天门冬、麦芽、茵陈、炙甘草。

加减：潮热口干明显者，加生地黄、麦冬、知母、黄柏以滋阴降火；头重脚轻者，宜加何首乌、钩藤、石决明以滋阴潜阳。

（3）痰瘀互结

证候：眼症同前。或是病程较长，眼底水肿渗出明显，或有黄斑囊样水肿；形体肥胖，兼见头重眩晕、胸闷脘胀、舌脉等为痰湿之候。

治法：化痰除湿，活血通络。

代表方：桃红四物汤(《医宗金鉴》) 合温胆汤(《备急千金要方》)。

常用药：生地、赤芍、川芎、当归、桃仁、红花、半夏、橘皮、茯苓、炙甘草、枳实、竹茹。

加减：若视网膜水肿、渗出明显者，可加车前子、益母草、泽兰以活血利水消肿。

3. 其他疗法

（1）中成药治疗：根据临床证型，选用复方血栓通胶囊、血栓通注射液等口服或静脉滴注。

（2）出血量多，溢至玻璃体腔，积血经积极治疗月余后仍不能吸收，或经 B 超检查有机化膜形成，甚或有视网膜脱离者，应行玻璃体切割术。

（3）OCT 提示视网膜黄斑水肿，可施行抗新生血管治疗。

六、思辨导图

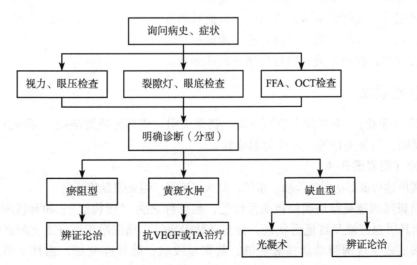

七、预防策略

1. 本病是全身疾病在眼部的表现，注意有无高血压、高血脂、糖尿病或心脑血管疾病等，消除可能发生本病的潜在因素。

2. 眼底荧光血管造影提示血管阻塞时，易转化为缺血型，临床注意随访。若已转化为缺血型时，则应立即给予眼底视网膜激光治疗，杜绝视网膜新生血管的产生。

3. 出血期间应适当休息，减少活动，取半卧位。

八、思考题

1. 络瘀暴盲的预后取决于什么因素？
2. 如何避免发生新生血管性病变？
3. 如何减少络瘀暴盲的视功能损坏？
4. 现阶段眼内用药的选择是抗新生血管生长因子，还是曲安奈德？
5. 络瘀暴盲辨证治疗的意义是什么？

络阻暴盲

一、概述

络阻暴盲之名出自《中医眼科学》。依据其外观正常，猝然一眼或双眼视力急剧下降，眼底典型樱桃红样的临床表现而得名。多单眼发病。常因忿怒暴悖，气机逆乱；或恣酒嗜辣，痰热内生，气壅痰阻，血脉闭塞；或阴亏气弱，肝肾不足，血行滞缓，瘀滞脉络所致。

现代医学将视网膜中央动脉的主干或分支因栓塞、血栓、痉挛而阻塞，引起其所供应区域的视网膜发生急性缺血，导致视功能急剧损害或丧失的疾病，命名为视网膜动脉阻塞（retinal artery occlusion）。

二、病机

1. 忿怒暴悖，气机逆乱，气血上壅，血络瘀阻。
2. 偏食肥甘，或恣酒嗜辣，痰热内生，血脉闭塞。
3. 肝肾阴亏，肝阳上亢，气血并逆，瘀滞脉络。
4. 心气亏虚，推动乏力，血行滞缓，血脉瘀塞。

三、诊断要点

1. 问诊（症状） 突然视力急剧下降，甚至失明，或部分视野缺损。部分患者起病前可有视物模糊、头痛头昏等一过性前驱症状。

2. 望诊（附彩图8-4）

（1）视网膜后极部灰白色浑浊、水肿，日久可消退，但见视盘色淡白。

（2）黄斑区因透见脉络膜颜色而呈红色，临床称之为"樱桃红"；如有视网膜睫状动脉存在，则其供血区域呈红色舌状区；分支动脉阻塞时，病变限于该分支支配区域。

（3）眼底或见视网膜动脉显著变细，甚则呈线状；静脉亦变细，血柱呈节段状或串珠状。

3. 辅助检查 荧光素眼底血管造影多在病变发生后数小时、数日，甚至数周后进行。因此，其结果差异较大，常见的变化有：

（1）中央动脉主干无灌注或动脉分支无灌注。

（2）动脉及静脉充盈迟缓，视网膜循环时间延长。

（3）检眼镜下所见血流"中断"部位仍有荧光素通过。

（4）部分血管壁的荧光素渗漏。

（5）晚期患者或见不到阻塞的荧光征象。

四、类证鉴别

1. 前部缺血性视神经病变 常双眼先后发病，眼底表现为视盘水肿明显、视力轻度或中度降低、视野典型损害与生理盲点相连的弧形暗点，或以水平线为界的视野缺损。

2. 眼动脉阻塞 视功能受损更严重，视力通常无光感。眼压降低，视网膜水肿更严重，可无黄斑区"樱桃红色"。

五、治疗措施

1. 治疗原则 本病为眼科急重症，抢救应尽早、尽快。治疗以行气血以贯络脉，益脏腑以平阴阳为原则。

2. 急救措施

（1）亚硝酸异戊酯0.2mL吸入，每隔1~2小时再吸1次，连用2~3次。舌下含化硝酸甘油片，每次0.3~0.6mg，每日2~3次。

（2）球后注射妥拉苏林12.5mg或阿托品1mg。

（3）间歇性按摩眼球、前房穿刺、口服乙酰唑胺以降低眼压。

（4）吸入95%氧及5%二氧化碳混合气体。

（5）排除禁忌证后进入高压氧舱治疗。

3. 辨证论治

（1）气血瘀阻

证候：眼外观端好，骤然盲无所见，眼底表现符合本病的特征。伴见急躁易怒，胸胁胀满，头痛眼胀；舌有瘀点，脉弦或涩。

治法：行气活血，通窍明目。

代表方：通窍活血汤（《医林改错》）。

常用药：赤芍、桃仁、红花、川芎、红枣、生姜、老葱。

加减：失眠者，加首乌藤、酸枣仁以宁心安神；胸胁胀满甚者，加郁金、青皮以行气解郁；视网膜水肿甚，加琥珀、泽兰、益母草以活血化瘀，利水消肿；头昏重者，加天麻、牛膝以平肝，引血下行。

（2）痰热上壅

证候：眼部症状及检查符合本病的特征。形体多较胖，头眩而重，胸闷烦躁，食少恶心，口苦痰稠；舌苔黄腻，脉弦滑。

治法：涤痰通络，活血通窍。

代表方：涤痰汤(《济生方》)。

常用药：半夏、橘红、枳实、茯苓、胆南星、竹茹、人参、石菖蒲、生姜、大枣、生草。

加减：方中酌加地龙、川芎、郁金、牛膝、泽兰、麝香，以助活血通络开窍之力；若热邪较甚，方中去人参、生姜、大枣，酌加黄连、黄芩以清热涤痰。

(3) 肝阳上亢

证候：眼部症状及眼底检查符合本病的特征。目干涩，头痛眼胀或眩晕时作，急躁易怒，面赤烘热，心悸健忘，失眠多梦，口苦咽干；脉弦细或数。

治法：滋阴潜阳，活血通络。

代表方：天麻钩藤饮(《杂病证治新义》)。

常用药：天麻、钩藤、生决明、石决明、山栀、黄芩、川牛膝、杜仲、益母草、桑寄生、夜交藤、茯苓。

加减：舌暗脉涩者，加石菖蒲、丹参、地龙、川芎以助通络活血；心悸健忘、失眠多梦者，加珍珠母镇静安神；五心烦热者，加知母、黄柏、地骨皮降虚火；视网膜水肿浑浊明显者，加车前子、泽兰、郁金以活血利尿。

(4) 气虚血瘀

证候：发病日久，视物昏朦，动脉细而色淡红或呈白色线条状，视网膜水肿，视盘色淡白；或伴短气乏力，面色萎黄，倦怠懒言；舌淡有瘀斑，脉涩或结代。

治法：补气养血，化瘀通脉。

代表方：补阳还五汤(《医林改错》)。

常用药：黄芪、桃仁、红花、当归、赤芍、川芎、地龙。

加减：心慌心悸、失眠多梦，加酸枣仁、首乌藤、柏子仁以养心宁神；视衣色淡者，加枸杞子、菟丝子、女贞子等益肾明目；久病情志抑郁者，加柴胡、白芍、青皮、郁金以疏肝解郁。

六、思辨导图

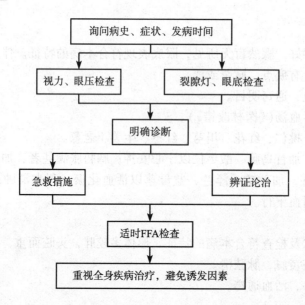

七、预防策略

1. 积极控制全身性疾病，比如血压、血糖，以及眼压等情况。
2. 平素应保持心情愉快，避免恼怒、紧张及烦躁。
3. 一旦发现视力骤降，应及时去医院就诊，以免延误病情。

八、思考题

1. 试述络阻暴盲的急救措施。
2. 试述络阻暴盲的诊断要点。

目系暴盲

一、概述

目系暴盲之名出自《中医眼科学》。以患眼外观无异，突然失明的临床表现而得名。本病可单眼或双眼发病，无明显季节性，亦无地域及性别差异，起病多急重，可造成严重的视功能障碍。中医依据六淫外感、情志内伤、热病久病等审因论治，以中医轮脏气血学说责之肝、肾、气、血，以清、疏、滋、补为要。

现代医学将此类因炎症、水肿、缺血、变性、肿瘤等导致的自视盘至视交叉前的视神经段的病变命名为视神经病变。年轻人常以炎性病变多见，如视神经炎（optic neuritis）与球后视神经炎（retrobulbar neuritis）；老年人以后睫状动脉发生循环障碍导致缺血，有急性缺血和慢性缺血之别；另有脱髓鞘病、中毒、遗传、代谢、外伤等多种致病原因。

二、病机

1. 卫表不固，六淫邪毒循经上扰，热毒燔灼目系，气血逆乱而丧神明。
2. 情志纷扰，失于舒畅，阴阳、气血失衡，神光受遏。
3. 热病伤阴，津血暗耗，虚火上炎目系，扰乱神明。
4. 素体亏虚，卫气营血不足，脉络瘀滞，目系生变。

三、诊断要点

1. **问诊（症状）** 突然视力中、重度下降，甚至失明，或局限，或半侧失明；或伴眼球转动时疼痛或眼球深部疼痛，部分患者可伴头痛、呕吐。

2. **望诊** 瞳孔对光反射或如常或迟钝或瞳孔散大不应，瞳孔直接和间接反射均消失；相对性传入性瞳孔障碍（relative afferent papillary defect，RAPD）阳性的特征检查是：用相同光线交替照射双眼，一眼相对于另一眼的瞳孔对光收缩幅度下降、速度减慢或继之散大。视盘充血，边界模糊，甚则肿胀隆起；视网膜中央静脉充盈、迂曲，视盘周围视衣或见少许出血、渗出和水肿。晚期渐现视盘颞侧苍白。

（1）急性视神经炎（acute optic neuritis）：眼底视盘水肿，出血（附彩图 8-5）。

（2）球后视神经炎：眼底正常或者视盘轻度水肿。

（3）前部缺血性视神经病变（anterior ischemic optic neuropathy，AION）：视盘轻度水肿、线状出血（附彩图 8-5）。

3. 辅助检查

（1）视野检查：急性视神经炎中心视野呈现中心暗点、旁中心暗点；缺血性视神经炎病变者，常见象限性或水平性视野缺损。

（2）视觉电生理检测：视觉诱发电位（VEP）显示闪光和图形的 P_{100} 潜时延长，振幅降低。

（3）荧光眼底血管造影：急性视神经炎者，可显示早期视盘表面毛细血管扩张、荧光素渗漏；缺血性视神经病变，显示荧光素充盈迟缓或荧光充盈不均匀，晚期视盘荧光渗漏明显。

（4）头部 CT、MRI 检查：排除颅内占位性病变。

四、类证鉴别

本病以 RAPD 阳性，眼底正常或者仅见视盘水肿、渗出、线状出血等改变为特点。可与下列病变鉴别：

1. 视衣脱离　患者突然出现眼前黑影，继之视力下降。眼底检查可见视网膜脱离，多伴有视网膜裂孔可资鉴别。

2. 络阻暴盲　眼底检查可见黄斑部樱桃红，视盘无明显异常可资鉴别。

3. 络损暴盲　络损暴盲多为青年男性，眼底可见周边部静脉旁有白鞘，血管迂曲、扩张，附近视网膜可见大小不等的灰白色渗出出血，或者玻璃体大量积血等较易鉴别。

五、治疗措施

1. 治疗原则　本病属眼科急重症，对视力危害较大，以抢救视力为目的，并中西医综合治疗。

2. 急救措施

（1）全身糖皮质激素冲击疗法

①视神经炎者，给予 1000mg 甲强龙静脉冲击治疗，每三天减半，第六天后改口服激素，按 1～1.2mg/（kg·d）逐渐减量，用药病程 2～3 月。注意保护胃黏膜，补充钙剂等改善全身症状；补充维生素 B_1、B_{12} 等营养神经。如有感染，给予抗感染治疗。

②AION 者，全身给予活血等注射治疗，如丹参注射液、低分子右旋糖酐等。此外，可以配合高压氧治疗。

（2）局部注射疗法：球旁或球后注射激素，如 654-2 或者妥拉苏林、复方樟柳碱颞侧皮下每日或者隔天注射。

3. 辨证论治

（1）肝经实热

证候：视力急降，甚至失明，伴眼球胀痛或转动时痛；眼底可见视盘充血肿胀，边界不清，视网膜静脉扩张迂曲、颜色紫红，视盘周围水肿、渗出、出血，或眼底无异常；伴见头胀耳鸣，胁痛口苦；舌红苔黄，脉弦数。

治法：清肝泻热，兼通瘀滞。

代表方：龙胆泻肝汤(《太平惠民和剂局方》)。

常用药：龙胆草、山栀、黄芩、车前子、泽泻、木通、当归、生地黄、柴胡、甘草。

加减：头目胀痛，加钩藤、磁石、川芎；失眠心烦，加黄连、夜交藤、远志；视盘出血时，加白茅根、三七粉以止血。

(2) 肝郁气滞

证候：患眼自觉视力骤降，眼球后隐痛或眼球胀痛；眼底可见视盘充血肿胀，边界不清，视网膜静脉扩张迂曲、颜色紫红，视盘周围水肿、渗出、出血，或眼底无异常；患者平素情志抑郁，或妇女月经不调，喜叹息，胁肋疼痛，头晕目眩，口苦咽干；舌质暗红，苔薄黄，脉弦细。

治法：疏肝解郁，行气活血。

代表方：逍遥散和桃红四物汤(《太平惠民和剂局方》)。

常用药：柴胡、地黄、当归、白芍、川芎、茯苓、白术、薄荷、生姜。

加减：加黄芪、葛根升阳益气；加枸杞、女贞子、楮实子、蒺藜益肾明目。

(3) 阴虚火旺

证候：患眼自觉视力骤降，眼球后隐痛或眼球胀痛；眼底可见视盘充血肿胀，边界不清，视网膜静脉扩张迂曲、颜色紫红，视盘周围水肿、渗出、出血，或眼底无异常；伴见头晕目眩，五心烦热，颧赤唇红，口干；舌红苔少，脉细数。

治法：滋阴降火，活血祛瘀。

代表方：益阴肾气丸(《原机启微》)。

常用药：生地黄、熟地黄、山茱萸、山药、丹皮、泽泻、当归、茯苓、五味子、柴胡。

加减：加毛冬青、丹参、泽兰以助活血利水。

(4) 气血两虚

证候：病久体虚，或失血过多，或产后哺乳期发病。视物模糊；兼面白无华或萎黄，爪甲唇色淡白，少气懒言，倦怠神疲；舌淡嫩，脉细弱。

治法：补益气血，通脉开窍。

代表方：人参养荣汤(《太平惠民和剂局方》)。

常用药：人参、白术、茯苓、甘草、熟地、白芍、当归、黄芪、肉桂、生姜、大枣、陈皮、远志、五味子。

加减：加枸杞、红花、升麻以活血升阳；加地龙、三七、丹参以活血。

4. 支持疗法 补充维生素 B 类及应用血管扩张剂。

5. 病因治疗 针对病因进行治疗。

六、思辨导图

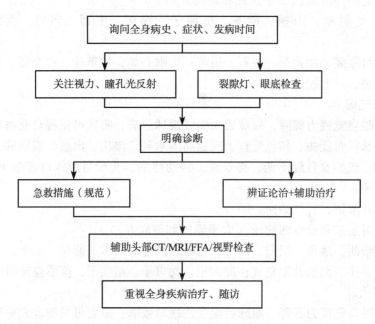

询问全身病史、症状、发病时间

关注视力、瞳孔光反射　　裂隙灯、眼底检查

明确诊断

急救措施（规范）　　辨证论治+辅助治疗

辅助头部CT/MRI/FFA/视野检查

重视全身疾病治疗、随访

七、预防策略

1. 调适饮食情志，顺应节气变化，避免过度劳损。
2. 及时诊疗，控制原发疾病，遵医嘱随诊检查。
3. 孕产期注重调理，避免劳倦与情绪失衡。

八、思考题

1. 如何理解中医急则治标、缓则治本的意义？
2. 目系暴盲的诊治要素有哪些？
3. 规范的急救措施方案是什么？

青　盲

一、概述

青盲之名出自《神农本草经》。以外观无异，视力渐降，终致失明的过程而得名。

现代医学将此类发生于视神经纤维层、视神经、视交叉或视束的原发或继发性病损，最终导致视网膜神经节细胞凋亡或者死亡而命名为视神经萎缩（optic atrophy）。

二、病机

1. 眼病日久，脏腑亏虚，气血不足，玄府闭塞，神光泯灭。
2. 头眼外伤或药物所伤致目系受损。

三、诊断要点

1. 问诊（症状） 眼外观如常，视力渐降，终致失明；或见原发病变。

2. 望诊（体征）

（1）视盘颜色苍白、边界清晰、筛板可见，血管正常或变细。

（2）或视盘灰白，边界模糊，筛板欠清，视网膜血管改变。

（3）或视盘蜡黄，边界模糊，血管变细，视网膜骨细胞样色素沉着。

（4）或视盘灰白，边界清晰，生理凹陷扩大，血管偏鼻侧，呈屈膝状。

3. 辅助检查

（1）视野异常。

（2）视觉诱发电位：P_{100}潜时延长，振幅下降。

（3）CT/MRI 或发现占位。

四、类证鉴别

1. 单纯性视神经萎缩：见于视网膜色素变性、Leber 视神经病变等。

2. 继发性视神经萎缩：由于眼压高、缺血、炎症等导致。

3. 外伤性视神经萎缩：外伤直接损伤视神经或外伤性视神经挫伤等导致。

4. 中毒性视神经萎缩：因为服用药物、食物或者烟酒等引起，例如乙胺丁醇、异烟肼等。

五、治疗措施

1. 治疗原则 寻找病因，针对病因治疗，中西医综合治疗。

2. 支持疗法 给予神经营养；扩张血管，增加血液供氧；高压氧舱；激素控制水肿等。

3. 病因治疗 积极寻找病因，对症处理。

六、思辨导图

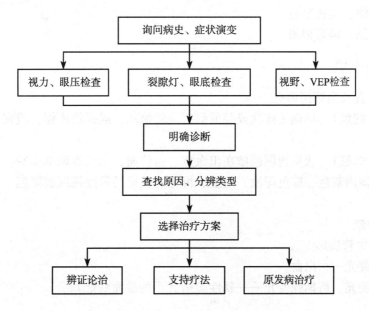

七、预防策略

1. 积极寻找及治疗原发疾病
2. 认识疾病后果，持续支持疗法。

八、思考题

1. 哪几类眼病可以导致青盲？
2. 青盲治疗的原则是什么？

消渴目病

一、概述

消渴目病之名出自《中医眼科学》。因其临床表现各异，故呈现"视瞻昏渺""云雾移睛""暴盲"等不同的视功能损害。徐灵胎有"三消一证，虽有上、中、下之分，其实不越阴亏阳亢，津枯热淫"的阐述，为现代中医眼科更好地理解其微循环障碍乃肺、脾、肾三焦调理失衡的病机。气分久病，伤及营血、络脉，由虚致瘀、由瘀致痰，痰瘀互结，变生乱脉，故以气虚、血病、络损之病机指导临床的辨证论治。

现代医学将此类糖尿病引起的眼底视网膜微血管异常导致视网膜缺血、缺氧，进而视网膜水肿、出血、渗出，甚至新生血管形成、增殖等一系列病变，命名为糖尿病视网膜病变（diabetic retinopathy）。其本质是机体长期糖代谢紊乱导致的眼底血管内皮，以及细胞功能受损引起的微循环障碍。

二、病机

1. 气阴亏耗，灼津损络。
2. 气滞湿阻，目失濡养。
3. 虚火灼络，迫血妄行。
4. 瘀滞痰结，神膏俱损。

三、诊断要点

1. **病史** 有长期糖尿病史。

2. **问诊（症状）** 早期无症状或眼前似有飞蚊飘动，或视物模糊，或视力下降，或忽然失明。

3. **望诊（体征）** 或见视网膜散在出血点、血管瘤，或见黄斑部水肿，或见后极区渗出，或见玻璃体内灰色、棕色浑浊、出血、机化，或见局限性视网膜隆起、增殖，或无法窥见玻璃体腔。

4. **辅助检查**

（1）荧光血管造影

①遮蔽弱荧光——出血。

②早期弱荧光，后期强荧光——软性渗出（小的缺血病灶）。

③无荧光——无血管灌注区。

④异常强荧光后期渗漏明显——新生血管。

⑤圆形中间弱荧光，周围可见线状强荧光无渗漏——激光点。

⑥黄斑区云雾状强荧光或花瓣样强荧光渗漏——黄斑水肿。

（2）OCT 显示：黄斑区组织增厚水肿，或 B 超见球内高密度浑浊影。

四、分期标准

本病可分为单纯型和增殖型共六期。

1. 单纯型（附彩图 8-6）

Ⅰ期：有微动脉瘤或并有小出血点。

Ⅱ期：有黄白色"硬性渗出"或伴有积血斑。

Ⅲ期：有白色"软性渗出"或伴有出血斑。

2. 增殖型（附彩图 8-7）

Ⅳ期：眼底有新生血管或伴有玻璃体积血。

Ⅴ期：眼底有新生血管和纤维增殖。

Ⅵ期：眼底有新生血管和纤维增殖，并发视网膜脱离。

五、治疗措施

1. 治疗原则　控制血糖，定期眼科随访，提醒患者充分认识疾病的危害性，早期发现及时治疗受损眼底病变，保护视功能。中医辨证论治在各期均有良好的辅助作用，眼科医师的职责在于充分认识疾病的危害性，及时给予患者准确的处理预案。治疗原则：除瘀逐痰治其标，益气养阴疗其本。

2. 辨证论治

（1）气阴亏耗，脉络瘀阻

证候：视力模糊或无明显改变。眼底检查可见视网膜微血管瘤，少量点状或者小片状出血或黄白色渗出。多见于视网膜病变Ⅰ期。

治法：益气养阴，化瘀通络。

代表方：生脉散（《内外伤辨惑论》）合四物汤加减（《太平惠民和剂局方》）。

常用药：人参、麦冬、五味子、当归、地黄、芍药、川芎。

（2）气虚湿阻，目失濡养

证候：视力下降。眼底检查可见四个象限中视网膜较多点、片状出血；黄白色硬性渗出；棉绒样软性渗出；血管弓或者视盘附近静脉串珠样改变；黄斑星芒状渗出，部分水肿。多见于视网膜病变而有黄斑水肿者。

治法：益气活血，健脾利湿。

代表方：补中益气汤加减（《脾胃论》）。

常用药：人参、黄芪、白术、当归、升麻、柴胡、陈皮、炙甘草。

（3）虚火灼络，迫血妄行

证候：视力影响明显，眼前飞蚊遮挡。眼底检查可见视网膜下大片出血，出血不遮盖视网膜动静脉血管；或视网膜平面片状出血，遮盖视网膜动静脉血管；或视网膜前大片出血，甚至有液平；视网膜可见异常血管网。多见于视网膜病变Ⅳ期至Ⅴ期眼底有新生血管者。

治法：滋阴凉血，止血化瘀。

代表方：宁血汤（《中医眼科学》）或生蒲黄汤加减（《中医眼科六经法要》）。

常用药：生地黄、栀子炭、白茅根、侧柏叶、旱莲草、仙鹤草、白敛、白芍、白及、阿胶、丹皮、荆芥炭、蒲黄炭、丹参。

（4）瘀滞痰结，神膏俱损

证候：视力严重受损，光感甚至无光感。眼底检查可见视网膜大量异常血管网，甚至部分视网膜牵引性脱离；玻璃体增殖性改变；黄斑部星芒状渗出，高度水肿，甚至囊样变性；玻璃体大量积血，眼底窥不见。多见于视网膜病变Ⅴ期至Ⅵ期者。

治法：逐瘀化痰，软坚散结。

代表方：右归饮（《景岳全书》）。

常用药：熟地、山药、枸杞、杜仲、山茱萸、炙甘草、肉桂、附子。

加减：加软坚散结之品，如三棱、莪术、贝母、白芷、皂角等。

3. 其他疗法

（1）控制原发病：稳定血糖、血脂、血压，控制糖尿病进展。

（2）口服药物治疗：口服羟丙磺酸钙、胰激肽释放酶等。每日3次，每次1~2片。

（3）眼底光凝治疗：光凝治疗的目的是减少视网膜的耗氧量，减少新生血管的生成。依据荧光血管造影所提示的毛细血管闭塞部位，分次选择局限性光凝或者全视网膜光凝。

（4）抗 VEGF 治疗：依据 OCT 提示的黄斑水肿，先选择抗新生血管药或曲安耐得眼内注射。待水肿消退后，给予黄斑格栅样激光的续贯疗法。

（5）手术治疗：玻璃体积血经月不吸收者或增殖，选择玻璃体切割术联合眼底激光治疗。

（6）并发症治疗：新生血管性青光眼的对症处理。

六、思辨导图

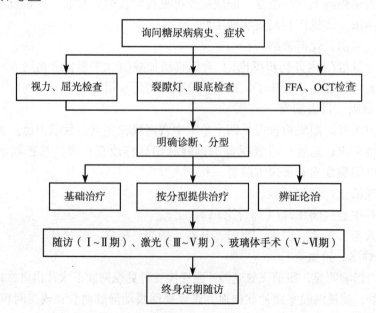

七、预防策略

1. 积极、良好地稳定血糖。
2. 血压、血脂控制在年龄相关的正常范围内。
3. 定期眼科随访，及时处置眼部并发症。

八、思考题

1. 消渴目病的发病机理是什么？
2. 消渴目病的治疗原则是什么？
3. 消渴目病的临证思辨是什么？

视衣脱离

一、概述

视衣脱离之名出自《临床必读》。因其病因、病程、范围不一而出现不同的证候，故曾以"暴盲""云雾移睛""视瞻昏渺"等散载于多本眼科古籍中。《审视瑶函》称"神光自现"，《目经大成》称"电光夜照"。中医眼科的五轮学说，在阐述视衣脱离后所出现的局部代谢循环的障碍机制时，主要是肺、脾、肾三焦对水液运化调控的失衡，对辨证论治具有指导意义，健脾益气、温阳利水、活血行气法则作为围手术期的辅助治疗手段。

现代医学将此类视网膜神经上皮层与色素上皮层相互分离的病理状态，命名为视网膜脱离（retinal detachment）。由视网膜变性裂孔、血管渗出、玻璃体牵拉而导致，最常见为孔源性视网膜脱离。发生视网膜脱离后，由于感光细胞的营养遭受损伤，使视网膜发生萎缩、变性，视功能遭受严重损害。及时中止发病的三要素，即视网膜裂孔、玻璃体牵拉、液体持续流入视网膜下是治疗的关键。临床根据病因，可分类为孔源性视网膜脱离（rhegmatogenous retinal detachment）、渗出性视网膜脱离（exudative retinal detachment）、牵引性视网膜脱离（tractional retinal detachment）。原发性视网膜脱离是指最常见的孔源性视网膜脱离。高度近视眼患者发病率较高，多缘于玻璃体液化、玻璃体后脱离、视网膜格子样变性及前部视网膜变薄等因素。孔源性视网膜脱离发生后，机体针对视网膜裂孔的创伤修复反应，表现为玻璃体腔内、视网膜表面及视网膜下发生纤维增殖膜、增殖膜收缩导致对视网膜的牵拉，即发生了增殖性玻璃体视网膜病变（PVR），是孔源性视网膜脱离的常见并发症，也是引起视网膜脱离复位手术失败的重要原因之一。严重者，可使患者最终丧失视力。

二、病机

1. 肝脾失运，气血津液失于常道，水湿上犯，渗于脉外，聚于视衣而致积液。
2. 禀赋不足，肝肾亏虚，竭视劳瞻，目失所养，或偶因外力所伤，视衣裂变。
3. 眼病日久，络损痰阻，气滞血瘀，水道不利，视衣蜷缩而不展。

三、诊断要点

1. 问诊（症状） 始觉蝇飞蚊舞，神光自现，渐次云雾飘绕；或视静为动，视直为曲，视物不清等症状迅速加剧。继而眼前如垂黑幕，部分或半侧猝然不见，甚则不辨明暗。亦有全无自觉症状而视力骤然失明者。

2. 望诊（体征） 可在检眼镜、裂隙灯、B超协助下，发现下列改变：

（1）飞蚊症：玻璃体浑浊、液化或后脱离，出血。陈旧性视网膜脱离，在裂隙灯下即可见到玻璃体腔内粗大色素颗粒。视网膜脱离晚期，由于发生增殖性玻璃体视网膜病变（PVR），玻璃体内可见增殖膜。

（2）视网膜脱离：脱离的视网膜呈形状各异的灰白色隆起，视网膜表面起伏，血管爬行其上；脱离视网膜的活动度取决于脱离的范围、高度与时间。陈旧脱离的视网膜可见增殖膜，包括视网膜下增生、视网膜表面或全层皱襞形成，严重者可见数个半球状隆起，或呈宽窄不等的漏斗形，甚则漏斗闭合而不见视盘（附彩图8-8）。

B超：显示脱离处一凹面向前的强光带，与视盘相连。

（3）视网膜裂孔：寻找视网膜裂孔是视网膜脱离诊断与治疗的关键。绝大多数孔源性视网膜脱离可找到视网膜裂孔（附彩图8-9），少数在间接检眼镜下需结合巩膜压迫才能发现。临近视网膜裂孔处，可见小的出血灶，视网膜裂孔有以下几种不同的描述方式：

①根据裂孔形态：描述为撕裂孔（tear）、萎缩孔（hole），或锯齿缘断离。

②根据裂孔位置：纬度描述为远周边部、周边部、后极部（多见于黄斑裂孔）。子午线或象限描述为颞上、颞下、鼻上、鼻下象限裂孔。

③根据裂孔大小：描述为小裂孔、大裂孔、巨大裂孔（≥90°）。

（4）眼部并发症：低眼压；脉络膜脱离；玻璃体积血；晚期可致慢性葡萄膜炎，可见瞳神干缺、瞳孔闭锁、圆翳内障，或眼球萎缩。

四、类证鉴别

1. 渗出性视网膜脱离 常继发于炎症性疾病、视网膜血管性病、视网膜和脉络膜的肿瘤及出血，但不合并裂孔。脱离部的视网膜表面光滑是其另一特点。病程长时，也很少发生视网膜表面的皱缩和固定皱襞。

2. 牵拉性视网膜脱离 明确的玻璃体-视网膜牵拉，受牵拉部位的视网膜呈扁平隆起，血管扭曲变形，视网膜活动度差，多数表面光滑，也可见视网膜皱褶，可有视网膜下增生及视网膜下沉着物或少量玻璃体积血。牵拉可继发视网膜裂孔，此时的眼底表现包括孔源性和牵拉性视网膜脱离两种形态，称牵拉-孔源性视网膜脱离。

3. 视网膜劈裂（retinoschisis） 常见颞侧周边部有较透明固定的隆起，其部位与形态并不因患者头位或眼球转动而移位。在劈裂的内、外层上，均出现裂孔，容易发展为视网膜脱离。

4. 脉络膜脱离 呈棕色或灰色球形隆起，边缘清楚，色泽较暗，多位于赤道前，表面光滑无皱褶。受涡静脉限制，脉络膜脱离被分割成数个球型隆起。B超可见Kiss征。孔源性视网膜脱离合并脉络膜脱离，称脉络膜脱离型视网膜脱离。其葡萄膜反应重，眼压很低，预后不好。

5. 脉络膜黑色素瘤 呈实性隆起，周围可合并渗出性视网膜脱离，根据眼底表现及眼底荧光血管造影、超声、CT等检查等，不难与视网膜脱离鉴别。

五、治疗措施

1. 治疗原则 使用冷凝或光凝封闭全部裂孔、巩膜外垫压或玻璃体切割术，解除牵引、重建视网膜神经上皮和色素上皮之间的生理黏附关系。

2. 围手术期治疗

（1）扩瞳：阿托品眼膏持续扩瞳，术前半小时用美多丽扩瞳。

（2）结膜囊抗菌消毒：抗生素预防使用，左氧氟沙星滴眼液术前3天抗炎使用，每天3~4次。术前使用无痛碘结膜囊及眼睑皮肤消毒。

（3）视网膜神经营养：给予维生素B、弥可保等口服或者肌内注射以营养视网膜，以及沃丽汀等碘剂口服。

（4）辨证论治：围手术期注重水液运行的平衡，促进术后恢复。

3. 辨证论治

（1）脾虚湿盛

证候：前驱或有闪光和飞蚊症状；或视物变形、弯曲或遮挡，或有幕状黑影逐渐扩大，视野缺损，视力下降。眼底：视网膜脱离处呈灰白色波纹状隆起，迂曲起伏，时隐时现。全身兼见头重体倦，胸闷不适，溺短而赤，舌质红，苔黄腻，脉弦滑或数实。

治法：疏肝健脾，益气利湿。

代表方：猪苓散（《银海精微》）。

常用药：猪苓、车前仁、木通、山栀子、滑石、萹蓄、苍术、茯苓、海金沙、金钱草。

加减：大便燥，加番泻叶；孕妇，加当归、白芍。

（2）肝肾亏虚

证候：视网膜脱离病程长，眼底可见视网膜变性或手术后视力提高不理想，眼内干涩，头晕耳鸣，腰膝酸软，舌淡少苔，脉沉细。

治法：补肝益肾，温阳助运。

代表方：补肾磁石丸（《证治准绳》）。

常用药：煅磁石、菊花、石决明、肉苁蓉、菟丝子、枸杞子、桑椹子、五味子。

（3）气血瘀滞

证候：视网膜脱离手术后，视力不佳或视物变形，不能久视；舌暗脉涩。

治法：活血化瘀，行气利湿。

代表方：血府逐瘀汤（《医林改错》）。

常用药：桃红、红花、赤芍、牛膝、川芎、枳壳、柴胡、当归、生地黄、桔梗、甘草。

加减：加丹参、茯苓、猪苓、苡仁、车前子以活血利水。

4. 手术治疗 使用冷凝或光凝封闭全部裂孔，解除玻璃体视网膜牵拉，重建视网膜神经上皮和色素上皮之间的生理黏附关系。

（1）对于局限性浅脱离、裂孔不大、无牵拉者，可给予激光光凝治疗，但需密切观察治疗效果。

（2）巩膜扣带手术：巩膜外放置加压物或环扎带并引流视网膜下液，以促使视网膜神经上皮与色素上皮贴合；并减轻玻璃体对视网膜的牵引。

（3）玻璃体切割术或联合玻璃体腔填充术：适用于屈光间质浑浊或复杂的视网膜脱离。

（4）玻璃体切割术或黄斑撕膜+注气手术：这是黄斑裂孔性视网膜脱离的首选手术方法。利用气泡上浮和表面张力顶压裂孔与视网膜及色素上皮的黏附。多选用膨胀气体，包括 SF6、C2F6、C3F8，如无膨胀气体，也可用空气替代。

六、思辨导图

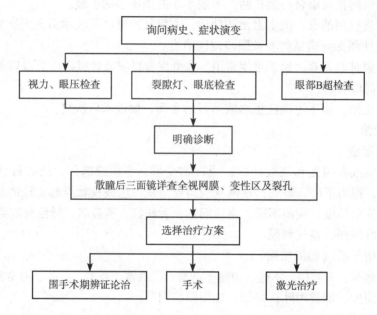

七、预防策略

1. 近视眼的定期随访，常规散瞳后，做周边视网膜检查。
2. 对高危证候的警觉，如急性玻璃体后脱离（突发飞蚊症）的眼底周边检查。
3. 对眼底出血量大的病症，应避免超过三个月的观察。

八、思考题

1. 视衣脱离的预防有哪些？
2. 试述视衣脱离的类证鉴别。
3. 视衣脱离的治疗原则是什么？

高风雀目

一、概述

高风雀目之名出自《世医得效方》。《目经大成》称"阴风障"、《诸病源候论》称"雀目"、《银海精微》称"黄昏不见"、《医宗金鉴》称"雀目内障"、《眼科统秘》称"雀目昏睛"、《眼科阐微》称"鹊目"、《审视瑶函》称"高风障症"。以昼而睛明，至瞑不见的夜盲现象，伴随视野渐缩，终致失明的演变过程而得名。《秘传眼科龙木论》又分为"肝虚雀目内障""高风雀目内障"两症描述。《杂病源流犀烛》指出本病的遗传特性，

《原机启微》以中阳衰不能抗阴论述其病机，治以温阳、滋阴、补气益血。现代中医按西医病理而佐以活血化瘀治疗。

现代医学将此类因遗传性渐进性视网膜光感受器细胞和色素上皮细胞丧失并最终导致视网膜变性萎缩为特征的疾病，命名为原发性视网膜色素变性（retintis pigmentosa）。为双眼患病，多从学龄期开始，青春期加重，常在 40～60 岁间发生盲目，男女比率为 3：2，预后极差。

二、病机

1. 禀赋不足，命门火衰，阳虚无以抗阴，阳气陷于阴中，不能自振，目失温煦所致。
2. 素体真阴不足，阴虚不能济阳，阳气不能为用所致。
3. 脾气虚弱，气血不足，养目之源匮乏，目不能视物。

三、诊断要点

1. 明确的、长短不一的夜盲现象，晚期视力下降。
2. 眼底视网膜黄色或白色点状或不规则状色素沉着，视网膜血管不同程度变细，视盘色泽改变，呈进行性发展（附彩图 8-10）。
3. 视野呈对称性、进行性缩小，晚期呈管状视野。
4. 视觉电生理检查涉及暗适应检查特征性异常。

四、治疗措施

1. 治疗原则　本病以虚为本、虚中夹瘀。中医治疗，在辨证论治基础上均可加活血化瘀药物，辅以营养性支持疗法。

2. 辨证论治

（1）脾气虚弱

证候：夜盲，视野偏缩窄，眼底视网膜可见黄、白色斑点样改变，血管改变不显著，舌质偏淡，苔白，脉弱。

治法：健脾益气。

代表方：补中益气汤加减（《脾胃论》）。

常用药：人参、黄芪、白术、当归、升麻、柴胡、陈皮、炙甘草。

（2）肝肾阴虚

证候：夜盲，视野缩窄明显，眼底视网膜血管变细，周边见色素不规则沉着，视盘色泽改变，舌质红少苔，脉细数。

治法：滋补肝肾。

代表方：明目地黄丸加减（《审视瑶函》）。

常用药：生地黄、熟地黄、山药、山茱萸、丹皮、五味子、当归身、泽泻、茯神、柴胡。

（3）肾阳不足

证候：夜盲，视野呈管状缩窄，眼底视网膜大量色素呈骨细胞样沉着，视网膜黄斑区色泽灰暗，视盘呈蜡黄色改变；或伴腰膝酸软，形寒肢冷；舌质淡，苔薄，脉沉弱。

治法：温补肾阳。

代表方：右归丸加减(《景岳全书》)。

常用药：熟地黄、山药、枸杞、山茱萸、菟丝子、鹿角胶、杜仲、肉桂、制附子、当归。

3. 其他疗法

（1）中成药治疗：根据证型，可选用金匮肾气丸、明目地黄丸、补中益气丸、复方丹参滴丸、复方血塞通胶囊、复方党参注射液等口服或静脉给药。

（2）针灸治疗：主穴选睛明、太阳、上睛明、球后、承泣、攒竹；配穴选风池、完骨、百会、合谷、肝俞、肾俞、脾俞、足三里、三阴交、关元。每次选主穴2个，配穴2~4个，根据辨证补泻，每日1次。

五、思辨导图

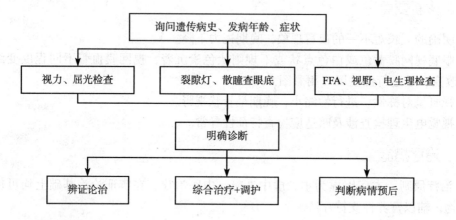

六、预防策略

1. 本病隐性遗传者，其先辈多有近亲联姻史。禁止近亲联姻，可使本病减少发生约22%。此外，隐性遗传患者应尽量避免与有本病家族史者联姻。

2. 本病隐性遗传者发病早，病情重，发展快，预后差；显性遗传者则反之，偶尔亦有发展至一定程度后趋于静止者。

3. 强光可加速视细胞外节变性，必须戴遮光眼镜。镜片的颜色从理论上说，应采用与视红质同色调的红紫色，但有碍美容，可用不同深度的灰色。深黑色墨镜并不合适，禁用绿色镜片。

4. 饮食营养合理，增加硒、锌等元素可能减缓疾病的发展，降低疾病对患者视力的危害。

5. 过度紧张时，体液内儿茶酚胺增加，脉络膜血管收缩而处于低氧状态，使视细胞变性加剧，因而患者需要畅情志，尽量保持心态平和。

七、思考题

1. 试述高风雀目的演变与防变策略。

2. 高风雀目遮光是必要的，什么波长的光损伤最大？

视瞻昏渺

一、概述

视瞻昏渺之名出自《证治准绳》，归属"目昏花"篇下。《审视瑶函》称"瞻视昏渺"、《目经大成》称"视惑"。依据其眼外观无异，而视觉日渐衰退，最终失明的临床表现而得名。肝失疏泄，脾失健运，气机阻滞，血行不畅；肝肾两虚，精血不足，目失濡养，以致神光暗淡，终致痰瘀互结于神光发越之处。

现代医学将此类与年龄高度相关，黄斑区视网膜色素上皮、Bruch 膜以及脉络膜血管功能退变导致新生血管形成，从而引发出血、渗出，甚至瘢痕，最终视力严重受损的眼病，命名为年龄相关性黄斑变性（age-related macular degeneration，AMD）。确切病因不详。临床上根据眼底的病变分为干性和湿性两种类型。

二、病机

1. 脾失健运，不能运化水湿，浊气上泛与目。
2. 肝肾阴虚，或劳思竭虑，虚火上炎，灼伤目络而瞳神昏蒙。
3. 情志内伤，肝失疏泄，肝气犯脾，脾失健运，气机阻滞，血行不畅为瘀，津液凝聚成痰，痰瘀互结，遮蔽瞳神。
4. 年老体弱，肝肾两虚，精血不足，目失濡养，以致神光暗淡。

三、诊断要点

1. **问诊（症状）** 视物模糊渐重、变形，或眼前暗影遮挡，视力骤降。
2. **望诊（体征）** 视力下降，不能矫正。
（1）干性（或称萎缩性、慢性、非新生血管性）：早期可见后极部视网膜散在、边界欠清晰的玻璃膜疣，黄斑区色素脱色紊乱，呈现地图状色素上皮萎缩区（附彩图8-11）。
（2）湿性（或称渗出性、急性、新生血管性）：初期可见后极部有污秽之灰白色稍微隆起的视网膜下新生血管膜，其周围深层或浅层暗红色或暗黑色出血，以及残留的出血块和玻璃膜疣。病变范围小者约1个视盘直径，大者波及整个后极部。出血多者，可见视网膜前出血，甚至达玻璃体内而成玻璃体积血。晚期黄斑部出血机化，形成盘状瘢痕，中心视力完全丧失（附彩图8-12）。

3. **辅助检查**
（1）荧光素眼底血管造影和脉络膜血管造影检查：可显示玻璃膜疣样荧光灶，或荧光遮蔽，或色素上皮损害，或脉络膜新生血管或荧光渗漏或瘢痕病灶等。
（2）OCT 检查：湿性 AMD 可见清晰的显示脉络膜新生血管、出血、渗出及瘢痕的形态、厚度及范围。

四、类证鉴别

1. 在本病早期，特别是萎缩性早期，应与视力正常的老年性玻璃膜疣鉴别。其主要不同点除视功能外，前者玻璃膜疣大小不一，相当密集，境界比较模糊，玻璃膜疣之间杂有色素斑及脱色斑等色素紊乱。后者玻璃膜疣稀疏而小，无色素紊乱。

2. 湿性 AMD 在色素上皮层下发生大量出血时，采用荧光素眼底血管造影，可出现因背景荧光被遮盖呈大片无荧光区，应与脉络膜黑色素瘤相鉴别。而黑色素瘤因瘤体内新生血管渗漏而出现多湖状强荧光斑；MRI 也可帮助鉴别。

3. 湿性 AMD 单眼进入突变期，黄斑部有渗出及出血，特别是发病年龄较轻者，应与中心性渗出性脉络膜炎相鉴别。后者健眼无玻璃膜疣，患眼后部玻璃体中可以见到炎症细胞性浑浊。

五、治疗措施

1. **治疗原则**　初发患者，应遵循循证医学指导下的规范化治疗方案进行干预，针对新生血管膜的有效封闭，避免视力的不可逆损害。治疗以调脏腑，除痰湿；行气血，复神明为原则。

2. **辨证论治**

（1）脾虚湿困

证候：视物模糊，视物变形，黄斑色素紊乱，玻璃膜疣形成，中心凹反射消失，或黄斑出血、渗出及水肿；可伴胸膈胀满，眩晕心悸，肢体乏力；舌质淡白，边有齿印，苔薄白，脉沉细或细。

治法：健脾利湿。

代表方：参苓白术散（《太平惠民和剂局方》）。

常用药：人参、茯苓、白术、山药、扁豆、莲子肉、苡仁、砂仁、陈皮、桔梗、炙甘草。

（2）阴虚火旺

证候：视物变形，视力突然下降，黄斑部可见大片新鲜出血、渗出和水肿；口干欲饮，潮热面赤，五心烦热，盗汗多梦，腰膝酸软，舌质红，苔少，脉细数。

治法：滋阴降火。

代表方：生蒲黄汤（《中医眼科六经法要》）合滋阴降火汤加减（《审视瑶函》）。

常用药：生地、生蒲黄、丹皮、旱莲草、荆芥炭、郁金、丹参、川芎、麦冬、知母、黄柏、黄芩、柴胡、炙甘草。

（3）痰瘀互结

证候：视物变形，视力下降，病程日久，眼底可见瘢痕形成及大片色素沉着；伴见倦怠乏力，纳食呆顿；舌质淡，苔薄白腻，脉弦滑。

治法：化痰软坚，活血明目。

代表方：化坚二陈丸加减（《医宗金鉴》）。

常用药：陈皮、半夏、茯苓、炙甘草、白僵蚕、黄连、荷叶。

（4）肝肾两虚

证候：视物模糊、变形，眼底可见黄斑陈旧性渗出，中心凹反射减弱或消失；伴有头晕失眠，或面白肢冷，精神倦怠，腰膝无力；舌质红，苔薄白，脉沉细无力。

治法：补益肝肾。

代表方：四物五子丸（《济生方》）或加减驻景丸加减（《眼科简易方》）。

常用药：熟地黄、川芎、白芍、枸杞子、覆盆子、地肤子、车前子、菟丝子、当归、楮实子、五味子。

3. 针对性治疗

（1）抗新生血管因子（VEGF）治疗：这是目前有效的治疗方法，但复发后仍无法控制，持续治疗的费用昂贵。

（2）激光治疗：新生血管膜位于黄斑中心凹200μm以外的视网膜下，可采用激光封闭新生血管膜，以免病变不断发展、扩大而影响中心视力。光动力疗法可处理黄斑中心凹病变。

（3）手术：玻璃体积血1~2个月未能吸收者，需行玻璃体切割术。

4. 其他疗法

（1）支持疗法：适用于干性AMD者，补充微量元素及维生素，口服维生素C、维生素E等，以保护视细胞。

（2）中成药治疗：根据证型选用参苓白术丸、知柏地黄丸、杞菊地黄丸、生脉饮、血府逐瘀口服液、复方血塞通胶囊等。

（3）针灸治疗：主穴选睛明、球后、承泣、瞳子髎、攒竹、风池；配穴选完骨、百会、合谷、肝俞、肾俞、脾俞、足三里、三阴交、光明。每次主穴2个，配穴2~4个，根据辨证补泻，每日1次，留针30分钟，10日为1个疗程。

六、思辨导图

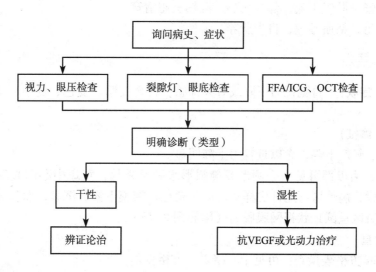

七、预防策略

1. 由于与年龄密切相关，建议早期以预防为主。出门日晒时，注意戴太阳镜避光。

2. 避免过度使用目力，减缓黄斑变性进展。

3. 有人认为早期内服锌剂可以减缓黄斑变性的进展，而抗氧化剂如维生素C、E可防止自由基对细胞的损害，保护视细胞，起到视网膜组织营养剂的作用，以减缓病情恶化。

八、思考题

1. 试述视瞻昏渺的临床分型及预后。
2. 试述年龄相关性黄斑变性的治疗进展。

视直如曲

一、概述

视直如曲之名出自《证治准绳》。以其外观无异常、自觉视物异形，或有灰色或者淡黄色固定阴影遮掩而得名，归属"视瞻有色""视瞻昏渺""视小为大"等内障眼病范畴。认为情志忧思所伤，脾失健运，肝失疏泄致水湿上泛；或湿热滞留为患，致使视衣津液输布失常或血溢络外。治以疏肝健脾，补肾益精。

现代医学将此类眼底后极部脉络膜毛细血管、Bruch 膜、视网膜色素上皮细胞功能复合体异常或受损导致视网膜神经上皮层的浆液性脱离或者合并视网膜色素上皮脱离，命名为中心性浆液性脉络膜视网膜病变（central serous chorioretinopathy）。其原因不清，好发于20 ~ 45 岁青壮年男性，通常可表现为自限性疾病，紧张、劳累、情绪波动可诱发。

二、病机

1. 忧思多度，内伤于脾，脾不健运，水湿上泛。
2. 情志不畅，肝气不疏，郁久化热，湿热上犯清窍。
3. 肝肾不足，精血亏虚，目失所养。

三、诊断要点

1. 问诊（症状） 自觉视力下降或有异样感，视物变暗、变色、变小、变形，或暗影遮挡。

2. 望诊（体征）

（1）视力：轻度下降，尤以近视力下降明显。

（2）眼底：后极部可见一个圆形或椭圆形水肿反光轮，黄斑中心凹光反射减弱或消失；发病一周后，病灶区可见针尖样灰白或灰黄色视网膜下渗、沉着，双目间接镜或三面镜检查可见黄斑区呈圆顶状视网膜脱离（附彩图8-13）。

3. 辅助检查

（1）Amsler 方格表检查：可见中心暗点，方格变形。

（2）荧光素眼底血管造影：静脉期病灶区内显示有 1 个或数个荧光素渗漏点，逐渐呈喷墨样扩大。

（3）OCT 检查：发现并测量病灶区视网膜上皮层或色素层浆液性脱离的范围与高度。

四、类证鉴别

1. 视网膜脱离 黄斑部有神经上皮层浅脱离，特别在其下方有放射状皱褶者，必须扩瞳检查眼底周边部，以免漏诊下方周边部的视网膜脱离。

2. 中间部葡萄膜炎 常伴有黄斑部水肿，产生小视、变视等与中心性浆液性脉络膜视网膜病变相似的症状。但该病前部玻璃体内有尘埃状浑浊，有时出现少量角膜后沉着物；晶体后囊有焦黄色锅巴样炎症渗出物。充分扩瞳后，用三面镜检查，在锯齿缘附近可发现炎症渗出、出血和视网膜血管白鞘。

3. 特发性脉络膜新生血管 眼底检查可见视网膜下出血和新生血管膜样改变。而中心性浆液性脉络膜视网膜病变渗漏点出现在静脉期后，新生血管渗漏点出现在动脉早期可供鉴别。

4. 视盘小凹 先天性视盘小凹如果在边缘有玻璃体牵引，可以导致玻璃体腔内液体通过小凹进入到视网膜下，引起黄斑区视网膜脱离、囊变。只要仔细观察视盘，不会发生误诊。FFA 检查及 OCT 可以鉴别。

五、治疗措施

1. 治疗原则 本病有一定的自限性，一般 3～6 个月或能自行痊愈。如经久不愈，或反复发作，且视力下降明显者，应积极治疗。

2. 辨证论治

（1）湿浊上泛

证候：视物模糊，眼前出现有色阴影，视物变小或变形，眼底变小或变形，眼底可见视网膜反光晕轮明显，黄斑水肿，中心凹光反射减弱或消失；舌苔滑腻，脉濡或滑。

治法：利水化湿。

代表方：三仁汤加减（《温病条辨》）。

常用药：杏仁、蔻仁、苡仁、滑石、半夏、厚朴、通草、淡竹叶。

（2）肝经湿热

证候：视物模糊，眼前棕黄色阴影，视物变小或变形；眼底可见黄斑区水肿，即黄白色渗出；舌红苔黄，脉细数。

治法：疏肝解郁，清热化湿。

代表方：丹栀逍遥散加减（《太平惠民和剂局方》）。

常用药：柴胡、当归、芍药、茯苓、白术、丹皮、山栀、薄荷、煨生姜。

（3）肝肾不足

证候：视物模糊，眼前可见暗灰色阴影，视物变形或变小；眼底可见黄斑区色素紊乱，少许黄白色渗出，中心凹广泛反射减弱；舌红少苔，脉细。

治法：滋补肝肾，活血明目。

代表方：四物五子丸（《济生方》）。

常用药：熟地、川芎、白芍、枸杞、覆盆子、地肤子、车前子、菟丝子。

3. 其他疗法

（1）中成药治疗：根据证型，选用杞菊地黄丸、陈夏六君子丸、复方血塞通等口服。

（2）针灸治疗：主穴可选瞳子髎、攒竹、球后、睛明；配穴可选合谷、足三里、肝俞、肾俞、脾俞、三阴交、光明。每次选主穴 2 个，配穴 2～3 个。根据辨证，选择补写手法，每日 1 次，留针 30 分钟，10 日为 1 个疗程。

（3）眼部直流电药物离子导入法：选用川芎嗪、丹参、三七注射液做离子导入，每日

1次，每次15分钟，10次为1个疗程，间隔2~5日后再行第2个疗程。

（4）激光光凝：适用于病程3个月以上仍有荧光渗漏，并持续存在浆液性脱离者；有明显荧光渗漏，且渗漏点位于视盘-黄斑纤维束外，离中心凹250μm以外者。荧光渗漏位于中心凹激光禁忌区，可考虑半剂量光动力（PDT）治疗。

（5）抗VEGF治疗：半剂量眼内注射或可选择。

六、思辨导图

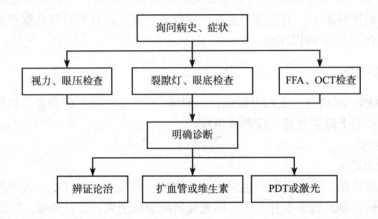

七、预防策略

1. 本病真正病因不明，有自愈及复发倾向。因此，应以预防及早期治疗为前提。避免诱发本病的诸多因素，避免过度用脑及体力劳动，少看电视及书报。

2. 调适寒温，控制情绪，避免因睡眠不佳、过劳、病源及全身性感染、过敏等因素诱发。

八、思考题

1. 视直如曲的病位在哪里？
2. 视直如曲的病机是什么？
3. 对视直如曲病情迁延不愈，光动力治疗的时机如何把握？

第九章 屈光与斜视

第一节 视觉与眼外肌基础

一、双眼视觉的建立

1. 概述 双眼视觉（binocular vision）指双眼视野范围互相重叠下所产生的视觉，外界的物像分别落在双眼视网膜对应点上，经枕叶皮质视觉中枢加工整合成单一立体物像的生理过程。

新生儿黄斑中心凹尚未完全发育良好，出生5个月后，在形态上才发育成熟。正常视觉的发育，从出生后的婴幼儿视觉过渡到成年型视觉是在视觉系统不断适应环境刺激，使神经间不断建立联系的条件下形成的。双眼视觉的关键期是从出生后几个月开始，一直延续到12岁左右。婴儿出生后的1个月内，除安静眼位转回注视以外，很少出现集合运动，也无调节功能；2个月后开始有集合反应；出生6个月后，对近处可持续集合几秒钟。6个月到2岁期间，随着调节的出现，可使集合处于敏感状态，但因缺乏意志和反射性控制，容易产生集合过强。6岁时，其视觉生理反射已与无条件反射相近，故矫治双眼视觉异常，宜从6岁之前开始，而可塑性高峰期则在2岁左右。出生后视皮质神经元间突触联系的建立、外侧膝状体神经元的空间分辨力显著变化、皮质神经核的空间分辨力和对比敏感度功能的改善及眼优势、眼分化是逐渐发育起来的，直到5岁之后方可完善。

2. 必须具备双眼视觉的生理基础

（1）视神经、视交叉和不交叉纤维及视中枢的发育正常。

（2）双眼视野重叠。

（3）双眼黄斑中心凹注视，使注视目标能全部位于双眼的视野区内。

（4）正常的视网膜对应，以黄斑为中心，与其他视网膜成分结成对应关系，以保持共同的视觉方向，双眼能同时感知外界物体，并能同向移动。

（5）视网膜上的物像必须相似，即物像大小差在5%以下，否则难以融合。

（6）健全的融合功能和协调的眼球运动能力，能将落在视网膜非对应点的物像，通过感觉性及运动性融合调整到黄斑中心凹，即视网膜对应点上。

3. 双眼视觉的分级

（1）同时视：是指双眼能够同时看到某一物体的功能，即在双眼视网膜上形成的物像能够同时被视觉中枢感知，这是双眼视觉的初级条件。

（2）融合：为保持双眼单视，在同时视基础上，大脑视觉中枢将双眼视网膜对应点的稍有不同但相似的影像重叠为一，形成完整印象的功能，称为融合。

（3）立体视：将双眼不等视差的二维物像，经大脑综合处理后，产生深度知觉。由于瞳距的存在，双眼从不同角度观察外界物体，使双眼在视网膜的成像有细微的差异。大脑将两个具有视差的二维物像加工、整合之后，形成三维空间感觉。

二、眼外肌应用解剖

支配眼球运动的眼外肌共六条，即上直肌、下直肌、内直肌、外直肌、上斜肌和下斜肌（附彩图9-1）。除下斜肌外，均起始于眶尖部视神经孔周围的总腱环，各肌的肌纤维自成一束，包围视神经，分别向前展开，附着在眼球赤道前方，距角膜缘不同距离的巩膜上。内、下、外、上直肌分别附着于角膜缘后5.5mm、6.5mm、6.9mm、7.7mm处。

三、眼外肌的运动功能

双眼12条眼外肌力量的平衡及密切合作，维持了双眼运动的协调并保持双眼单视。临床任何原因，或中枢或外周神经或眼外肌肌肉或肌肉接头异常等均引起一条或多条眼外肌麻痹，不能协调运动、不能保持正常眼位，造成双眼视觉功能异常（表9-1）。

表9-1　眼外肌作用对照表

眼外肌	主要作用	次要作用
内直肌	内转	无
外直肌	外转	无
上直肌	上转	内转、内旋
下直肌	下转	内转、外旋
上斜肌	内旋	下转、外转
下斜肌	外旋	上转、外转

1. 概念

（1）协同肌：当某一眼外肌在施行其主要动作时，其他眼外肌的次要作用来协助完成，同一眼参与协助的眼外肌称为协同肌。如眼球内转时，上直肌和下直肌就是它的协同肌。

（2）拮抗肌：同一只眼运动方向相反的一对眼外肌称为拮抗肌。如内直肌和外直肌、上直肌和下直肌、上斜肌和下斜肌。

（3）配偶肌：双眼具相同作用且互相配合的眼外肌称为配偶肌。如眼球向左侧运动时，左眼的外直肌和右眼的内直肌是配偶肌。

2. 配偶肌运动法则　配偶肌运动法则（Hering法则）是指两眼运动时，配偶肌接受同等神经冲动的法则。任何起自中枢神经系统使眼球转动的神经冲动，一定同时和等量地抵达双眼，神经冲动的大小是由注视眼决定的。

3. 拮抗肌运动法则　拮抗肌运动法则（Sherrington法则）是指一条眼外肌的收缩必同时伴有它的直接对抗肌的松弛，对它的拮抗肌产生相应的电活动进行主动抑制。

四、斜视对双眼视觉的影响

斜视和弱视是眼科常见病、多发病，斜视发病率为3%，弱视患病率为2%~4%。斜视的产生和支配眼球运动的神经肌肉的异常，或者双眼单视功能的破坏有关（图9-1）。斜视不仅影响美容，更重要的是影响单眼视功能和双眼视觉的发育和恢复。

1. 复视 复视（diplopia）是指眼位偏斜后，外界同一物体投射在两眼非视网膜对应点上，物体被感知为两个物像。复视为麻痹性斜视的特征之一，因为成年人的双眼视觉反射已经牢固建立，突然出现眼位偏斜，故复视明显。而幼儿对复视感觉常不能诉述，且复视很快被视觉抑制、弱视与异常视网膜对应所取代。

2. 混淆视 混淆视（confuse）是指双眼突然出现斜视时，空间中两个不同的物体成像在双眼视网膜对应点上，两个不同的物像在视皮质无法融合。

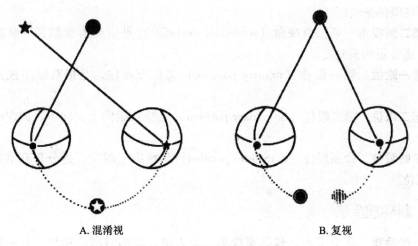

A. 混淆视　　　　　　　　　B. 复视

图9-1　复视和混淆视示意图

3. 视觉抑制 视觉抑制（suppression）是指为了避免复视与混淆视的干扰，大脑高级中枢可引起主动的抑制。即在双眼同时注视时，大脑只接收一眼传来的物像而抑制另一眼的物像，这种情况称为视觉抑制。

4. 弱视 弱视（amblyopia）是指斜视后的弱视源于视觉中枢的主动抑制，避免混淆视而抑制斜眼中心凹物象。

5. 异常视网膜对应 异常视网膜对应（anomalous retinal correspondence，ARC）是指斜视发生后，正常视网膜对应遭到破坏，主导眼的黄斑中心凹与斜视眼的周边视网膜之间，可以建立新的中枢性视网膜对应关系，两眼又取得共同的视觉方向，复视因而消失。

6. 旁中心注视 旁中心注视（eccentric fixation）是指当斜视眼的中心凹视觉被抑制，使视力中心移到黄斑中心凹以外的视网膜注视目标，这是一种单眼现象。即使遮盖健眼，偏斜眼也不能用黄斑中心凹注视，对判断预后有价值。

五、斜视的相关概念

1. **正位眼** 双眼协调运动由大脑皮层中枢所管制，当眼球的运动系统处于完全平衡状态时，即便融合功能受到干扰，分开的双眼仍能维持正常位置关系，不发生偏斜，这种状态称为正位视（orthophoria）。

2. **隐斜** 隐斜（heterophoria, phoria）是指当两眼仅有偏斜倾向而又能被融合功能所控制，并保持双眼单视时，这种潜在性眼位偏斜。

3. **斜视** 斜视（Strabismus）是指不能被融合机制控制的眼位偏斜。双眼不能同时注视目标，视轴呈分离状态，其中一眼注视目标，另一眼偏离目标。

4. **主导眼** 主导眼（dominant eye）是指两眼在同时视物时，起主导作用的眼，亦称为优势眼。

5. **第一斜视角** 第一斜视角（primary deviation）是指麻痹性斜视以正常眼注视时，麻痹肌所在眼的偏斜度。

6. **第二斜视角** 第二斜视角（secondary deviation）是指麻痹性斜视以麻痹肌所在眼注视时，正常眼的偏斜度。

7. **第一眼位** 第一眼位（primary position）又称原在位，是指双眼注视正前方时的眼位。

8. **第二眼位** 第二眼位（Secondary position）是指双眼向上、向下、向左、向右注视时的眼位。

9. **诊断眼位** 诊断眼位（diagnostic position）是指第三眼位，是分析麻痹性斜视受累肌时的眼位。

六、斜视检查法

1. **一般检查** 病史采集，包括家族史、个人史、发病时间、年龄、有何诱因、斜视的变化发展情况及治疗经过。

2. **眼部检查** 视力检查，眼底检查，屈光检查，注视性质，眼球偏斜方向，眼球运动，代偿头位。

3. **斜视角检查**

（1）角膜映光法（附彩图9-2）：是一个检查显性共同性斜视的粗略方法，比较适用于幼儿及弱视，或不能进行详细检查的患者。嘱受检者注视正前方33cm的点光源。如角膜光反射点位于两眼瞳孔正中央则为正位眼，若一眼角膜反光点偏鼻侧则为外斜视；反之，反光点位于颞侧为内斜视。斜视量的估测：如果角膜光反光点在瞳孔缘，则偏斜10°~15°；在角膜缘上，则偏斜约45°；在角膜中心与角膜缘之间的中点处，则斜视度为25°~30°。

（2）遮盖测验法：系一种暂时性阻断双眼融合功能后的观察方法。

①交替遮盖：遮一眼，同时观察另一眼是否有水平或垂直的转动；再将遮光板迅速移到另一眼，观察原被遮眼是否转动，如双眼均不转动，则为正位视眼；如有转动，则表示有隐斜或者间歇性斜视。

②遮盖去遮盖法：先遮挡一眼，随即迅速移开挡板，观察双眼转动情况，然后用同一

方法检查另一眼。如被遮眼由斜位转为注视眼，而另一眼不转动，则证明被遮眼有隐斜，转动方向的反方向即为隐斜方向。如果被遮眼转为注视眼，另一眼却转向斜位，则为单眼斜视。如上述情况交替出现，则斜视为交替性。

③三棱镜加遮盖法：将三棱镜置于注视眼，三棱镜尖指向斜视方向，交替遮盖双眼，观察三棱镜后的眼球运动，增减三棱镜度数直到眼球不再移动，所得的三棱镜度数即为该眼的斜视度。此外，还要分别检查左、右眼向不同方向注视时的斜视度才能确诊。如在远近距离不同时，斜视度数或眼球转动性质不同，则判断有集合与分开功能不平衡情况。

④同视机检查法：将同时视图片分别放入两画片筒内，将一眼的镜筒手柄固定在"0"刻度位置，然后转动另一手柄，使两张画片重合（如金鱼进入金鱼缸内），此时同视机显示的读数即为患者的主觉斜视角。交替开关两侧镜筒的灯，并移动镜筒使其反光点位于角膜中央，直至双眼不动时，此时同视机上的读数即为客观斜视角，可用三棱镜或弧度表示。以上检查，分别测定近距离注视（33cm）和远距离注视（6m）的斜视度数。

4. 眼球运动检查

（1）单眼运动检查：检查时遮盖一眼，另一眼追踪各注视方向移动的视标，如发现任何眼球运动的减弱，则提示该方向运动的肌肉力量不足或受到限制。单眼运动正常的标志为：内转时，瞳孔内缘到达上下泪小点连线；外转时，角膜外缘到达外眦角；上转时，角膜下缘到达内外眦连线；下转时，角膜上缘到达内外眦连线。

（2）双眼运动功能检查

①双眼同向运动：检查时，令双眼注视各诊断眼位的目标，观察双眼运动幅度是否一致，是否过度或不足。根据神经等量支配法则，可发现相对亢进或不足的配偶肌。

②双眼异向运动

A. 集合（辐辏）：注视眼前逐渐移近的目标，直至出现复视或一眼偏离集合位，此崩溃点为集合近点，正常值7cm。随着年龄增长，集合近点逐渐后退。

B. AC/A 比率：看近物时，一定量的调节会产生一定量的辐辏，AC/A 是定量检查调节与调节性辐辏关系的方法。正常值：1 屈光度的调节可以产生 4～6PD 的集合，即 AC/A =4～6。

（3）眼球牵拉试验：主要用于鉴别眼球运动障碍是来自机械性限制，还是神经肌肉麻痹。

①主动牵拉试验：被检眼表面麻醉后，检查者用镊子夹住角巩缘或者肌肉止端，嘱患者向肌肉运动方向转动，这时可以感觉被测肌肉的力量，如果肌肉麻痹则收缩无力。

②被动牵拉试验：被检眼表面麻醉后，检查者用镊子夹住角巩缘或者肌肉止端，牵拉眼球。如无阻力，则提示被检肌麻痹；如有阻力，说明拮抗肌有机械性限制。

（4）娃娃头试验：用于鉴别外转运动限制的方法。将患者的头部突然转向外转"受限"的对侧，观察外转能否到达正常位置。如外转到位，说明外转"受限"不存在；如外转不能到位，则提示存在运动受限。

（5）Parks 三步法：用于鉴别垂直斜视中，原发麻痹肌是上直肌，还是上斜肌。

第1步：区分上斜视是右眼，还是左眼。如果右眼上斜视，说明右眼下转肌（上斜肌或者下直肌）不全麻痹，或者左眼上转肌肉不全麻痹。

第 2 步：分析其向右侧注视时垂直偏斜大，还是向左侧注视时垂直偏斜大。如果是向左侧注视时垂直偏斜大，则提示麻痹肌可能为右眼上斜肌或左眼上直肌。

第 3 步：做歪头试验。令头转向高位眼（右侧）倾斜时，垂直偏斜增大，即歪头试验阳性，则原发麻痹肌为右眼上斜肌；如歪头试验阴性，则说明麻痹肌是左眼上斜肌麻痹。

5. 复视像检查　患者头位固定于正直位，仅眼球转动。在患者右眼前放一红色镜片，注视 1 米处的灯光。若见到一红色灯光和一白色灯光，则说明患者有复视。如看到一个粉色的灯光，则说明患者无复视。分别检查各诊断眼位，距离中心约 20°。第一眼位确定复像的性质，是水平斜视，还是垂直斜视；是交叉性，或同侧性（图 9-2）。

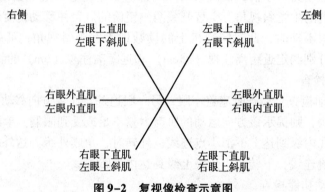

图 9-2　复视像检查示意图

（1）水平复视：如是交叉性复视（红色灯光在白色灯光的左侧）则表示有外斜（即内转肌功能障碍），同侧性复视说明有内斜（外转肌功能障碍）；然后灯向两侧移动，如果右侧复像距离大而左侧小，则表示受累肌是右转的一对配偶肌之一。此时最周边的像如果是红色，则明确右眼外直肌麻痹；如果最周边像是白色，则说明左眼内直肌麻痹。

（2）垂直复视：将灯光像上下移动，如上方分离大，下方分离小，表明受累肌属于上转肌组。此时再移向左上方或右上方，如右上方分离最大，则可能为右眼上直肌或左眼下斜肌受累。如果最周边的是红灯，则为右眼上直肌；如果最周边的是白灯，则为左眼下斜肌。有时还可出现一根以上的肌肉麻痹，如右上斜肌麻痹则在左下方出现最大复像间距，但也可在右下方出现同样较大的复像间距；红白灯光位置相反，则说明双眼上斜肌皆有麻痹。

第二节　视觉与眼外肌异常

在中医眼科文献中，局限于对疾病的认识手段，没有对此类疾病进行更详细的阐述。现代中医眼科遵从现代医学的分类方法，根据眼球运动和斜视角有无变化分为共同性斜视、非共同性斜视及特殊类型斜视三大类。下面简述古医籍中所涉及的此类疾病。

通 睛

一、概述

通睛之名出自《幼幼近编》。《目经大成》称"天旋"、《银海精微》称"小儿通睛"、《审视瑶函》称"双目睛通",又名"小儿通睛外障""双目通睛""睛目"等。以双眼不能同时注视一目标,一目珠偏于鼻侧的临床表现而得名。好发于小儿。

现代医学将此类眼球运动无障碍,各注视方向斜视度无明显差异的眼位偏斜,第一斜视角等于第二斜视角者,命名为共同性内斜视。根据发病年龄,分为先天性和后天性两种。后天性共同性内斜视(primary concomitant esotropia)又分为调节性及非调节性两大类。调节性内斜视,又分为屈光性及高 AC/A 两种。

二、病机

1. 先天禀赋不足,眼带发育不全而致目偏斜与生俱来。
2. 眼珠发育异常,致能远怯近,日久目珠偏斜。
3. 婴幼儿长期视近物或头部偏向一侧,视之过久可致筋脉挛滞,日久导致目偏视。

三、诊断要点

1. **问诊(症状)** 视力正常或异常,一眼或双眼交替偏向鼻侧,无复视。
2. **视诊(体征)** 第一斜视角和第二斜视角相等,说明六方位眼肌运动正常。
3. **视光检查** 眼常规检查、屈光、AC/A 值检查,均有助于判断病因。

四、类证鉴别

先后天内斜视鉴别如下(表9-2):

表9-2 先后天内斜视鉴别表

病名	先天性内斜视	后天性内斜视						
分类		调节性内斜视			非调节性内斜视			
分型	发育不良,脑皮层控制力下降	屈光调节性内斜视	部分调节性内斜视	高 AC/A 型内斜视	基本型内斜视	急性共同性内斜视	感觉剥夺性内斜视	周期性内斜视
病因	内直肌肥厚,内直肌附着点过前或者外直肌附着点过后或脑皮层控制力下降	高度远视伴集合过度	调节性因素+非调节性因素	AC/A 比值高,调节集合痉挛,融合储备力下降,患者表现为内斜视		病因不清,眼外肌不平衡	儿童期眼病导致单眼视障碍、双眼视觉发育异常	
发病时间	出生后 6 个月内	2~3岁	6个月~15岁	1~4岁	6个月后	5岁后		3~4岁

病名	先天性内斜视	后天性内斜视						
分类		调节性内斜视			非调节性内斜视			
症状	屈光异常不明显	远视平均+4.0D。开始为间歇性，后转为恒定性	视功能低下，可合并单眼弱视	屈光检查为轻度远视	无明显远视，也可为近视	发病急，突然出现内斜和复视	单眼视力差	周期性显现内斜视，日久出现恒定性内斜视
鉴别	内转过强，外转不足，可合并隐性眼球震颤	散瞳或佩戴全屈光矫正镜后，可矫正眼位	散瞳或佩戴全屈光矫正镜后，斜视度数可以减少，但不能完全矫正	视远可正位或者轻度内斜	戴镜不能矫正眼位，单眼性多伴有弱视		单眼眼病	正常时眼位正或轻内斜。双眼单视好，立体觉好
斜视度	内斜角度大于40°~50°	斜视度20°~30°，远近相等，AC/A比率正常		内斜度看近大于看远		眼外肌各向运动无障碍	不定	
弱视	伴发						单眼弱视	
治疗原则	弱视治疗+手术	戴镜完全矫正远视	配戴全屈光处方眼镜，3~6月	双光镜矫正屈光下加+1.5~3+3.0D球镜矫正斜视	有弱视者，先治疗弱视，双眼视力平衡后，及时手术矫正	排除颅内疾患，小内斜配戴三棱镜，以消除复视	治疗原发病与弱视	屈光矫正
手术时机	18~24月		手术治疗非调节部分内斜视	双眼内直肌减弱手术		待内斜病情稳定后，手术矫正	手术	保守治疗无效时可手术

五、治疗措施

1. 治疗原则 原发病因治疗；治疗弱视与训练双眼视功能；屈光矫正只能矫正部分内斜者，手术矫正残余斜视；术前术后双眼视觉训练。

2. 原发病治疗 对可能存在的视觉剥夺性疾病的治疗，以及弱视的治疗。

3. 屈光矫正 在睫状肌充分麻痹的情况下进行屈光检查，佩戴全屈光矫正镜治疗。验配眼镜时，应满足视力和眼位正常。根据屈光变化决定是否调换眼镜，单纯戴镜后3~6个月如能控制内斜，可减少远视度数。一般每年需重新验光一次，需要时也可提前。

4. 手术矫正 双眼内直肌后徙术。

5. 辨证论治 仅对部分病例有效。

(1) 肝肾亏虚

证候：目珠向内侧偏斜，与生俱来或幼年逐渐形成，或伴目珠发育不良，能远怯近，视物模糊；舌淡红，苔薄白，脉弱或缓。

治法：补益肝肾。

代表方：杞菊地黄丸(《医级》)。

常用药：地黄、山药、山茱萸、茯苓、泽泻、丹皮、枸杞、菊花。

加减：若体弱气虚者，加党参、黄精以益气养阴；伴能远怯近者，加何首乌、肉苁蓉、龙眼肉，以滋养肝肾。

（2）筋络挛滞

证候：幼儿眼珠逐渐向内偏斜，全身及舌脉无异常。

治法：舒筋活络。

代表方：正容汤(《审视瑶函》)。

常用药：羌活、防风、秦艽、生姜、白附子、胆南星、僵蚕、半夏、木瓜、黄松节、甘草。

加减：可加白芍、当归以养血活血，增加舒筋活络之功。

六、思辨导图

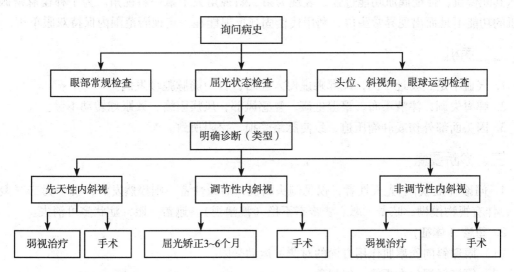

七、预防策略

1. 不可让婴幼儿长期视近物，或长期侧视一处，以免形成斜视。

2. 通睛患儿宜早期散瞳，验光配镜。

3. 并发弱视者，应坚持治疗，以促使双眼视功能正常发育。

八、思考题

1. 共同性内斜视的治疗原则是什么？

2. 斜视后产生弱视的原因是什么？

风牵偏视

一、概述

风牵偏视之名出自《中医眼科学》。《银海精微》称"风牵歪斜"、《圣济总录》称"坠睛"、《证治准绳》称"神珠将反""瞳神反背"、《审视瑶函》称"目仰视"等。以眼珠突然或左或右或上或下偏斜,伴眼球转动受限,视一为二的临床表现而得名。因临床类型不同而其名各异。

现代医学将此类因一条或多条眼外肌麻痹,眼球向受累肌作用相反的方位偏位,偏斜角度在不同注视方向和距离而有所不同,同时伴复视和眼球运动障碍的眼病,命名为麻痹性斜视(paralytic strabismus)。先天性眼外肌麻痹、眼外肌缺如与筋膜异常都是可能的原因,后天的病因为外伤、血管性、肿瘤和炎症导致神经核、神经或肌肉本身病变引起的单独或多发性完全或不完全性眼外肌麻痹。此外,由于粘连、嵌顿等机械性限制引起的限制性斜视,可在一岁内发病,最常见的是上斜肌不全麻痹。

一旦某条眼外肌存在功能障碍,为加强该肌肉运动而发出所有更强的神经冲动,必将到达其配偶肌,使配偶肌功能过强,表现为第二斜视角大于第一斜视角。为了补偿麻痹眼外肌的功能不足而出现异常头位,利用代偿固视反射能在一定视野范围内保持双眼单视。

二、病机

1. 气血不足,腠理不固,风邪乘虚侵入经络,目中筋脉弛缓发病。
2. 脾胃失调,津液不布,聚湿生痰,复感风邪,风痰阻络,致眼球转动不灵。
3. 因头面部外伤或肿瘤压迫,致使脉络受损、瘀阻所致。

三、诊断要点

1. 问诊(症状) 先天性者,仅见侧头瞻视;后天性者,则猝然发病,视一为二(复视),伴有视物模糊、眩晕、恶心、步态不稳(混淆视)。遮盖一眼,症状多可消失。

2. 望诊(体征)

(1)眼珠斜向受累肌作用方向的对侧,运动受限。

(2)第二斜视角大于第一斜视角。

(3)出现不同的代偿头位。

①水平肌的代偿头位:面转向麻痹肌行使作用的方向以减轻水平运动眼外肌麻痹所引起的复视。如左转肌麻痹,面向左转;右转肌麻痹,面向右转。

②垂直肌的代偿头位:由于垂直肌有主次作用方向,故垂直肌麻痹的代偿头位较为复杂。上转肌麻痹时,代偿头位下颌上抬;下转肌麻痹时,代偿头位下颌内收。例如:左眼上直肌麻痹,眼球在上转位时复视像分离最大,所以下颌上抬,眼球向下方注视。头位的倾斜向受累肌作用方向。

四、类证鉴别

本病需与通睛相鉴别:两者都有眼位偏斜,但风牵偏视指非共同性斜视(麻痹性斜视），通睛指共同性斜视（表9-3）。

表9-3 非共同性斜视与共同性斜视鉴别表

	非共同性斜视	共同性斜视
发病年龄	任何年龄均可	多在5岁前发病
病因	神经系统疾病、颅内血管病、炎症等	未确定
自觉症状	多有复视、眩晕、伴有代偿头位	正常，无明显症状
眼球运动	有障碍，第二斜视角>第一斜视角	第二斜视角=第一斜视角
斜视度	向受累肌作用方向注视时，斜视度加大	向各方向注视时的斜视度不变

五、治疗措施

1. 治疗原则 先天性者，以手术治疗为主，一旦确诊应尽早手术。后天性者，当保守治疗半年无效时，可考虑手术矫正，同时针对炎症、血管性等病因治疗。

2. 手术治疗 先天性者，目的在于纠正代偿头位，建立双眼视觉。后天性者，目的在于消除复视和代偿性头位。手术选择以减弱功能亢进肌为主，也可选择加强功能不足的肌肉。

3. 保守治疗

（1）新发病者，可予激素治疗以减轻症状：口服强的松片，每日30mg；或静脉滴注地塞米松，每日5mg。症状缓解或7～10天后，逐渐减量。

（2）神经营养剂：可口服或肌内注射维生素B_1、B_{12}，口服弥可保、辅酶A等。

（3）针灸：①穴位针刺法：主穴选用风池、完骨、天柱、太阳、百会、肝俞、肾俞、足三里、阳陵泉；配穴选眼局部与麻痹肌相对应的穴位，如内直肌麻痹选睛明、外直肌麻痹选瞳子髎、下直肌麻痹选承泣、上直肌麻痹选鱼腰。轮流选穴，平补平泻，每日针1～2次，留针30分钟。②眼肌直接针刺法：结膜囊表面麻醉后，以直刺相应麻痹肌之眼球附着点后1～2mm处，每条肌肉可轻轻推刺数十下，刺后点抗生素眼药，每日或隔日1次。

（4）理疗：热敷活血化瘀药包10分钟，后遮盖健眼，患眼做米字运动训练。

（5）推拿：患者仰卧位，医者坐于患者头侧，双手拇指分别按揉百会、睛明、攒竹、鱼腰、太阳、瞳子髎、丝竹空、风池等穴，每次20分钟，再用双手拇指指腹分别按揉眼眶周围。然后患者取坐位，医者在患者背部点揉肝俞、胆俞和对侧合谷、下肢光明穴5～10分钟。

（6）穴位注射：太阳穴注射樟柳碱针剂，隔日1次，3个月为1个疗程。

（7）三棱镜矫正：对于小度数偏斜（<10°）可用。

（8）需要行走者，可遮盖麻痹眼，解除复视；或遮盖健眼，以减少麻痹肌的拮抗肌挛缩。

4. 辨证论治

（1）风邪中络

证候：发病急骤，目珠偏斜，转动失灵，倾头瞻视，视物昏花，视一为二；兼见头晕目眩，步态不稳；舌淡，脉浮数。

治法：祛风通络，扶正祛邪。

代表方：小续命汤（《备急千金要方》）。

常用药：麻黄、桂枝、杏仁、防风、生姜、附片、川芎、防己、白芍、黄芩、人参、甘草。

加减：如风热为患，原方去生姜、附子、桂枝，加生石膏、生地、秦艽等治疗。

（2）风痰阻络

证候：发病急骤，目珠偏斜，转动失灵，倾头瞻视，视物昏花，视一为二；兼见胸闷呕恶，食欲不振，泛吐痰涎；舌苔白腻，脉弦滑。

治法：祛风除湿，化痰通络。

代表方：正容汤（《审视瑶函》）。

常用药：羌活、防风、秦艽、生姜、白附子、南星、僵蚕、半夏、木瓜、黄松节、甘草。

加减：恶心欲呕吐者，加竹茹、姜半夏以涤痰止呕；痰湿偏重，加石菖蒲、佩兰以芳香化浊。

（3）脉络瘀阻

证候：多系头部外伤、眼部直接受伤或中风后出现目珠偏位，视一为二；舌质淡或有瘀斑，脉涩。

治法：活血行气，化瘀通络。

代表方：桃红四物汤（《医宗金鉴》）合牵正散（《杨氏家藏书》）。

常用药：白附子、僵蚕、全蝎、桃仁、红花、当归、川芎、生地、赤芍。

加减：早期，可加用防风、荆芥、蒺藜以增强祛风之功；后期气虚血瘀者，可采用补阳还五汤益气活血通络。

六、思辨导图

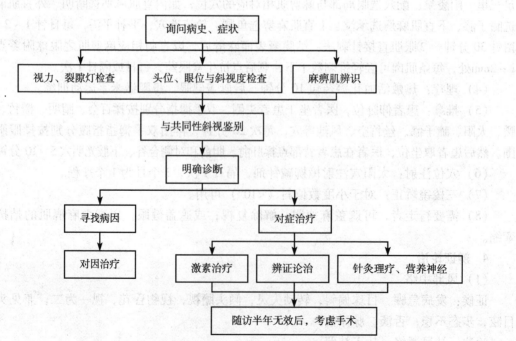

七、预防策略

1. 遮盖麻痹眼，以消除复视。
2. 忌食肥甘厚腻，以免渍湿生痰，加重病情。
3. 慎起居，避风寒，以避免或减少本病的发生。

八、思考题

简述共同性斜视和非共同性斜视的临床鉴别要点？

弱 视

一、概述

中医古籍无弱视病名记载，但有类似描述，《眼科金镜》记载"症之起不痛不痒，不红不肿，如无症状，只是不能睹物，盲瞽日久，父母不知为盲"。

现代医学将此类无器质性眼病，仅单眼或双眼矫正视力低于同龄正常儿童的视觉发育异常，命名为弱视（amblyopia）。正常视觉的发育，是在出生后视觉系统不断适应环境刺激，使其神经间联系不断建立的条件下形成的。如果在视觉发育过程中，各种原因导致的视觉细胞有效刺激不足，则造成视力发育迟缓。根据其病因，可分为斜视型弱视、屈光参差性弱视、屈光不正性弱视、形觉剥夺性弱视及其他类型弱视五种类型。我国青少年弱视发病率为 2%～3%。

二、病机

1. 先天禀赋不足，目中真精亏少，神光发越无力。
2. 后天喂养不当，脾胃虚弱，气血生化乏源，目失濡养，视物不明。

三、诊断要点

1. 问诊（症状） 视物远近皆不清。患儿年幼不能自述，多因目偏视而为家长所发现或在体检时查出。

2. 望诊（体征）

（1）睫状肌麻痹下检影验光，可显示屈光不正。

（2）矫正视力低于同龄儿童正常视力下限，或双眼最佳矫正视力相差两行或以上。

（3）拥挤现象：单个字体的辨认能力比对同样大小排列成行字体的辨认能力高。

3. 实验室检查

（1）电生理检查：视觉诱发电位（P-VEP）：可见 P_{100} 波潜伏期延长，振幅降低。

（2）多焦视网膜电图（M-ERG）检查：可见黄斑部视网膜功能损害。

（3）同视机检查：双眼立体视功能减退。

4. 眼底检查 常有异常固视点，伴有斜视、先天性白内障等。

四、类证鉴别

重视屈光检查，在睫状肌麻痹下检影验光，以免误诊，注意排除眼底疾患。

五、治疗措施

1. 治疗原则 弱视的治疗与年龄密切相关。5 岁之前开始治疗的效果最好，7 岁之前治疗是仍然有效的治疗时间。10 岁以后治疗的效果相对较差。治疗时，应消除或减轻导致弱视的原因，促进视功能的发育、黄斑固视及融合功能的建立。

2. 弱视训练

（1）矫正屈光不正，每半年复查一次。

（2）中心注视弱视治疗：遮盖健眼，强迫弱视眼注视。遮盖分完全性和部分性，遮盖的时间依患儿年龄、弱视程度决定。遮盖治疗时，须注意被遮盖眼的情况，避免发生因遮盖引起的形觉剥夺性弱视。在遮盖的同时，用弱视眼做一些精细作业，如穿针、穿珠子等刺激视觉，促进视力提高。

（3）旁中心注视弱视治疗：选用后像疗法使弱视眼的旁中心注视减弱或消退。红色滤光片疗法促使旁中心注视眼自发地转变为中心注视，此法还适用于游走性注视的弱视治疗。

3. 针刺治疗 眼部取睛明、承泣、攒竹、球后穴；头部及远端可取风池、光明、翳明穴。若肝肾不足者，配肝俞、肾俞、三阴交；脾胃虚弱者，配足三里、关元、脾俞、肾俞。每组穴中各取 1~2 穴针刺，年龄小的患儿不留针，年龄大的患儿留针 15 分钟。每日或隔日 1 次，10 次为 1 个疗程。

4. 辨证论治

（1）肝肾不足

证候：胎患内障或先天性远视、近视；或兼见小儿夜惊、遗尿，舌质淡，脉弱。

治法：补益肝肾，滋阴养血。

代表方：四物五子丸（《济生方》）。

常用药：生地、川芎、白芍、枸杞、覆盆子、地肤子、菟丝子、车前子。

加减：偏肾阳虚者，加山茱萸、补骨脂、威灵仙以温补肾阳；肝肾阴虚明显者，加楮实子、桑椹、山萸肉以滋补肝肾。视物疲劳明显者，加黄芪、蔓荆子补气升清。

（2）脾胃虚弱

证候：视物不清，或伴上胞下垂；伴面色萎黄，神疲乏力，消瘦偏食，食后脘腹胀满，便溏；舌淡，苔薄白，脉缓弱。

治法：益气健脾。

代表方：参苓白术散（《太平惠民和剂局方》）。

常用药：人参、茯苓、白术、山药、扁豆、莲子肉、苡仁、砂仁、陈皮、桔梗、甘草。

加减：消瘦偏食者，加山楂、麦芽、鸡内金健胃消食。

六、思辨导图

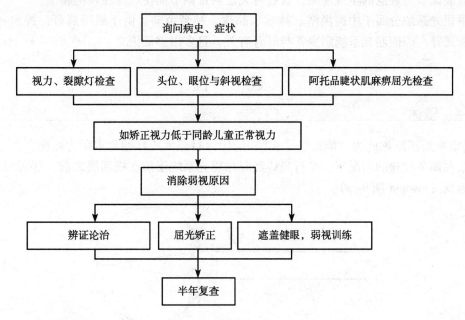

七、预防策略

1. 普及弱视知识的宣传教育工作，使家长和幼托工作者了解和掌握有关弱视防治的基本知识，以便及早发现。

2. 弱视治疗的时间至关重要。如 3 岁以上儿童视力检查发现双眼视力差异或低于同龄儿童时，应及时到眼科就诊。

3. 弱视治疗时间较长，需要家长及医护人员的共同努力和配合。

4. 定期复诊。

5. 合理饮食和营养搭配，选择富含蛋白质、钙质、维生素类食物，以改善全身及眼部营养。

八、思考题

1. 形成弱视的主要原因有哪些？
2. 弱视治疗的基本原则是什么？

第三节　屈光不正与老视

视觉信息的获取，首先取决于眼球光学系统的屈光状态是否正常。眼球光学系统由外向内主要包括角膜、房水、晶状体和玻璃体。根据简化眼模型，眼球总屈光力为 60D，角膜屈光力约为 43D，晶状体约为 19D。

屈光不正（ametropia）是指眼在调节松弛状态下，来自 5 米以外的平行光线通过眼的屈光系统后，不能在视网膜上形成清晰物像，而在视网膜前或后方成像。它包括近视

（myopia）、远视（hyperopia）和散光（astigmatism）三类。老视（presbyopia）是因年龄增长而造成调节力衰退的生理现象，看近时无法通过调节而使成像在视网膜上。

眼屈光系统分属于中医黑睛、神水、晶珠、神膏范畴。由于黑睛属肝，神水、晶珠、神膏皆属肾，因而屈光系统病变常与肝肾有关，且多以虚证论之。

近 视

一、概述

《审视瑶函》称此为"能近怯远症"，清代《目经大成》始称本病为近视。

眼在调节放松的情况下，平行光线经眼球屈光系统聚焦在视网膜之前，这种屈光状态称为近视（myopia 图9-3）。

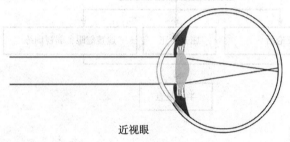

近视眼

图9-3　近视眼的远点在眼前某一点

近视的发生、发展受遗传和环境等多因素的综合影响，确切的发病机制仍在探索中。

1. 根据近视的度数分类

轻度近视：≤-3.00D。

中度近视：≤-3.25 D ~ -6.00D。

高度近视：>-6.00D。

2. 根据屈光成分分类

屈光性近视：主要由于角膜或晶状体曲率过大，眼的屈光力超出正常范围，而眼轴长度在正常范围。

轴性近视：眼轴长度超出正常范围，角膜和晶状体曲率在正常范围。

3. 根据眼部是否发生病理变化分类

单纯性近视：近视度数一般在-6.00D 以内，大部分患者的眼底无病理性变化，矫正视力正常。

病理性近视：又称进展性近视。此类近视患者，度数>-6.00D，除远视力差外，还可伴有夜间视力差、飞蚊症、漂浮物、闪光感等症状。随着年龄增长，眼部组织还会发生一系列的病理变化，如豹纹状眼底、近视弧形斑、黄斑部病变、后巩膜葡萄肿、周边视网膜病变等。视网膜脱离、黄斑出血等风险明显增高。

二、病机

1. 心阳衰弱，目中神光不能远越。

2. 劳伤肝脏，肝气不足。

3. 肝肾两虚，目失所养。

三、诊断要点

1. **问诊（症状）**　远视力下降，近视力正常。经常用眼者，可出现视疲劳。随着年龄增大，常伴有飞蚊症、闪光感等症状。

2. **望诊（体征）**　近视度数较高者，可出现眼底改变，如近视弧形斑或环形斑、豹纹状眼底。

3. **常见并发症**　黄斑部出血、巩膜后葡萄肿。由于视近，其调节和集合不协调，可出现外隐斜或外斜视。

4. **辅助检查**

（1）常规或散瞳验光：均提示近视，使用凹透镜可矫正视力。

（2）B 超检查：玻璃体浑浊，玻璃体后脱离，巩膜后葡萄肿。

（3）A 超检查：眼轴变长。

（4）屈光检查：可获得确切度数。

（5）视野检查：生理盲点可扩大。

四、类证鉴别

1. **假性近视**　由于睫状肌痉挛，使正视眼或远视眼表现出一时性的近视现象。睫状肌麻痹后，近视消失。

2. **糖尿病性近视**　由于短暂的高血糖，使晶状体膨胀屈光能力加大，表现出一时性的近视现象。

五、治疗措施

1. **治疗原则**　通过各种适当的矫正手段，使前移的焦点后退，先将平行光线变为发散光线，然后通过眼球自身聚焦于视网膜黄斑中心凹，从而提高视力。

2. **框架眼镜**　近视屈光矫正原理（图 9-4）。

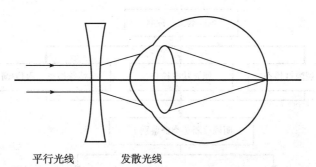

平行光线　　　　发散光线

图 9-4　近视屈光矫正原理示意图

3. 角膜接触镜 软性、硬性、OK 镜。

4. 屈光手术

角膜手术：激光角膜切削术、准分子激光角膜原位磨镶术。

晶体手术：有晶体眼人工晶体植入术、晶体置换术。

5. 辨证论治

（1）心阳不足

证候：能近怯远，无明显不适，或见面色㿠白，心悸神倦，舌淡脉细。

治法：益阳补心。

代表方：定志丸（《审视瑶函》）。

常用药：党参、茯神、远志、石菖蒲。

加减：食欲不振，加麦芽、山楂健脾消食；神倦乏力，加白术、黄芪、大枣健脾益气；心悸加五味子、酸枣仁、柏子仁养心安神。

（2）肝气虚弱

证候：能近怯远，眼底见豹纹状；视久疲劳，或见面色不华，舌淡，苔薄，脉细。

治法：补益气血。

代表方：芎归补血汤（《原机启微》）。

常用药：熟地、生地黄、当归、白芍、白术、甘草、天冬、牛膝，防风。

加减：眼胀涩者，加柴胡、陈皮、木瓜。

（3）肝肾两亏

证候：能近怯远，眼前黑花飘逸，见玻璃体浑浊，头昏眼花，腰膝酸软，寐差多梦，舌淡，脉细软。

治法：滋补肝肾。

代表方：驻景丸（《银海精微》）。

常用药：熟地黄、肉苁蓉、楮实子、人参、五味子、枸杞、菟丝子、乳香、川椒。

加减：眼底有豹纹者，加太子参、黄芪、麦冬。

六、思辨导图

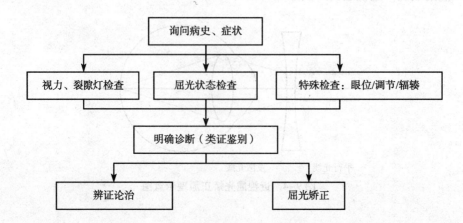

七、预防策略

1. 自出生后到 12 岁是预防近视的最佳期。儿童从出生后到成年时的眼球是从生理性远视发育成正视的一个过程，在这个过程中的所有不利因素都是导致近视的元凶，如长时间、近距离的阅读、习画、玩游戏等。

2. 出生后定期做眼保健检查，可以预测近视的发生与发展，对高危儿童采用限制性手段。

3. 增加户外远距离活动，均衡营养。

八、思考题

1. 简述屈光不正的类型。
2. 近视的矫治方法有哪些?

远　视

一、概述

古代医籍中记载了远视的某些现象，《审视瑶函》称"能远怯近症"、《银海精微》称"眼能视远不能近视"，清代《目经大成》始称"远视"。

在调节放松状态下，平行光线经过眼球的屈光系统聚焦于视网膜之后，这种屈光状态称为远视（hyperopia 图 9-5）。

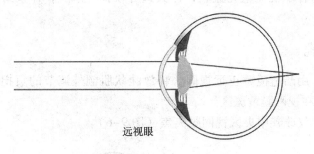

远视眼

远视眼的远点在眼后，为虚焦点

图 9-5 远视原理示意图

当远视度数较低且患者年龄较轻时，远视者可以动用其睫状肌的调节能力，增加眼的屈光力，将光线从眼后部聚焦于视网膜上，从而获得清晰的远近视力。随着年龄的增长，调节幅度逐渐下降，因此被自身调节所代偿的那部分远视会逐渐暴露出来，发生视物模糊等症状。

根据度数，远视分为：

轻度远视：≤+3.00D。

中度远视：+3.25D ~ +5.00D。

高度远视：>+5.00D。

二、病机

禀赋不足，阴阳失衡。

三、诊断要点

1. 问诊（症状） 视物模糊，能远怯近，常伴有视疲劳。轻度远视的患者在年轻时可以利用调节进行代偿，大部分患者在 40 岁前视力不受影响，表现为潜伏性远视，只有在睫状肌麻痹剂的使用后才表现出来。随着远视度数的增加，先表现为近视力下降，远视力仍可正常；较高度远视，远近视力均下降。视力下降的程度与患者的年龄及其睫状肌的调节能力相关。

2. 望诊（体征） 近视力下降较远视力下降早。由于视近时调节和集合不协调，可出现内隐斜或内斜视。眼底改变：较高度远视者，可表现视盘较小、色红、边缘尚清、微隆起等，称为假性视盘炎。部分患者存在眼疲劳，出现眶神经胀痛（眼酸、眉骨胀痛、头痛等）。

3. 辅助检查 常规或散瞳屈光检查，提示远视状态，使用凸透镜可矫正视力。A 超检查，提示眼轴短。

四、类证鉴别

1. 青光眼 远视眼常伴眼球偏小、前房浅，具有青光眼的解剖条件，临床的眼胀痛及其不适症状与慢性闭角型青光眼相类似，应加以排除，以防漏诊误诊。

2. 视盘炎 患者小视盘呈充血状，但其边界模糊、水肿，伴视野改变，其视力下降无法用眼镜矫正。

五、治疗措施

1. 治疗原则 用凸透镜矫正远视眼，释放睫状肌额外调节的负担，平行光线变为集合光线，使焦点落在视网膜黄斑区。

2. 框架眼镜 仅改善中央区视网膜离焦（图9-6）。

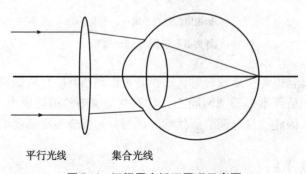

平行光线　　　　集合光线

图9-6　远视屈光矫正原理示意图

3. 角膜接触镜 同时改善中央区和周边部视网膜离焦。

4. 屈光手术

（1）角膜手术：激光角膜切削术、准分子激光角膜原位磨镶术。

（2）晶体手术：晶体置换术。

5. 辨证论治

肝肾不足

证候：能远怯近，眼胀头昏，眼干涩，时有灼痛，舌红少苔，脉细。

治法：补肝肾，调阴阳。

代表方：明目地黄丸（《审视瑶函》）。

常用药：熟地黄、生地黄、山茱萸、山药、丹皮、五味子、当归身、泽泻、茯神、柴胡。

加减：眼胀明显，加石决明、磁石以平肝；眉棱骨痛，加川芎、白芷祛风止痛；眼睑坠重而不耐久视，加党参、黄芪以补中气。

六、思辨导图

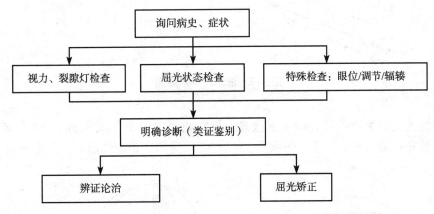

七、预防策略

1. 儿童在 6 岁前，应定期眼保健检查，根据远视的程度决定观察或治疗的方案。儿童的中、高度远视，尤其是双眼度数不一，是弱视发生的重要原因。

2. 提倡健康的眼保健措施，已配镜者需定期随访，尤其到了中老年时，需及时依据变化而调整眼镜度数，预防眼疲劳发生。

3. 由于远视眼的眼轴较正常眼球偏短，其解剖呈现眼前节拥挤状况，40 岁以后未作矫正的远视眼，可能诱发闭角型青光眼，因此眼部筛查及治疗极其重要。

八、思考题

1. 远视的治疗措施有哪些？

2. 儿童远视的处理原则及注意事项有哪些？

散　　光

一、概述

由于眼球在不同子午线上的屈光力不同，故将平行光线进入眼内后不能形成焦点的一种屈光状态称为散光（astigmatism 图 9-7）。大多数的散光是由角膜引起，也可由晶状体和视网膜引起。

根据两条子午线的相互位置关系，可分为规则散光和不规则散光。最大屈光力和最小屈光力子午线相互垂直者，称为规则散光（图 9-8）；不相互垂直者，称为不规则散光。平行光线经过规则散光眼，形成两条焦线和最小弥散斑。

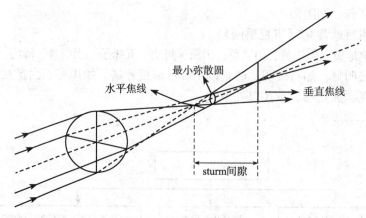

图 9-7 散光原理示意图

规则散光又分为顺规散光和逆规散光。最大屈光力主子午线在 90°±30°位置的散光，称为顺规散光；最大屈光力主子午线在 150°±30°位置的，是逆规散光。其他为斜向散光。

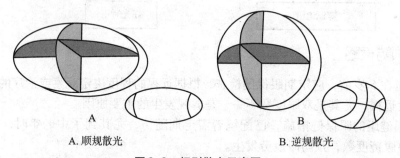

A. 顺规散光   B. 逆规散光

图 9-8 规则散光示意图

规则散光大多数是由于角膜先天性异常变化所致，不规则散光主要由于角膜屈光面凹凸不平所致，如角膜溃疡、瘢痕、圆锥角膜和翼状胬肉等。在人的一生中，散光并不是恒定不变的。很多青少年最初可能是顺规散光，至老年时可能转为逆规散光，这些变化是多因素综合影响的结果。除了角膜散光，还可能存在晶状体散光。

临床根据度数分为：

轻度：<1.00 屈光度。

中度：1.00 ~ 2.00 屈光度。

重度：2.00 ~ 3.00 屈光度。

高度：>3.00 屈光度。

二、诊断要点

1. 问诊（症状）

（1）视物模糊或下降：其程度取决于散光的度数与状态。较轻度的散光眼通过眯眼、斜颈以起到针孔或裂隙效应，或通过调节使最小弥散圆落在黄斑中心凹处以提高视力。年轻的复性远视散光眼患者，往往可以通过调节进行弥补。根据调节程度的不同，可以形成假性单纯性远视散光、假性单纯性近视散光或假性复性近视散光。

（2）视疲劳：对于视网膜上的模糊图像需要不断地进行精细调节，加上视物发生扭曲，故散光眼，特别是远视散光眼患者，因持续的调节紧张而极易引起眼胀、头痛、阅读串行或有重影等视觉疲劳。高度散光眼由于主观努力无法提高视力，故视疲劳症状反而不明显。

2. 望诊（体征） 眼底黄斑反光弥散。由于角膜溃疡、瘢痕、圆锥角膜和翼状胬肉等所致的角膜不规则散光者，裂隙灯检查可以发现原发病。

3. 辅助检查

（1）屈光检查：散光状态。

（2）角膜地形图检查：显示角膜各经线位的屈光度变化。

三、类证鉴别

1. 生理性散光 由于眼睑挤压角膜等生理因素，一般度数较低，以角膜前界面的垂直弯度略大。

2. 获得性散光 外伤、手术及不合格的隐形眼镜的压迫等原因导致角膜形态上的变化。

3. 光心偏离性散光 主要是晶状体或人工晶状体半脱位、倾斜所致。

4. 指数性散光 主要是由于屈光间质中各部分折射率不同而致，如白内障。

四、治疗措施

1. 治疗原则 柱状镜矫正视力或屈光手术矫正。

2. 镜片矫正 儿童高度散光可导致弱视形成，应重视并加以矫正。

（1）规则散光：可按散光类型及散光度数，以不同圆柱镜镜片的框架眼镜矫正。

（2）不规则散光：角膜接触镜矫正效果较理想。

3. 激光矫正 18岁以上成人的高度散光可考虑行角膜屈光手术治疗（图9-9）。

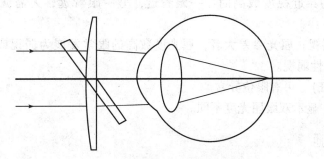

图9-9 散光屈光矫正原理示意图

附注：凡散光眼一定要散瞳验光，特别对混合性散光更为重要；学龄前儿童用1%阿托品滴眼液或眼膏散瞳验光，每日2次，连续3天后方可检影验光；一般青少年用托比卡胺滴眼液散瞳验光；如使用阿托品后，出现面色潮红甚者至颈部、全身发红、口干等轻度反应时，应多饮温开水，经过1~2小时后，症状即可消除。一般滴阿托品滴眼液后，都应用手指压迫鼻根旁泪小管处10~15分钟，防止药液流入泪囊吸收。

五、预防策略

1.6岁前儿童应做眼保健检查，以期早期知晓眼的屈光发育情况，避免散光导致的弱视形成。

2. 提倡健康的眼保健措施。如已配镜者，需要定期随访，其调节能力与年龄相关，及时地更换矫正眼镜可避免视疲劳的发生。

六、思考题

1. 散光不矫正可能存在哪些风险？
2. 散光的矫正手段是什么？

屈光参差

一、概述

双眼的屈光状态不等，称为屈光参差（anisometropia）。屈光参差小于1.00 D者，称为生理性屈光参差。

二、诊断要点

1. 问诊（症状）

（1）双眼视力不等。

（2）视疲劳：由于双眼的调节活动是等同性的，在非矫正状态下眼通过调节来获取清晰视力，为了使双眼同时视，双眼的调节发生矛盾而出现视疲劳。

（3）双眼单视障碍：未矫正状态下，双眼视网膜像清晰度不同；在屈光矫正状态下，双眼视网膜成像大小不同，导致融像困难，从而出现头晕、阅读模糊等。一般情况下，双眼屈光度相差2.50 D以上，并使用框架眼镜矫正者，通常会出现相关融像困难的表现。

（4）交替视力：近视度数高时，一眼看近，另一眼看远，无需调节和集合，故无症状。

（5）弱视和斜视：屈光参差大者，屈光度数高的眼常发展为弱视或者斜视。此种弱视，称为屈光参差性弱视。

2. 望诊（体征） 可有眼位异常。

3. 屈光检查 显示双眼屈光度不同。

三、治疗措施

治疗原则：配镜矫正、屈光性手术矫正。弱视者，进行弱视治疗。建议选择隐性眼镜，避免融合困难。

低视力和盲

世界卫生组织于 1973 年提出了盲和视力损伤标准（表 9-4），这一标准根据较好眼的最佳矫正视力和中心视野，将视力损伤分为五级，其中 1、2 级视力损伤称低视力，3、4、5 级视力损伤称为盲（blind）。

双眼中较好眼最佳矫正视力低于 0.3 而等于或优于 0.05 者，称为低视力；双眼中好眼最佳矫正视力低于 0.05 者，称为盲。该标准还考虑了视野状况，指出无论中心视力是否损伤，如果以中央注视点为中心，视野半径≤10°但>5°时为 3 级盲，<5°时为 4 级盲。

表 9-4 视力损伤的分类（世界卫生组织，1973）

视力损伤		最好矫正视力	
类别	级别	较好眼	较差眼
低视力	1 级	<0.3	≥0.1
	2 级	<0.1	≥0.05
	3 级	<0.05	≥0.02
盲	4 级	<0.02	光感
	5 级	无光感	

老 视

一、概述

古籍中未见"老视"一名，《备急千金要方》有："凡人年四十五以后，渐觉眼暗。"随着年龄的增长，睫状肌的功能逐渐减低，晶状体发生硬化，弹性下降，从而引起眼的调节能力逐渐下降，出现近距离工作和阅读的困难。老视是一种生理现象，个体原有的近视或者远视状态，决定了老视现象出现的时间，一般在 40～48 岁之间，这种因为年龄所致的调节功能减弱既不属于屈光不正，也不属于疾病，称为老视（presbyopia）。

调节幅度和年龄的关系公式：最小调节幅度 = 15-0.25 × 年龄

二、病机

1. 肝肾亏虚，精血不足，目失濡养，调节无力。
2. 气血不足，经络涩滞，调节失司。

三、诊断要点

1. 问诊（症状） 40 岁开始仅表现为将目标放远，阅读时需要更强的照明，逐渐发生近距离视物困难，容易产生视觉疲劳，视近不能持久。

2. 屈光检查 视近需加与年龄相关的凸透镜，近视力提高。

3. 视功能检查 调节灵敏度及调节幅度下降。

四、治疗措施

详细检查双眼屈光度、调节的幅度，并确认年龄，按需配戴合适的视近凸透镜。

1. 屈光矫正 视近佩戴凸透镜以补偿调节不足。

2. 屈光手术治疗 角膜准分子激光多焦点切削术，晶体置换多焦人工晶体。

3. 辨证论治

（1）肝肾亏虚

证候：眼易疲劳，不耐久视；伴有双目干涩，耳鸣，腰膝酸软，舌淡苔少，脉细。

治法：滋养肝肾。

代表方：驻景丸(《银海精微》)。

常用药：楮实子、枸杞子、五味子、制乳香、川椒、人参、熟地黄、肉苁蓉、菟丝子。

加减：如兼有头眼胀痛、烦躁易怒者，加入石决明、钩藤等平肝潜阳。

（2）气血不足

证候：眼易疲劳，不耐久视；伴有头晕健忘，面色㿠白，失眠多梦，舌淡苔薄，脉细弱。

治法：益气养血。

代表方：八珍汤(《正体类要》)。

常用药：熟地黄、白芍、当归、川芎、人参、白术、茯苓、甘草。

加减：如眼欲垂闭，加入党参、葛根、升麻、柴胡以益气升阳。

五、思辨导图

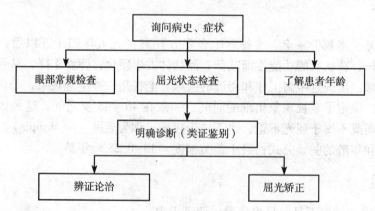

六、预防策略

1. 普及眼科视光知识教育，提高对老视现象的认知。

2. 避免随意佩戴眼镜。

3. 指导患者按时更换眼镜，防止出现视觉疲劳综合征。

七、思考题

1. 简述老视的成因。

2. 试述近视患者会不会老视？
3. 试述老视是否等同于远视？

肝　劳

一、概述

《医学入门》谓："读书针刺过度而目痛者，名曰肝劳。"现代医学的视疲劳（asthenopia）是指久视出现眼胀、头痛、头晕、视物模糊和重影等自觉症状为基础，眼或全身器质性因素与精神（心理）因素相互交织的综合征。它是由视觉器官长期过度的紧张活动超过其代偿能力而引起的。视物时症状加重，是其显著的临床特征。多见于 50 岁后的人群，与其自身的屈光状态有相关性。

二、病机

1. 久视劳心伤神，损耗气血。
2. 肝血亏虚，筋失所养。

三、诊断要点

1. 问诊（症状）
（1）眼不适：眼胀、眼痛、眼干、流泪、眼痒、有异物感、眼睑痉挛及眼眶酸胀等症状，看物时加重。
（2）视觉障碍：视物不能持久，近距离用眼视力模糊，复视，字行重叠，文字跳跃走动，远近不能调节。
2. 望诊（体征）
（1）视力、屈光检查：包括远近视力、屈光状态。眼疲劳和屈光状态密切相关，验光是视疲劳首选检查。
（2）调节和集合检查：调节幅度、调节反应、调节灵敏度、调节持续时间、集合功能检查等。
（3）眼外肌检查：维持正常的眼位和正常的融合功能，需要眼外肌力量的平衡。眼外肌的检查包括眼球运动、固视状态和眼位。
（4）视物不等检查：视网膜物像大小和形态差异，相差超过 5% 的耐受限度，将出现融合障碍，干扰视觉而发生视疲劳。临床上使用空间影像计、视像不等影像表来测量。

四、治疗措施

1. 治疗原则　综合治疗，屈光矫正：选择配戴合适的眼镜是治疗视疲劳的首选。
2. 视觉训练　对于调节或集合功能不足患者，调节和聚合训练是提高双眼协调运动能力，增强融合功能，以补偿集合力不足或外隐斜的缺陷，使双眼视功能得以维持。
3. 棱镜矫正　对于集合不足诱发的视疲劳在视觉训练无效的情况下，酌情考虑。
4. 局部治疗
（1）热敷、热熨：可采用活血化瘀中药热敷或热熨眼部，起到舒经通络的作用。

（2）穴位按摩：集中用眼每 1 小时可休息 5 分钟，用指腹中等力量按压眼周穴位：睛明、承泣、攒竹、太阳，每穴 60 次。可配合眼保健操交替操作。

5. 辨证论治

（1）气血亏虚

证候：眼胀，头痛，睑沉重，不能久视；近视，散光，远视或老视；兼见心悸，健忘，神疲，失眠；舌淡苔白，脉沉细。

治法：补气养血，养心安神。

代表方：加味四物汤(《眼科秘书》)。

常用药：当归、川芎、熟地黄、白芍、远志、茯神、枣仁、柏子仁。

（2）肝血亏虚

证候：视物模糊，眼胀痛，畏光，眼涩；近视，散光，远视或老视；兼见腰膝酸软，耳鸣；舌红苔少，脉细。

治法：养血柔肝。

代表方：芎归补血汤(《原机启微》)。

常用药：生地黄、熟地黄、当归、白芍、川芎、白术、甘草、天冬、牛膝、防风。

五、思辨导图

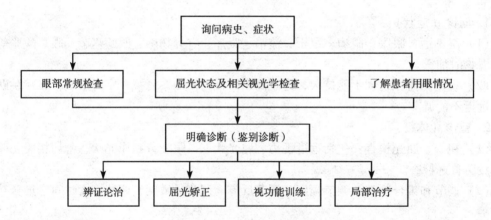

六、预防策略

1. 改善工作和生活环境，如常年空调、干燥、高风尘、高强度视频阅读和采光照明不合理情况。

2. 保证睡眠质量、合理的劳逸调整，在专业医师指导下的视觉训练。

3. 久视近物后，可眺望远目标以缓解调节。

七、思考题

1. 视疲劳的易感因素有哪些？

2. 视疲劳的防治有哪些？

第十章 眼外伤

眼外伤是指眼组织因意外而致损伤的一类眼病。在古医籍中，常统称为"为物所伤之病"。《银海精微·被物撞破篇》详述："其因为外，惟撞破风轮，血灌瞳神……并轮混杂最为利害之症……治法初起者宜散血为主，痛甚者没药散止之……"《银海精微·撞刺生翳篇》中对此并无治法，只嘱避风将息。

现代医学根据致伤物不同，分为机械性眼外伤和非机械性眼外伤两大类。机械性外伤又因损伤性质的不同而分为眼钝挫伤、穿通伤和异物伤等；非机械性外伤则由致伤的原因不同分为化学伤、热烧伤及辐射性眼外伤等。

眼居高位，暴露于外，易受外伤，造成形态和功能的损害。眼珠脉道幽深细微，经络分布周密，气血纵横贯目，若有损伤，既可伤血，又可伤气，伤血则易致瘀滞，伤气则气机失调；外伤有隙，邪气易乘虚而入；致伤物大多污秽，受伤处易被感染，导致视功能障碍。眼外伤的临床表现及其预后与致伤因素、部位、程度及处理措施正确与否等密切相关。眼珠不同部位的组织对外伤的抵抗力与敏感性有较大的差异，如黑睛边缘易发生裂伤，黄仁根部易断裂，晶珠易浑浊和脱位。此外，真睛破损还可感伤健眼等，故细问伤史、详察病状、甄别深浅、审因度势、缜密思维、当机立断甚是关键。

眼外伤的治疗常需急则治标，内外兼治。若伤眼红肿疼痛、羞明流泪、黑睛生翳，多为风热之邪乘伤侵袭所致，治宜祛风清热兼以活血；若伤眼赤肿疼痛、抱轮红赤或白睛混赤、黑睛溃烂、黄液上冲，则为邪毒炽盛之候，治当清热解毒兼以凉血；若胞睑青紫、白睛溢血、血灌瞳神，可按"离经之血，虽清血鲜血，亦是瘀血"来辨证，治宜先凉血止血，后活血化瘀；若眼胀头痛、胸闷纳呆、口苦咽干，多为七情内伤、气郁化火，则宜在以上治疗的基础上酌加疏肝理气泻火之品。眼外伤是眼科常见病、多发病，是常见的致盲因素之一，其预防十分重要。

异物入目

一、概述

异物入目之名出自《中医临证备要》。《审视瑶函》称"眯目飞扬""飞丝入目"、《银海精微》称"飞尘入眼"、《目经大成》称"飞尘入目"。以沙尘、谷壳、麦芒、飞虫或金属碎屑等细小异物进入眼内，黏附或嵌顿于白睛、黑睛表层或胞睑内面的临床表现而得名。如疏于处理，可致病势加重而致盲。

现代医学将此类外界物体不慎误入并滞留眼表而致损害的眼病，命名为结膜、角膜异物（conjunctiva and corneal foreign bodies）。

二、病机

沙尘、金属碎屑等细小异物进入眼内，黏附或嵌顿于白睛、黑睛表层或胞睑内面的眼病。

三、诊断要点

1. 问诊（症状） 明确的异物入目史，或轻或重的碜涩疼痛、羞明、流泪。

2. 望诊（体征）

（1）异物黏附于胞睑内面或白睛表面，或见白睛红赤，在胞睑内面或白睛表层查见异物。

（2）异物嵌于黑睛，或见抱轮红赤或白睛混赤，黑睛表层查见异物，时间较长则在黑睛异物周围有边缘不清的翳障，异物若为铁屑，则其周围可见棕色锈环；若邪毒入侵，可变生凝脂翳，出现神水浑浊、黑睛后壁沉着物、瞳神紧小等变症。

四、类证鉴别

对白睛或黑睛表面黏附的异物，要判断深度，排除伤道，确认未进入眼内，对可疑病例可借助特殊检查（X线、CT）以鉴别诊断。

五、治疗措施

1. 治疗原则 及时清除异物，预防感染，随访检查为要。

2. 局部治疗

（1）黏附于睑内、白睛、黑睛表层的异物，可用氯化钠注射液冲洗，或在表麻药物作用后用无菌盐水棉签黏出；并涂抗生素眼膏或眼药水。

（2）嵌于黑睛的异物，采用角膜异物剔除术，须按无菌要求在裂隙灯显微镜下完成操作。先用氯化钠注射液冲洗结膜囊，再滴0.5%~1%地卡因液1~2次后，头部固定不动，双眼睁开，注视一固定目标，术者用左手分开患者上下睑，右手持消毒异物针或注射针头从异物一侧呈15°剔除异物，针尖朝向角膜缘方向，切忌针头垂直，以免刺穿角膜。若有铁锈应剔除，注意勿损伤正常组织。术毕涂抗生素眼膏，症状重者可在结膜下注射抗生素，以眼垫封盖。

（3）次日复查，观察有无异物残留，以及创面愈合情况。若见并发凝脂翳者，按凝脂翳处理。

六、思辨导图

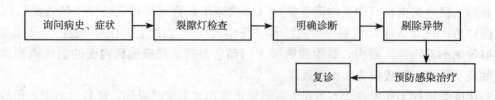

七、预防策略

1. 在异物入目机会较多的场地工作时，须戴防护眼镜。

2. 若有异物入目时，需及时处理，切勿乱施揉擦或随意挑拨，以免加重病情或变生他症。

八、思考题

1. 异物入目的治疗原则是什么？

2. 如何取出黑睛异物？

化学性眼外伤

一、概述

古籍中并无"化学性眼外伤"病名的记载，仅见《华佗神医秘传》中记载有"碱水入目"。"治碱水入目神方，以清水洗涤眼部自愈。若用新鲜牛乳点之犹效""生石灰入目神方，若以芸苔油洗涤，更滴入糖水少许，不久自愈"。

现代医学将化学性物质对眼部组织的损伤，命名为酸碱烧伤（acid and alkali burns）。其受伤程度与预后取决于酸碱物质的形状（气体作用较轻，固体较重，液体介于两者之间）、浓度、温度与压力（温度愈高，压力愈大，则损害严重）、数量的多少、接触时间的长短，以及当时紧急处理的措施等因素。严重或处理不及时，甚至毁坏整个眼珠，必须高度认知，重视防治。

二、病机

1. 碱性物质可溶于脂肪，破坏表层屏障，并与组织发生皂化反应，使组织溶解发生液化、坏死、碱性物质快速穿透、渗入，导致严重的眼内深部组织的持续性损伤，或可导致穿孔等并发症而失明。

2. 酸性物质仅溶于水，与蛋白质形成凝固膜，有效地阻挡其向深部渗入而呈现眼表波及面的损伤。

三、诊断要点

1. **问诊（症状）** 明确的化学物质入眼史。症状取决于酸碱物质的浓度与作用时间。呈现轻重不一的刺痛红肿，畏光流泪，视力下降等角膜刺激症状。

2. **望诊（体征）**

（1）轻者仅白睛微红，黑睛轻损，视力稍减或不减，借助荧光素染色在裂隙灯显微镜下可确认病损范围及深度。

（2）重者，眼睑红肿疼痛，皮肤起泡或糜烂，白睛红赤或混赤，肿胀高起，黑睛浑浊，甚者呈白色坏死状。

（3）并发症：花翳白陷，蟹睛，瞳神紧小，瞳神干缺，黄液上冲，绿风内障，脾肉黏轮等，严重时可致眼珠塌陷。病至后期，黑睛均有赤脉伸入，甚至密集堆积，严重影响视力。

四、类证鉴别

1. 碱性化学伤　碱性化学物质渗入组织的速度快；灼伤病变一般为进行性的，其接触面常呈扇状扩散；病变边缘不清，灼伤组织呈无色或灰白色；角膜上皮常有片状脱落；由于碱性化学物质具有较强的穿透力，并能使组织蛋白溶解成为可溶性的蛋白化学物，因而使组织的破坏逐渐深入，即使碱性物质未曾接触的周围组织，亦可引起病变，造成广泛而较深的组织坏死，形成深层瘢痕收缩，从而发生睑球粘连，以及眼内组织发生剧烈的炎症反应和破坏作用，终致全眼球炎或继发性青光眼、眼球萎缩等。

2. 酸性化学伤　酸向眼内渗入较慢，病变部边缘较为清晰；酸灼伤病变一般为非进行性，常可在灼伤后数小时内判断其预后如何；角膜上皮很少呈片状脱落；角膜、结膜和虹膜的广泛浸润或纤维素性虹膜炎较少见；对于血管的侵犯，如早期强烈的结膜水肿、贫血、出血以及虹膜血管的贫血现象，不如碱性灼伤显著；组织坏死一般限于酸接触面，内眼组织如晶状体的损伤较少见；晚期并发症病例亦较碱性灼伤少见。

五、治疗措施

1. 治疗原则　关键在于急救冲洗，以彻底清除化学物质、减轻眼部组织损伤、预防并发症、提高视力为原则。

2. 急救措施

（1）彻底清洗：先清除眼内残存的固体物质，尤其位于穹隆部残余颗粒；然后就地用大量清水彻底冲洗，冲洗越及时，越彻底，预后越好。最好的方法是将伤眼浸泡在水中，睁开或拉开眼睑，头部左右摆动，眼睑不断开闭，浸洗 10～20 分钟，如能在水中翻转眼睑或更换盆水，则清洗效果更好。

（2）中和酸碱：急救处理后应进行中和冲洗。若为酸性物质入目，用 3% 碳酸氢钠液中和冲洗；碱性物质入目，用 3% 硼酸液冲洗。病情重者，还应作结膜下中和注射。酸性物质致伤用 5% 磺胺嘧啶钠 2mL，碱性物质致伤用 10% 维生素 C 注射液 0.5～1mL，均作结膜下注射，视病情确定注射次数。因石灰致伤者，不可用一般中和液冲洗和注射，应先于 0.37% 依地酸二钠溶液冲洗，继之用 1%～2% 浓度的依地酸二钠滴眼，以利于钙离子的释放，预防钙离子沉着于黑睛。

（3）手术治疗

①球结膜切开冲洗术：伤后如果白睛壅肿灰白，受伤面积大，黑睛广泛浑浊者，为了彻底清除白睛下组织内的酸碱物质，须立即采用此手术。

②前房穿刺术：严重碱性伤后几分钟，碱性物质即可弥散到前房内，前房穿刺术放出渗入眼内的碱性物质，穿刺后所形成的第二次房水，可起一定的营养和保护作用。

3. 局部用药

（1）受伤眼须频滴清热解毒眼药水或抗生素眼液，并且每日用玻璃棒分离结膜囊 2～3 次，再涂上抗生素眼膏，以防止睑球粘连。

（2）散瞳：滴用 1% 阿托品眼液或眼膏扩大瞳神，以预防瞳神闭锁、瞳神干缺等。

（3）碱性伤后，若黑睛发生溃疡时，可结膜下注射自血，滴用半胱氨酸以中和烧伤后产生的胶原酶，防止黑睛穿孔。

（4）后期黑睛翳障已成者，还可点明目退翳的眼液。

4. 辨证论治

（1）热邪侵目

证候：眼部灼热刺痛，畏光流泪，视物模糊，胞肿难睁，白睛混赤壅肿，黑睛生翳，或见瞳神紧小，或有酸（碱）性物质附于眼珠表面；舌红脉数。

治法：平肝清热，明目退翳。

代表方：石决明散（《证治准绳》）。

常用药：石决明、枸杞子、木贼、荆芥、晚桑叶、谷精草、蛇蜕、苍术、白菊花。

加减：目赤甚者，可选加生地、丹皮、茺蔚子凉血活血之品。病灶边界不清，甚则黄液上冲者，则可参照凝脂翳治疗。

（2）阴亏翳留

证候：伤已初愈，仍自觉视物昏朦，目中干涩，羞明不适；或白睛仍留少许赤脉细丝，黑睛形状不一的翳障，兼口渴便秘；舌质红，苔薄少津，脉细数。

治法：养阴退翳明目。

代表方：消翳汤（《眼科纂要》）。

常用药：荆芥、防风、柴胡、蔓荆子、木贼草、密蒙花、当归、赤芍、枳壳、生地黄、甘草。

加减：若口渴明显者，可酌去防风、荆芥、柴胡疏风发散之剂，加花粉、葛根、石斛以增强养阴生津之力；若大便干燥，可加火麻仁润肠通便；若阴虚夹湿热者，可选用甘露饮加密蒙花、谷精草、木贼、草决明明目退翳之品。

六、思辨导图

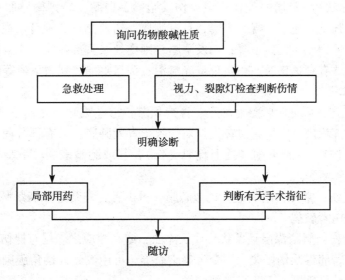

七、预防策略

1. 本病应以预防为主，制定必要的规章制度，并进行相应的防护教育。

2. 注意安全生产，重视基层卫生人员的培训，熟悉、掌握各种酸碱烧伤的急救处理。

3. 对从事化学方面工作的人员，应了解或掌握基本的防护知识。按规章操作，以防化学物质飞溅入眼、农村使用化肥等，也要懂得防护知识及配备必要的防护用具。

4. 车间、工地应有急救设施，以备急用。

八、思考题

1. 酸碱化学伤的治疗原则是什么？
2. 酸碱化学伤的急救措施有哪些？

撞击性眼外伤

一、概述

古籍中无"撞击性眼外伤"的病名记载，但关于眼部外伤的记载较多，《审视瑶函》"物损真睛"因撞伤部位的不同又有《银海精微》"被物撞破""撞刺生翳""血灌瞳人"，有被物撞打、振胞瘀痛、震惊外障、触伤其气等病名。

现代医学将眼部受到钝力撞击所致眼组织从前到后的损伤，根据眼球有无全层伤口，分为闭合性眼球伤和开放性眼球伤。前者包括眼挫伤和板层裂伤；后者包括破裂伤和裂伤。

二、病机

无论钝性物体的形状与作用于眼球的方式，均可因为作用力的传导，伤及眼内浅深部组织，故气血受伤，组织受损，以致气血瘀滞，是本病的主要病理机制。

三、诊断要点

1. 问诊（症状） 确切的外伤病史，伤及胞睑、白睛，轻则微感胀痛，重则疼痛难睁；伤及黑睛，则畏光流泪、视力下降，且有刺痛；伤及晶珠、神膏、视衣，则可致视物大小不一，或视一为二、视力下降；伤及眼眶，则伤处及头部疼痛；伤及眼外肌，可见复视、头晕等；眼珠有穿透伤时，可出现畏光流泪、头目疼痛、视力下降等证。

2. 望诊（体征）

（1）胞睑受伤：可见眼睑瘀血肿胀、青紫积滞，重坠难睁，疼痛不适。出血量多时，可见同侧颜面颧部积瘀，亦可越过鼻梁至对侧眼睑青紫肿胀。另有部分尚可发生眼睑皮下气肿（前筛窦受伤）、上胞下垂（提上睑肌受伤），甚或胞睑破裂，下睑鼻侧裂伤可能导致泪小管或泪总管断裂。

（2）白睛受伤：常见白睛瘀血，色似胭脂，量少者，白睛部分红紫瘀血，量多者可布满整个白睛，或白睛破裂。

（3）黑睛受伤：黑睛深层呈条状、片状浑浊，或在相应之表层有挫伤痕，水肿浑浊或伴有抱轮红赤。若邪毒乘伤侵袭，可变生凝脂翳等，可用荧光素钠角膜染色来检查受伤情况。严重者，黑睛可破裂，于角巩缘处多发。

（4）瞳神受伤：因受伤情况不同，可致瞳神歪斜不正，瞳神变形如半月状；或有多个瞳神；或呈 D 形双瞳外观（黄仁组织被撕裂或其根部断离）。或致瞳神散大，终不复原（黄仁括约肌麻痹，丧失正常之展缩功能）。患者自觉畏光，视力障碍，视一为二等症状。如黄仁血络受损，可见血灌瞳神。出血多少不一，出血少者，沉积于瞳神以下，形成液平面；多者则漫过或遮满瞳神。量少者易吸收，量多而日久不散者，可变生绿风内障，出现头痛眼胀、珠硬如石、恶心呕吐等症。也可变生黑睛血染，出现黑睛中部呈圆盘状浑浊，开始呈棕红色，继之呈青黄色、灰白晦暗，致使黑睛失去晶莹透明，严重者障碍视力。

（5）晶珠受伤：撞击损伤了晶珠悬韧带，可致晶珠半脱位或全脱位。如脱位到前房，可堵塞前房角，引起继发性青光眼；如脱入玻璃体腔内，可见前房变深，黄仁（虹膜）震颤。半脱位时，晶珠移位或倾斜。眼珠受外伤撞击触打，瘀血渗入神水等影响，可致晶珠浑浊，成为惊振内障。

（6）眼底受伤：可致视网膜震荡，视网膜脱离，或视网膜、脉络膜撕裂，视神经挫伤。如视网膜震荡，眼底表现为后极部水肿，色灰白，边缘不清。如并发黄斑裂孔，表现为黄斑区有二分之一视盘大小红色圆形斑。如视网膜脱离，则见视网膜呈青色隆起，如脉络膜裂伤，其破裂部位常在后极部，以视盘与黄斑之间为多，裂痕常呈弓形，凹部朝向视盘，色淡黄，周围被色素及出血包绕。若撞击伤及视网膜或脉络膜的血络，可引起大量出血，甚至侵入玻璃体形成大量积血，则成暴盲，此时眼底不能窥见。大量的脉络膜出血可以引起眼压升高。

（7）眼眶受伤：若撞击力猛烈时，可致眼眶内软组织损伤，眶骨或颅底骨骨折，眼球脱位，眶内出血。眶内出血往往在伤后 12～24 小时内，沿眶缘之胞睑出现典型的环状皮下瘀血斑，或于结膜下出现暗紫红色瘀斑，越近穹隆部越明显。眶内出血，往往合并眶骨或颅底骨折，X 线照片可以确定。

（8）眼带受伤：即眼外肌受伤，损伤某一眼外肌或支配该肌的神经受伤，可使眼球向某侧转动受限，目珠偏斜。如严重的眼带断离，可使目珠脱出。

以上伤情，根据撞击的部位、程度不同，虽可单独发生，但在多数情况下常可多处损伤同时存在，临证必须认真细致检查，以免遗漏病情。

3. 特殊检查 根据 X 线摄片、眼部 B 超、CT 扫描等检查手段协助诊断。

四、类证鉴别

1. 挫伤 角膜挫伤（contusion）表现为挫伤性角膜水肿和角膜层间断裂，严重的角膜挫伤往往合并有眼内其他组织的损伤，如虹膜的挫伤、晶体的挫伤，甚至视网膜黄斑部的损伤等。巩膜挫伤主要表现为巩膜破裂。虹膜和睫状体的挫伤一般表现为瞳孔异常和挫伤性虹膜睫状体炎、虹膜根部离断、挫伤性前房角后退与小梁损伤。

2. 穿通伤 造成眼球穿通伤的原因很多，儿童多因玩耍时不小心被尖锐的器具直接刺入眼内造成，成人多因爆破时飞溅的石块、玻璃碎片、车床和冲床作业时高速飞起的铁屑或尖锐的工具等致伤。眼球穿通伤对视力威胁极大，现场急救处理的恰当与否，直接关系着将来视力的恢复程度。

五、治疗措施

根据伤情，结合必要的手术治疗。

1. 眼球未破裂

（1）眼睑出血时，可用鲜生地黄，或生大黄粉，或白萝卜捣烂外敷，或冷敷以止血1~2日后改用热敷以促使消散；眼睑贯通伤，应仔细分层缝合。

（2）白睛瘀血24小时内冷敷，24小时后热敷；白睛破裂时需缝合。

（3）血灌瞳神，可选用三七、丹参、红花、川芎液局部电离子导入。

（4）黑睛浑浊，局部滴用抗生素眼药水或千里光眼药水或黄芩苷眼药水，并涂穿心莲眼膏。

（5）眶内出血致眼珠突出，或眼睑皮下气肿，可加压包扎，并禁擤鼻涕，避免打喷嚏。眼珠刺痛，可用生地、红花、芙蓉叶捣烂，以鸡蛋清调匀，隔纱布垫敷患眼，常有止痛消瘀之效。

（6）伤情严重，特别是有血灌瞳神、眼底出血等情况者，宜棉垫封盖双眼，需卧床休息。血灌瞳神者，应取半卧位，并配合口服乙酰唑胺降低眼压，以防出现其他变证。

（7）晶珠脱位于前房内，或血灌瞳神量多而六七日不消散，或惊振内障、晶珠全混者，可配合手术治疗。

（8）合并有眶骨骨折、颅底骨折等情况，须请有关科室会诊，共同诊治。

2. 眼球破裂

（1）先处理清洁伤口，如创口小、对合良好，又无眼内组织脱出者，可不必缝合，予以散瞳，涂抗生素眼膏，加敷料包扎，但不宜加压包扎。

（2）如较大的球结膜、角膜、巩膜穿通伤口，应在局麻下清洁伤口，球结膜可采用连续缝合；角膜、巩膜采用层间缝合；如有玻璃体脱出，用剪刀剪除；如有色素膜脱出或眼内组织嵌顿，原则上也应剪除，但若脱出较少，又未超过24小时者，在用抗生素液充分清洗后送回眼内；如有晶体嵌于伤口，应充分清除，并作前房冲洗后，注入无菌空气，以防虹膜粘连；如角膜破碎不便于缝合时，可用结膜瓣封盖；如眼球严重破坏，眼内容物脱出较多，视力完全丧失，无治愈希望者，可考虑做眼球摘除；如眼内有异物，特别是金属性异物时，更应手术取出。

（3）局部用广谱抗生素眼药水，或清热解毒类中药眼液滴眼，如黄芩苷、千里光等。

3. 辨证论治 本病辨证当分辨伤之部位、伤之程度、伤之时间，以及有无并发症等情况。大抵轻伤、新伤者易治，重伤、陈伤者难疗。伤情复杂者，除内服外治外，有些还须配合必要的手术治疗。

（1）络伤出血

证候：眼睑青紫，重坠难睁；或白睛溢血，色如胭脂；或眶内瘀血，目珠突出；或黄仁受损，血灌瞳神；或眼底出血，形成目盲等。

治法：凉血止血为先，消瘀凉血为后。

代表方：十灰散（《十药神书》）。

常用药：大蓟、小蓟、荷叶、侧柏叶、白茅根、茜草根、大黄、栀子、棕榈皮、牡丹皮。

加减：若头痛眼胀，加夏枯草以平肝清热；待血止之后，其离经之瘀血，拟消瘀活血为治，用祛瘀汤加减。若有黑睛浑浊者，加蝉蜕、木贼草以退翳明目；若有畏光流泪者，可加防风、蔓荆子、羌活以祛风清热；若有抱轮红赤、瞳神紧小者，加龙胆草、黄芩、石膏以清热降火。

（2）气滞血瘀

证候：目珠偏斜，黑睛浑浊，或瞳神不正，散大不收；或眼底水肿，视物不清；或眼珠胀痛，珠硬如石。

治法：行气活血，化瘀止痛。

代表方：血府逐瘀汤（《医林改错》）。

常用药：桃仁、红花、当归、川芎、生地黄、赤芍、牛膝、桔梗、柴胡、枳壳、甘草。

加减：如疼痛剧烈，加乳香、没药破瘀止痛；如有瞳神不正或散大不收，加香附、白芍、五味子等顺气酸收之品；若有眼底明显水肿，可加泽泻、茯苓利水消肿；若有目珠偏斜，加僵蚕、白附子舒筋缓急；若晶珠浑浊，可加石决明、蒺藜等退翳明目之品。

（3）眼珠破损，风邪乘袭

证候：白睛或黑睛破裂，或珠内组织脱出嵌顿，疼痛剧烈，胞睑难睁，畏光流泪，视力剧降。

治法：除风益损，清热散瘀。

代表方：除风益损汤（《原机启微》）。

常用药：当归、白芍、熟地黄、川芎、藁本、防风、前胡。

加减：若疼痛剧烈，加乳香、没药以散瘀止痛；黑睛浑浊，加木贼草、蝉蜕以退翳明目。

（4）外邪壅聚，热毒炽盛

证候：创口污浊浮肿，白睛混赤，胞睑肿胀，或黄液上冲，或健眼受累。

治法：清热解毒，凉血化瘀。

代表方：经效散（《审视瑶函》）合五味消毒饮（《医宗金鉴》）

常用药：柴胡、犀角、大黄、赤芍、当归、连翘、甘草、银花、野菊花、蒲公英、紫花地丁、紫背天葵。

加减：若累及健眼，出现交感性眼炎时，可用还阴救苦汤以清泻肝胆，祛风清热。

六、思辨导图

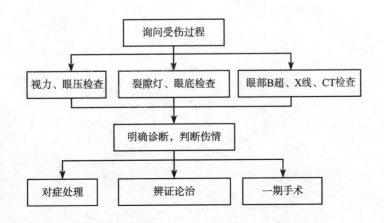

七、预防策略

撞击伤目是一种经常发生的眼外伤，平时以预防为主，有条件的地方要运用各种形式，宣传预防知识及一般抢救措施。在工厂和车间要制订安全保护措施，建立和健全规章制度，并经常检查落实情况，杜绝外伤事故发生。除工农业外伤外，打架斗殴及娱乐误伤等亦有增多，要通过精神文明建设，提高人民素质来解决。此外，学校的教师和学生家长要对青少年进行安全教育，防患于未然。如一旦发生眼外伤，须及时去医院诊治。

八、思考题

1. 试述撞击性眼外伤的临证思路。
2. 试述撞击性眼外伤的处理原则。

附　　录

一、眼科检查正常值

（一）眼附属器

【眼眶】

容积：27.4～29.3mL

眶口垂直径：34.9～36.7mm

眶口水平径：38.5～39.8mm

深度：46.9～47.9mm

两眶外壁角：83°～90°

眶内、外壁角：45°

眶轴与视轴夹角：22.5°

眶内缘间距：20.8mm

眶外缘间距：95～98mm

眶上裂长：22mm

眶上裂尖端至额颧缝距离：30～40mm

眶下裂前端至眶下裂距离：20mm

视神经孔：4.8mm×5.2mm

眼眶与眼球容积比：4.5∶1

【眼睑】

长度：27.88mm；宽度：7.54mm（36%的人双侧不等）。

内眦间距：33.29mm；外眦间距：88.98mm

睑缘宽：2mm；上睑皱襞宽：3～4mm

上睑缘至眉弓距离：20mm

上睑板长：29mm

睑板厚：1mm

上睑板中央部宽：6~9mm

下睑板中央部宽：5mm

睑缘至睑缘动脉弓距离：3mm

睫毛：

数量和长度：

上睑：100~150 根，长 8~12mm

下睑：50~75 根，长 6~8mm

倾斜度：

上睑：110°~130°，下睑：100°~120°

寿命：3~5 个月，拔除后 1 周生长 1~2mm，10 周达原长度。

眼睑皮肤的组织结构：

眼睑皮肤（厚度：0.5mm）：

1. 表皮（厚度 0.1mm）

（1）角质层

（2）颗粒细胞层

（3）棘细胞层

（4）基底发生层

2. 真皮（厚度 0.3~0.5）

（1）乳头层

（2）网状层

附：其他部位皮肤厚度

上臂内侧：0.5mm

大腿内侧：0.95mm

背、臀：2.23mm

游离皮片：

1. 表层（刃厚）皮片：表皮及部分真皮（乳头层）的厚度 0.2~0.25mm

2. 断层（中厚）皮片：表皮及部分真皮，为全层皮片之1/3~3/4

（1）薄断层：厚度 0.375~0.5mm

（2）厚断层：厚度 0.625~0.75mm

（3）全层（全厚）皮片：不含皮下脂肪，厚度>1mm

【泪器】

泪点：直径 0.2~0.3mm；上泪点位于内眦外6mm，下泪点位于内眦外 6.5mm

泪小管：直径 0.5mm（可扩张 3 倍）；长垂直部 1.5~2mm，水平部8mm

泪囊：长：12mm（1/3 在内眦韧带上方），宽：4~7mm

泪囊窝：长：16.11mm，宽：7.68mm

鼻泪管：长：骨内段 12.4mm，鼻内段 5.32mm；管径：4~4.6mm（儿童为2mm）

下口：于下鼻甲前端之后 16mm

泪腺大小：眶部：20mm×11mm×5mm（重 0.75g）；睑部：10mm×7mm×1mm（重 0.2g）

泪液分泌量：0.5~0.6mL/16h（睡眠时无分泌）

泪液：pH值7.2，比重1.008

Schirmer试验：15mm/5min

泪膜破裂试验：≥10秒

【眼外肌】

六条眼外肌的起止点及解剖数值（附表1）

附表1 六条眼外肌的起止点及解剖数值

肌长（mm）	角膜缘后附着点（mm）	腱长（mm）	腱宽（mm）	神经支配
内直肌40~40.8	5.5	3.7	10.3~12.3	Ⅲ下支
下直肌40	6.5	5.5	9.8	Ⅲ下支
外直肌40~40.6	6.9	8.8	9.2	Ⅵ
上直肌40~41.8	7.7	5.8	10.8	Ⅲ上支
上斜肌60	13~13.8（前端）	20~30	9.4~10.8	Ⅳ
下斜肌36	10~12（前端）	1	9.4~9.6	Ⅲ下支

（二）眼球

【眼球】

容积：6.5mL

重量：7g

前后径：24mm

水平径：23.5mm

垂直径：23mm

眼内轴长：22.12mm（角膜内面至视网膜内面）

赤道部周长：74.91mm（环绕前、后极方向的连线）

突出度：12~14mm，双眼差<2mm

睫状前动脉：7条（角膜缘外4~6mm穿入巩膜）

睫状后短动脉：18~20条

睫状后长动脉：2条

涡状静脉4~6条：

上直肌内侧，赤道后7mm

上直肌外侧，赤道后8mm

下直肌内侧，赤道后6mm

下直肌外侧，赤道后5.5mm

睫状浅静脉：4条

【结膜】

结膜囊深度（睑缘至穹隆深处）：

上方：20mm，下方：10mm，外侧：5mm

穹隆结膜至角膜缘：

上下均为 8～10mm，颞侧：14mm，鼻侧：7mm，

泪阜：3mm×5mm×5mm（高）

【角膜】

鲜重：180mg

水平径：11.5～12mm

垂直径：10.5～11mm

中央厚度：0.8mm（尸体）

0.58～0.64mm（活体，光学法测量）

周边厚度：1mm（尸体）

曲率半径：前面7.84mm，后面6.8mm

角膜缘宽：1～1.5mm

角膜缘至锯齿缘：鼻侧7mm，颞侧8mm

角膜缘至赤道：14.5mm

角膜缘至视盘：鼻侧27mm，颞侧32.5～33.5mm，上方31mm，下方31mm

角膜缘至涡状静脉：20.5～22.5mm

内皮细胞数：2899±410/mm^2

【巩膜】

厚度：

角膜缘至直肌附着处：0.6mm

直肌附着处：0.3mm

赤道：0.4～0.5mm

后极：1mm

后巩膜孔直径：

外口：3～3.5mm，内口：1.5～2mm

【前房】

深度：中央2.5～3.0mm，周边≥2/3角膜厚度

房水：

总量：0.25～0.3mL

前房：0.18mL，后房0.06mL

比重：1.006

pH 值：7.3～7.5

【房角】

Schlemm 管直径：0.28mm

Schwalbe 线至 Schlemm 管：0.37mm

小梁宽：0.6～0.7mm，

小梁周长：36mm

外集合管：20～30 条，直径5～50μm

房水静脉：直径 0.01 ~ 0.1mm，长 1 ~ 10mm

【瞳孔】

不同年龄段的瞳孔距离（附表 2）。

附表 2 不同年龄段的瞳孔距离

瞳距	男 60.9mm	女 58.3mm
瞳孔直径		2 ~ 5mm
新生儿		2 ~ 2.5mm
1 岁		4mm
2 ~ 10 岁		4 ~ 5mm
10 ~ 15 岁		4 ~ 4.5mm
30 ~ 50 岁		3 ~ 3.5mm
50 ~ 60 岁		2.5 ~ 3mm
60 ~ 80 岁		2 ~ 2.5mm
80 ~ 90 岁		1.5 ~ 2mm

【睫状体】

冠部：长 3mm，厚 2mm

平坦部长：4mm

睫状突：70 ~ 80 条

睫状环宽度：颞侧 6.7mm，鼻侧 5.9mm

睫状突至晶状体赤道部间隙：0.5mm

【脉络膜】

厚度：前部 0.1mm，后部 0.22mm

脉络膜上腔隙：10 ~ 35μm

【晶状体】

直径：9 ~ 10mm

厚度：4 ~ 5mm

曲率半径：前面 9 ~ 10mm，后面 5.5 ~ 6mm

容积：0.2mL

悬韧带纤维直径：2 ~ 40μm

【玻璃体】

容积：4.6mL（占眼球容积 4/5）

【视网膜】

视盘直径：1.5mm

黄斑区直径：1 ~ 3mm，黄斑中心凹位于视盘颞侧缘 3mm，视盘中心水平线下方 0.8mm

中心凹无血管区直径：0.4~0.5mm

隆起/下陷：3D=1mm

杯盘比（C/D）：正常≤0.3，异常>0.6，双眼相差≤0.2

视网膜中央动脉直径：0.096~0.112mm，于球后6.4~14（平均9.34）mm处入视神经

视网膜中央静脉直径：0.123~0.142mm

动脉：静脉=2:3

视网膜中央动脉压力：

收缩压：8.0~10.0kPa（60~75mmHg）

舒张压：4.8~6.0kPa（36~45mmHg）

黄斑位置：下斜肌止端鼻侧缘内上2.2mm

黄斑至赤道距离：18~22mm

视神经的长度及直径（附表3）

附表3　视神经的长度及直径

	长度（mm）	直径（mm）
球内段	0.7~1	1（筛板前）
		3（筛板后）
眶内段	25~30	3
管内段	5~6	4
颅内段	10	4~7
全长	42~47	

【睫状神经节】

前后径：2mm

垂直径：1mm

眶缘后长度：30~35mm

视神经孔前长度：10mm

（三）视功能

【视力】

视力=1/视角（分）

视力的小数记录法与5分纪录法换算（附表4）

附表4 视力的小数记录法与5分纪录法换算

小数法	5分法	小数法	5分法
0	0	0.1	4.0
光感	1	0.2	4.3
手动	2	0.3	4.5
眼前指数	2.2	0.4	4.6
15cm 指数	2.5	0.5	4.7
30cm 指数	2.8	0.6	4.8
50cm 指数（0.01）	3.0	0.7	4.85
1m 指数（0.02）	3.3	0.8	4.9
0.03	3.5	0.9	4.95
0.04	3.6	1.0	5.0
0.05	3.7	1.2	5.1
0.06	3.8	1.5	5.2
0.08	3.9		

各种视力纪录对照表（附表5）

附表5 各种视力纪录对照表

小数制	5分制	分数制		
		5m	6m	20 尺
0.1	4.0	5/50	6/60	20/200
0.2	4.3	5/25	6/30	20/100
0.3	4.5	5/16	6/20	20/60
0.4	4.6	5/13	6/15	20/50
0.5	4.7	5/10	6/12	20/40
0.6	4.8	5/8	6/10	20/30
0.7	4.85	—	—	—
0.8	4.9	5/6	6/7.5	20/25
0.9	4.95			
1.0	5.0	5/5	6/6	20/20
1.2	5.1	5/4	6/5	20/16
1.5	5.2	5/3	6/4	20/12

小儿不同年龄的视力发育（附表6）

附表6　小儿不同年龄的视力发育

年龄	视力
2个月	0.05
6个月	0.1
1岁	0.2
2岁	0.3~0.4
3岁	0.5~0.7
4~5岁	1.0

【低视力和盲的分级标准】

低视力和盲的分级标准（WHO，1973，附表7）

附表7　低视力和盲的分级标准

级别		最佳矫正视力	
		最低视力≥	最佳视力<
低视力	1	0.1	0.3
	2	0.05（3m指数）	0.1
盲	3	0.02（1m指数）	0.05
	4	光感	0.02
	5	0	0（无光感）

注：如中心视力正常而视野小，则以注视点为中心，视野半径5°~10°为3级，<5°为4级。

【眼的光学常数】

角膜前曲率半径：7.8mm

角膜后曲率半径：6.6mm

晶状体前曲率半径：10.0mm

晶状体后曲率半径：6.0mm

角膜屈光指数：1.376

晶状体屈光指数：1.44

房水、玻璃体屈光指数：1.337

角膜屈光力：43.05D

（其中前表面屈光力+48.88D，后表面屈光力-5.88D）

晶状体屈光力：19.11D（静态）

晶状体调节时前后曲率半径：5.33mm，屈光力约30D

眼球总屈光力：58.64D

最大调节时屈光力：70.57D

眼的调节与近点见表8

附表8　眼的最大调节力和近点距离

年龄（岁）	10	20	30	40	45	50	55	60	65	70	75
调节力（D）	14	10	7	4.5	3.5	2.5	1.5	1	0.75	0.25	0
近点距离（cm）	7.1	10	14.3	28.5	32.2	40	66.7	100	133	140	∞

【视野】

视野范围（用3/330cm视标检查）：

　　白色视野：颞侧90°，鼻侧60°，上方55°，下方70°

　　蓝色、红色、绿色依次递减10°

生理盲点：

　　垂直径7.5°±2°，横径5.5°±2°，中心在注视点外15.5°，水平线下1.5°

【隐斜和融合力】

隐斜及融合力正常参考值（附表9）

附表9　隐斜及融合力正常参考值（单位为△）

		5m	33cm
隐斜	内	3	3
	外	3	8
	左、右上	<1	<1
融合力	内	16~24	24~30
	外	4~8	6~12
	上	3~4	3~4
	下	3~4	3~4

眼压及激发试验正常参考值（附表10）

附表10　眼压及激发试验正常参考值

项目 眼压	正常值 kPa（mmHg）	病理值 kPa（mmHg）
Schiotz眼压计	1.33~2.793（10~21）	>3.199（24）
Goldmann眼压计	0.984~2.527（7.4~19）	>2.926（22）
非接触眼压计（NCT）	1.33~2.399（10~18）	>2.799（21）
双眼眼压差	≤0.665（5）	>0.665（5）
眼压昼夜差	≤0.665（5）	>1.064（8）
饮水试验（双眼饮水前后差）	≤0.798（6）	≥1.064（8）
暗卧试验	<0.798（6）	≥1.064（8）

眼压描记正常参考值（附表11）

附表11 眼压描记正常参考值

项目	正常值	病理值
C（min·mmHg）	0.19～0.65	≤0.13
F（μl/min）	<4.45	>5.49
Po/c	≤100	≥120
E	0.0215	

眼部组织发生起源（附表12）

附表12 眼部组织发生起源

表皮外胚层	神经外胚层	中胚层
晶状体	视网膜	角膜基质、内皮、前后界膜
角膜上皮	睫状体上皮	血管
结膜上皮	虹膜色素上皮	巩膜
睫毛	瞳孔括约肌及开大肌	虹膜基质
泪腺	视神经	睫状肌
睑板腺		眼外肌
		眶骨壁
		睑板
	玻璃体、晶状体、晶状体悬韧带	

（四）眼科古籍详录（附表13）

附表13 眼科古籍详录

书名	年代	作者
黄帝内经	战国	
神农本草经	东汉	
伤寒杂病论	东汉	张仲景
针灸甲乙经	晋代	皇甫谧
诸病源候论	隋代	巢元方等
龙树眼论	隋唐	托名"龙树菩萨"
刘皓眼论准的歌	隋唐	
备急千金方	唐代	孙思邈
千金翼方	唐代	孙思邈
银海精微	唐代	托名孙思邈
外台秘要	唐代	王焘
太平圣惠方	北宋	王怀隐等
秘传眼科龙木论	宋末元初	

续表

书名	年代	作者
圣济总录	宋徽宗期	朝廷
世医得效方	元代	危亦林
原机启微	元代	倪维德
普济方	明初	朱橚
医方类聚	明代	金礼蒙
薛氏医案	明代	薛己
古今医统大全	明代	徐春甫
医学入门	明代	李梴
本草纲目	明代	李时珍
证治准绳	明代	王肯堂
古今医鉴	明代	龚信
景岳全书	明代	张景岳
一草亭目科全书	明代	邓苑
审视瑶函	明末	傅仁宇
医宗金鉴	清代	吴谦
张氏医通	清代	张璐
目经大成	清代康熙年间	黄庭镜
眼科阐微	清代康熙年间	马云从
秘传眼科纂要	清代	黄岩
眼科百问	清代康熙年间	王子固
银海指南	清代	顾锡
异授眼科		
眼科金镜	清末民初	刘耀先
眼科菁华录	1935	康维恂
中西眼科汇通		陈滋

二、彩 图

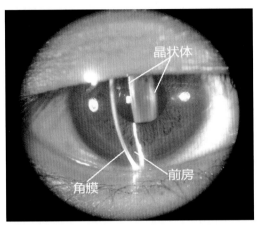

彩图 3-1　晶珠

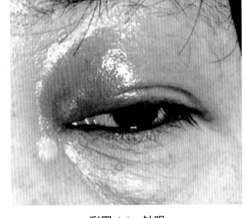

彩图 4-1　针眼

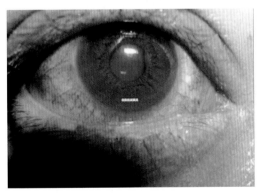

彩图 6-1　暴风客热（传染性结膜炎）

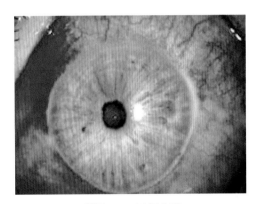

彩图 6-2　天行赤眼

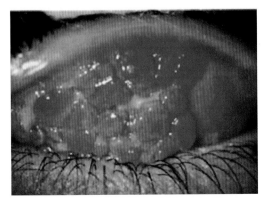

彩图 6-3　时复症：睑结膜铺路石样

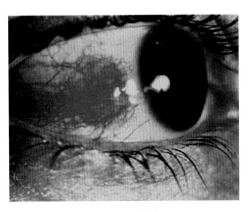

彩图 6-4　金疳

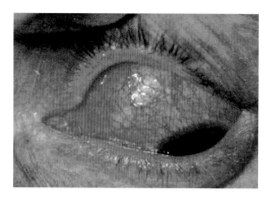

彩图 6-5　弥漫性火疳

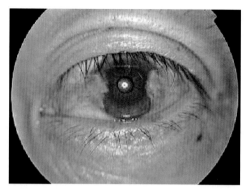

彩图 6-6　胬肉攀睛

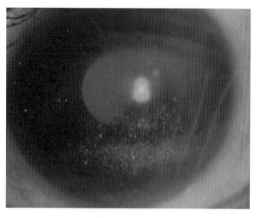

彩图 6-7　白涩症
（裂隙灯检查：黑睛密集点状染色）

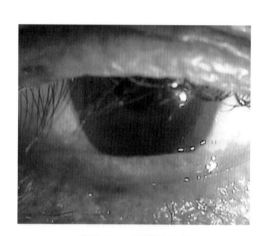

彩图 6-8　结膜松弛症

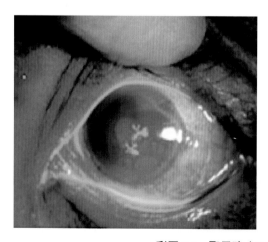

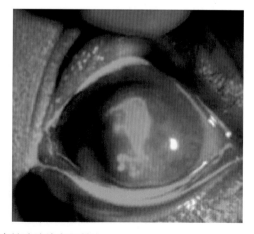

彩图 7-1　聚星障（2% 荧光素钠溶液染色阳性）

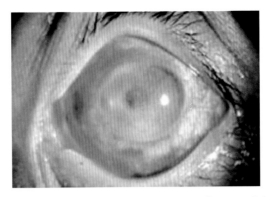

彩图 7-2 聚星障（荧光染色阴性，黑睛深层混浊）

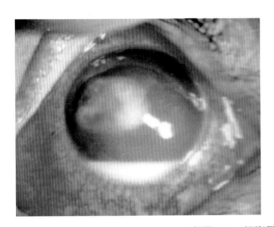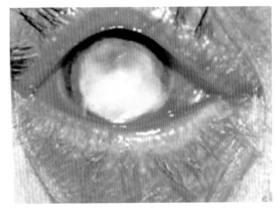

彩图 7-3 凝脂翳（绿脓杆菌角膜炎）

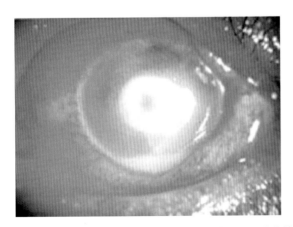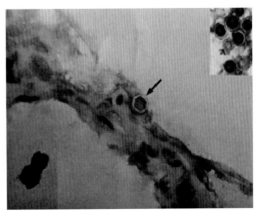

彩图 7-4 棘阿米巴角膜炎（实验室检查有棘阿米巴包囊，见右图箭头）

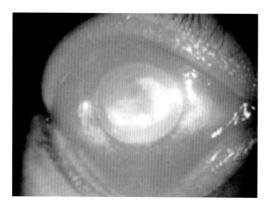
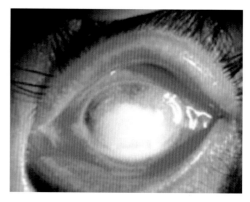

彩图 7-5　湿翳

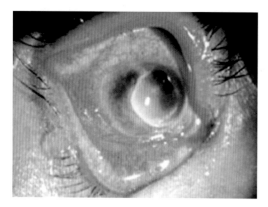

彩图 7-6　花翳白陷

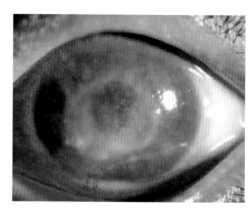

彩图 7-7　混睛障（2% 荧光素钠溶液
染色阴性）

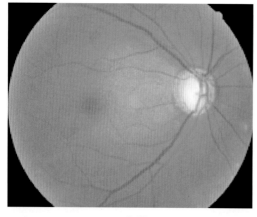

右眼

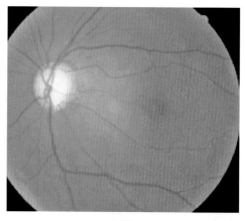

左眼

彩图 8-1　青风内障眼底

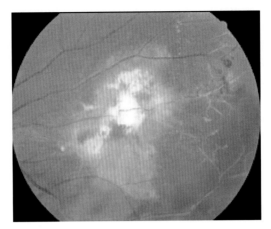

彩图 8-2 络损暴盲（中央静脉栓塞）

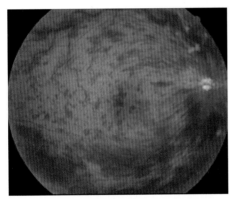

中央静脉栓塞

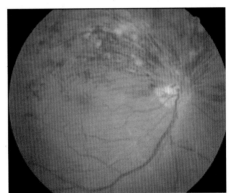

半侧静脉栓塞

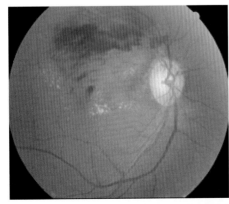

分支静脉阻塞

彩图 8-3 络瘀暴盲（右眼）

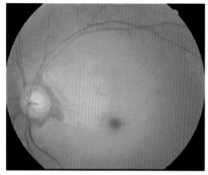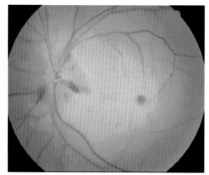

发病后一天　　　　　　　　　　发病后一周

彩图 8-4　络阻暴盲

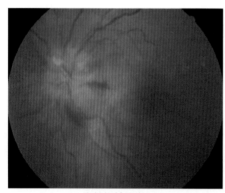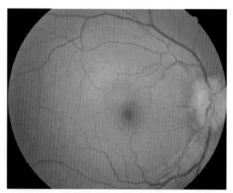

急性视神经炎　　　　　　　　前部缺血性视神经病变

彩图 8-5　目系暴盲

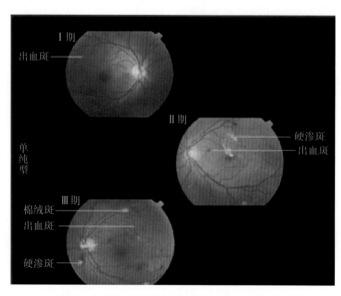

彩图 8-6　糖尿病性视网膜病变分期（单纯型）

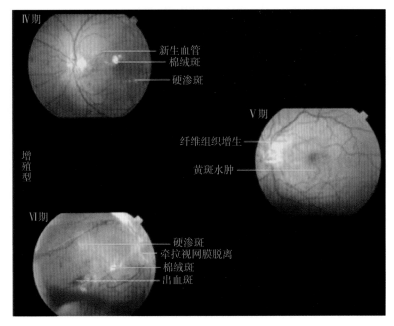

彩图 8-7 糖尿病性视网膜病变分期（增殖型）

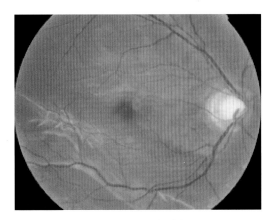

彩图 8-8 视衣脱离

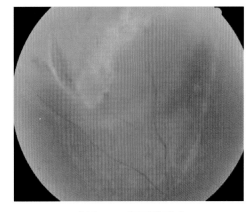

彩图 8-9 视网膜裂孔

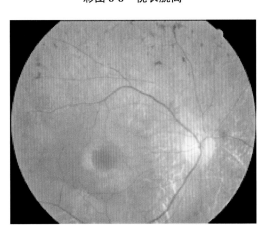

彩图 8-10 高风雀目眼底

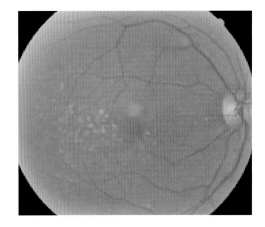

彩图 8-11 干性 AMD 眼底

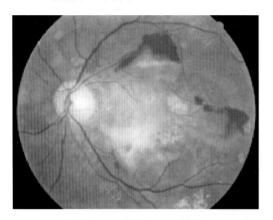

彩图 8-12　湿性 AMD 眼底

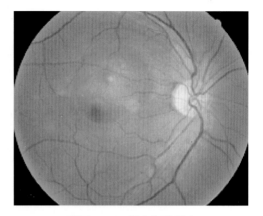

彩图 8-13　视直如曲眼底

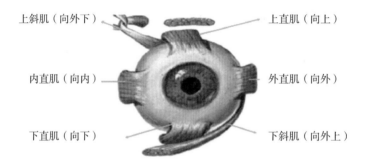

上斜肌（向外下）　　　　　　　　上直肌（向上）

内直肌（向内）　　　　　　　　　外直肌（向外）

下直肌（向下）　　　　　　　　　下斜肌（向外上）

彩图 9-1　支配眼球运动的眼外肌示意图

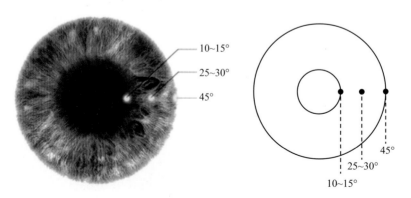

10~15°

25~30°

45°

45°

25~30°

10~15°

彩图 9-2　角膜映光法及光点的位置与斜视度的示意图